FOREST GROVE CITY LIBRARY
2114 PACIFIC AVENUE
FOREST GROVE, OR 97116
(503) 359-3247

La curación natural del asma y las alergias

El colectivo de Medicina Natural
con Gary Mc Lain

La curación natural del asma y las alergias

Traducción de Delia Mateovich

RobinBook

Si usted desea que le mantengamos informado de nuestras publicaciones, sólo tiene que remitirnos su nombre y dirección, indicando qué temas le interesan, y gustosamente complaceremos su petición.

Ediciones RobinBook
Información Bibliográfica
Aptdo. 94.085 - 08080 Barcelona

Título original: The Natural Way of Healing: Asthma and Allergies.

Published by arrangement with Dell Publishing, a division of Bantam Doubleday Dell Publishing Group, Inc. New York, NY (USA).

Aptdo. 94.085 - 08080 Barcelona.
Diseño cubierta: Regina Richling.
Fotografía: Super Stock.
ISBN: 84-7927-200-7.
Depósito legal: B-2.994-1997.
Impreso por Liberduplex, Constitució, 19, 08014 Barcelona.

Impreso en España - *Printed in Spain*

Introducción

Asma y alergias, que forma parte de la serie El método natural de los ciclos curativos, se propone ampliar las opciones para el tratamiento de los síntomas del asma y de la alergia a través de una variedad de medicinales naturales alternativas, algunas relativamente nuevas y otras basadas en tradiciones que existen desde hace siglos.

Millones y millones de personas padecen alguna forma de alergia o asma, que se traduce en síntomas que van desde el dolor de estómago o la erupción cutánea hasta fuertes estornudos, tos y fatiga. Tanto el asma como las alergias son complejos, en el sentido de que suelen resultar difíciles de predecir y de controlar.

Afectan de manera diferente a cada paciente. Los síntomas alérgicos pueden aparecer en forma ocasional, estacionalmente, o, en algunos casos, llegar a ser un hecho cotidiano. A veces la causa es misteriosa y los síntomas parecen tener un origen desconocido. Otras veces son más predecibles, como cuando un gato entra a una habitación y quienes son alérgicos a la caspa animal de inmediato comienzan a estornudar y toser. Para complicar más el cuadro, la seriedad de una reacción alérgica puede ir desde una leve molestia a una complicación mortal.

Las alergias pueden estar o no relacionadas con el asma. Quienes tienen asma, así como aquellos que padecen de alergias, suelen experimentar síntomas que parecen ataques sorpresivos, activados a veces por factores como el estrés o cambios importantes en las condiciones climatológicas. Y como los de las alergias, los síntomas del asma pueden progresar rápidamente de leves a graves.

La profesión médica ha hecho grandes avances en el desarrollo de tratamientos y procedimientos de emergencia, que permiten a muchos enfermos de asma y alergias serias llevar vidas activas. Empero, en gran medida, el tratamiento del asma y de las alergias es una ciencia inexacta. Muchos siguen sufriendo síntomas ocasionales que pueden interferir considerablemente con sus actividades cotidianas.

Como resultado de ello, ha surgido una industria multimillonaria de medicamentos de venta sin receta que ofrece cremas, vaporizadores nasales y pastillas que brindan cierto nivel de alivio del síntoma. La medicación de venta sin receta puede resultar útil a corto plazo al reducir algunos de los síntomas más obvios. Sin embargo, más tarde o más temprano, los síntomas reaparecen. Además, muchos expertos temen que los medicamentos basados en sustancias químicas puedan interferir con la capacidad natural del cuerpo para combatir la enfermedad. Los vaporizadores nasales, por ejemplo, pueden interferir con el funcionamiento normal de los senos e incluso crear adicción. En consecuencia, el tratamiento puede agravar el problema. O quizá no sirva para nada.

Cada vez más, quienes padecen de asma y alergia se vuelcan a explorar la medicina natural. En parte, este interés es el resultado de una conciencia creciente del papel de otros factores, además de los hereditarios, en el desarrollo de estas afecciones. La medicina natural se basa en una perspectiva holística del asma y de la alergia. Por ejemplo, una dieta con abundancia de aditivos alimenticios, la exposición continuada a la contaminación atmosférica y la vida en ambientes estresantes y ruidosos son factores que también se cree que contribuyen al asma y a la alergia. Por consiguiente, más que ofrecer un alivio momentáneo del síntoma, la medicina natural busca tratar a la persona como un todo, teniendo en cuenta los aspectos físicos, emocionales e incluso espirituales.

Asma y alergias brinda información sobre una variedad de opciones de medicina natural, que van desde antiguas prácticas médicas chinas, como la acupuntura y la acupresión, hasta la medicina botánica, la aromaterapia y la homeopatía. El libro incluye también prácticas como el masaje y la reflexología, además de la meditación y la visualización. Los remedios botánicos, por ejemplo, están en condiciones de ofrecer alivio de síntomas tales como respiración dificultosa o escozor cutáneo. Estos remedios también pueden ayudar a restablecer el equilibrio de los diversos aparatos y sistemas del organismo, lo cual contribuye a prevenir la aparición de síntomas en el futuro. La meditación, la visualización y otras técnicas alternativas pueden ser útiles para reducir la tensión que suele preceder a los síntomas de asma y de alergia.

Asma y alergias está ordenado según los diferentes tipos, incluidos el asma adulta e infantil, la alergia a alimentos y la alergia cutánea. Dentro de cada capítulo se trata brevemente el modo en que se desarrolla la afección y se describen sus síntomas. A continuación, se incluyen los tratamientos de medicina natural alternativa. Cada una de estas alternativas de medicina natural se describe en términos de cómo funciona en el tratamiento de los estados de asma y alergia, de lo que se puede esperar trabajando con un profesional de la especialidad y, siempre que es posible, de los remedios y técnicas que pueden probarse en casa. El libro se escribió bajo la orientación de El colectivo de Medicina Natural, un grupo de profesionales en el que cada uno de sus integrantes es experto en un enfoque específico de esta corriente alternativa.

A fin de lograr una mejor comprensión de la medicina natural y de la amplia variedad de opciones que ofrece, se recomienda leer primero los capítulos 1 y 2. El capítulo 3 brindará fundamentos para la aplicación de la medicina natural en el tratamiento de los síntomas de asma y alergia. También se analiza el sistema inmunológico, que es donde se originan las afecciones alérgicas; asimismo, se describen en profundidad los principales enfoques de la medicina natural y sus aplicaciones. Quizá desee leer en su totalidad los capítulos siguientes o sólo aquellos que se centran en su estado específico.

La medicina natural no sólo puede resultar útil tanto en la prevención como en el tratamiento de los síntomas leves del asma y de la alergia, sino que también es capaz de complementar cualquier tratamiento que esté recibiendo por parte de su médico. De hecho, cada vez son más los médicos receptivos a los tratamientos de medicina natural, e incluso llegan a recomendarlos como un complemento del tratamiento convencional. Por ejemplo, las vacunas para la desensibilización a las alergias podrán estar acompañadas por la meditación con el propósito de contribuir a reducir el estrés. Podrían prescribirse remedios homeopáticos, o acupuntura, junto con un plan para el tratamiento de síntomas que han llegado a ser serios. Además, los miembros de la profesión médica ponen un énfasis creciente en la necesidad de una dieta adecuada y de la práctica de ejercicio físico para el tratamiento de la enfermedad, así como en la importancia de una actitud positiva.

La medicina natural es una forma complementaria de tratamiento. Algunos enfoques, como la medicina natural y la meditación, funcionan juntos, mientras que otros pueden no ser compatibles. En todo caso, el punto inicial de referencia debe ser el médico.

EN PRIMER LUGAR, UNA ADVERTENCIA

El asma y la alergia pueden provocar la muerte. Por ejemplo, una reacción alérgica puede desembocar en un shock anafiláctico, con síntomas que incluyen, entre otros, dolor de cabeza, picor, vómitos, náusea, estornudos y tos, calambres abdominales, insuficiencia respiratoria, convulsiones y pérdida de conciencia. Si no se tratan, estos síntomas pueden conducir a la muerte. Además, el asma puede llevar a la pérdida de conciencia y conducir finalmente a la muerte.

Debido a los peligros potenciales asociados con el asma y la alergia, es importante estar bajo el cuidado de un médico. Un médico está en condiciones de ayudar a valorar la capacidad potencial de sufrir síntomas que amenacen la existencia, y de brindar medicación y asesoramiento acerca de lo que debe hacerse en caso de emergencia. El interés por las posibilidades que ofrecen las alternativas de medicina natural para brindar ayuda se traduce en una reducción de la gravedad de los síntomas y de la frecuencia con que aparecen. No tome ninguna decisión respecto de la medicina alternativa sin consultar primero a su médico.

1. ¿Qué es la medicina natural?

La lluvia ácida..., la destrucción de la capa de ozono..., la nube tóxica..., la radiación..., la contaminación del agua... A partir de las noticias difundidas por los medios de comunicación, y de las experiencias personales, ha llegado a ser evidente que los avances en conocimiento y tecnología pueden contribuir al progreso de la sociedad, así como a hacer estragos en nuestras vidas. De un modo similar, a medida que la ciencia de la medicina se ha vuelto más técnica y ha hecho grandes avances en el tratamiento de muchas enfermedades, también ha llegado a ser más manipuladora y agresiva para el cuerpo humano. Las intervenciones quirúrgicas innecesarias, la medicación excesiva, los procedimientos para prolongar la vida, etc., son todas medidas que alteran los procesos naturales de la salud y de la enfermedad, de la vida y de la muerte. No puede negarse el valor de la cirugía y de la medicación en el tratamiento de ciertas dolencias y enfermedades, pero da la impresión de que a menudo perdemos de vista el poder y la capacidad que tiene el cuerpo, si recibe una atención y una alimentación adecuadas, para curarse a sí mismo.

Esta noción de autocuración es la base de la filosofía de la medicina natural. Cada vez son más las personas que atestiguan los efectos nocivos de la tecnología y del uso excesivo de la medicina moderna convencional y deciden volcarse hacia alternativas menos agresivas y alteradoras de los procesos naturales del cuerpo. La nueva «manía de la conciencia de la salud» de la década de 1990 se extiende a nuestro alrededor. La gente se esfuerza por comer los alimentos adecuados y por mantener el peso apropiado; aumenta el número de personas que convierten al ejercicio en una parte regular de su rutina cotidiana; y algunas han descubierto las ventajas de la relajación y de la meditación, dos elementos que son particularmente vitales en nuestras vidas aceleradas y frenéticas.

Quizá usted esté de acuerdo en que la dieta, el ejercicio y la reducción del estrés están muy bien y son buenos, aunque dude de que sean medios suficientes para curar enfermedades específicas. ¿Cómo es que pedalear en una bicicleta estática durante veinte minutos tres veces por semana puede servir para combatir la indigestión ácida crónica? El eslabón perdido es la mente: El cuidado apropiado del cuerpo ayuda a crear una mente sana, y una mente equilibrada conduce a un cuerpo sano. Mente y cuerpo están interrelacionados; algunos consideran que son uno y lo mismo. Formamos parte de una sociedad de escépticos: nos gusta que las cosas se demuestren por medio de las pruebas y la experimentación, y nos complace ver los hechos. El cerebro y el sistema neurológico pueden considerarse como la encarnación de la mente, y esto es cierto en la medida en que los científicos y los médicos están en condiciones de medir y de someter a pruebas a esos órganos vitales. Sin embargo, la mente es más que un conjunto de nervios, hormonas e impulsos eléctricos. Representa una energía invisible, intangible, aunque muy poderosa que, lamentablemente, solemos desestimar con demasiada rapidez.

A lo largo de la historia se ha considerado a la mente como algo que debemos dominar y controlar para no correr el riesgo de «perder la razón» o «volvernos locos». Para muchos, la incapacidad para controlar la mente significaba debilidad personal. Sin embargo, es útil considerar a la mente no como algo que debe controlarse para no enloquecer, sino como energía que hay que aprovechar y utilizar para restablecer y mantener la salud general. En realidad, ésta es la filosofía que subyace en la práctica de la medicina natural.

Vis medicatrix naturae, el poder curativo de la naturaleza, ésta es la premisa de la medicina natural, lo cual implica el uso de una serie de terapias naturales no agresivas para contribuir a devolver el equilibrio al cuerpo y, con ello, ayudar al organismo a curarse. Estas terapias, que se tratarán una a una en el capítulo 2, incluyen a la medicina oriental, la homeopatía, la hidroterapia, la medicina botánica, la medicina física, la psicoterapia, el biofeedback y la nutrición. La medicina natural rechaza el uso de tratamientos que debiliten la capacidad innata del cuerpo para curarse a sí mismo; aunque a veces una persona necesite algo más que remedios naturales, el profesional de medicina natural siempre tratará de utilizar el tratamiento menos agresivo.

La medicina natural funciona a partir de una perspectiva holística; esto quiere decir que trata la totalidad del ser y no sólo la parte del cuerpo que está enferma. Los profesionales de medicina natural tendrán en cuenta no sólo los síntomas obvios e inmediatos, sino el estilo de vida, los factores psicológicos y otros desequilibrios físicos que puedan estar presentes. Creen que la enfermedad afecta a la persona en su totalidad física, emocional y mentalmente y que los desequilibrios dentro de esas tres esferas y entre ellas harán que una persona presente síntomas de enfermedad. La medicina natural requiere que la persona se implique en su propia curación y asuma la responsabilidad de su propia salud. Durante mucho tiempo los médicos han sido considerados como una especie de maestros, y los profesionales de medicina natural continúan la tradición de educar a sus pacientes para que lleguen a ser más conscientes de sus propios cuerpos, de sus emociones y de sus mentes, y contribuyan al proceso de autocuración.

La medicina natural se esfuerza por alcanzar un equilibrio entre mente y cuerpo. Si son apropiadas y necesarias, es posible utilizar varias terapias naturales en forma simultánea, o pueden emplearse para complementar el tratamiento médico estándar si el caso lo justifica. El hecho es que ningún remedio o terapia ya sea convencional o alternativo está en condiciones de funcionar para todos en todo momento. La clave es explorar las opciones y utilizar el procedimiento que resulte más efectivo para el tratamiento de la salud general y del bienestar de la persona.

Las terapias naturales ganan popularidad a medida que son más las personas que se dan cuenta de que la medicina convencional no siempre puede ofrecer todas las respuestas o curas. Según un estudio publicado en el New England Journal of Medicine en enero de 1993, aproximadamente un tercio de la población de Estados Unidos utilizó terapias de medicina alternativa en 1990, incluyendo técnicas de relajación, masaje, dietas macrobióticas, curación espiritual, grupos de autoayuda, biofeedback, acupuntura, hipnosis, quiropráctica, medicina herbal y homeopatía. Los pacientes gastaron 10.300 millones de dólares en atención sanitaria alternativa en 1990, y el 90 por ciento de los tratamientos fueron buscados por los enfermos sin el consejo o la sugerencia de su médico habitual.

Asimismo, la corriente dominante en la industria de atención sanitaria está cambiando para responder a la demanda creciente de medicina alternativa. En 1992, a instancias del Congreso, el Instituto Nacional de la Salud creó un Departamento para el Estudio de las Prácticas de Medicina No Convencional y un Departamento de Medicina Alternativa. Algunos médicos convencionales han incorporado la filosofía y la técnica de la medicina natural a sus propias prácticas. Compañías de seguro como la American Western Life Insurance Company de California, la Mutual of Omaha Insurance Company, la Blue Cross de Wash- ington y Alaska y la Prudential de Nueva Jersey han ampliado su cobertura para incluir a las terapias naturales. Es evidente que la medicina natural va haciéndose más popular en la medida en que los pacientes buscan tratamientos alternativos a los que ofrece la medicina occidental.

DIFERENCIAS ENTRE MEDICINA CONVENCIONAL Y MEDICINA ALTERNATIVA

La medicina estándar, convencional u ortodoxa, también llamada alopatía, define a la salud como la ausencia de enfermedad. Esta definición se basa en lo negativo.

Por el contrario, la medicina holística está de acuerdo con la definición utilizada por la Organización Mundial de la Salud (OMS), según la cual la salud es un estado de completo bienestar físico, mental y social.

Las definiciones alopáticas y holísticas de salud difieren enormemente en cuanto al diagnóstico y al tratamiento de la enfermedad. En general, la gente que utiliza la medicina convencional no busca tratamiento hasta que cae enferma; no pone énfasis en el tratamiento preventivo. En contraposición, la medicina holística se centra en la prevención de la enfermedad y en el mantenimiento de la salud. La mejor ilustración de este enfoque es el hecho de que a los antiguos médicos chinos sólo se les pagaba cuando sus pacientes estaban sanos; cuando éstos enfermaban dejaban de percibir sus honorarios.

La medicina natural, que sigue un enfoque holístico, considera a la enfermedad como un desequilibrio dc la mente y del cuerpo, que se expresa en los planos físico, emocional y mental de una persona. Aunque la alopatía reconoce que muchos trastornos físicos tienen componentes mentales (por ejemplo, el estrés emocional podría estimular una úlcera o dolores de cabeza crónicos), su enfoque suele ser el de suprimir los síntomas, tanto físicos como psicológicos. La medicina natural toma a los síntomas como un signo o un reflejo de una inestabilidad más profunda en el interior de la persona, y trata de restablecer la armonía física y mental que los aliviará.

Salvo en los casos de trauma físico serio, la mayor parte de las enfermedades se producen debido a un nivel de susceptibilidad que varía según las personas. Por ejemplo, algunas personas parecen coger todo resfriado y virus de la gripe que flota en el aire, mientras que otras pueden pasarse años sin estornudar ni toser. El nivel de susceptibilidad refleja el estado más profundo de nuestro ser. Las bacterias y los gérmenes, así como los carcinógenos, los alérgenos y otras toxinas, son agentes de enfermedad a la espera de atacar a un receptor. Estos estímulos por sí solos no provocan la enfermedad, sino más bien inducen síntomas específicos en las personas susceptibles. Ciertas bacterias son conocidas por estar asociadas a determinadas enfermedades y algunas viven siempre en nuestros cuerpos. Por consiguiente, si las bacterias fuesen la causa de la enfermedad, probablemente estaríamos enfermos en todo momento. En cambio, la enfermedad se produce cuando un desequilibrio en el cuerpo permite que las bacterias se reproduzcan de manera incontrolable. La medicina natural considera a este crecimiento incontrolado como una manifestación de enfermedad, no como una causa de ella. Los profesionales de medicina natural creen que la medicina preventiva, o toda terapia destinada a mantener y mejorar la salud, es capaz de reducir la susceptibilidad de la gente y, por lo tanto, la frecuencia con que cae enferma.

Debido a las diferencias fundamentales en el modo en que los médicos alopáticos y los alternativos definen y consideran a la salud y a la enfermedad, también evalúan y tratan a sus pacientes de modos diferentes. Los profesionales de la medicina alternativa creen que la gente está en condiciones de utilizar el poder y la energía positiva de su mente para defenderse de la enfermedad. Por consiguiente, los síntomas no son causados por la enfermedad, sino que reflejan los mejores intentos del cuerpo por curarse a sí mismo. Puesto que los médicos alopáticos piensan que los síntomas son causados por la enfermedad, también creen que el alivio de los síntomas fomentará la cura. Por el contrario, el profesional de medicina natural sostendrá que la supresión de los síntomas no logra hacer frente a la causa subyacente de la enfermedad y, en realidad, puede hacer que ésta se profundice más en el cuerpo y provoque el desarrollo de síntomas más intensos.

Por ejemplo, si un niño tiene fiebre, un médico alopático podría prescribir acetaminofeno. Aunque esto puede contribuir a que baje la fiebre, no cura la enfermedad, que debe seguir su curso. Por su parte, un médico alternativo consideraría a la fiebre como una indicación de que el cuerpo está luchando contra la enfermedad. La temperatura elevada hace que el cuerpo no sea un lugar adecuado para el desarrollo de bacterias y de este modo se convierte en la defensa natural del organismo contra la infección. Por supuesto, una fiebre excesivamente alta puede resultar peligrosa y debería tratarse a fin de hacerla bajar.

La diferencia entre tratamientos alopáticos y naturales también puede verse en relación con el resfriado común. Un médico alopático podría sugerir el uso de un antihistamínico para detener el goteo nasal. Sin embargo, la medicina natural cree que el flujo de mucosidad, y en realidad todas las secreciones corporales, es significativo para el proceso de curación, pues libera al organismo de sustancias tóxicas. Si usted es la clase de persona a la que le gustan los remedios rápidos y ese jarabe o esa pastilla mágicos y no quiere soportar las molestias de la enfermedad en el proceso de recuperación, tendrá que evaluar si la medicina natural es apropiada en su caso. Todas las terapias alternativas que se tratan en este libro requieren que su mente esté abierta a sus filosofías y que llegue a ser un participante activo en su recuperación y en la promoción de su salud.

En alopatía la prueba del diagnóstico es vital a fin de que el médico denomine y categorice a la enfermedad, y luego proceda a tratarla. A menudo estas pruebas se hacen de manera rutinaria, a veces más con el propósito de proteger al médico que de ayudar al paciente. Algunas pruebas de diagnóstico, como el exceso de radiografías o el uso de drogas poderosas, pueden incluso causar enfermedad, algo que recibe el nombre de enfermedad iatrogénica, que quiere decir «causada por el médico».

Aunque los médicos holísticos modernos podrían emplear algunas pruebas de diagnóstico estándar, se interesan más por las circunstancias de la vida del individuo. Cuando visite a un profesional de medicina alternativa por primera vez, éste le hará una entrevista en profundidad, o «tomará el caso», como se dice. Durante esta visita inicial, que puede durar más de una hora, el médico le entrevistará, tomando notas de su comunicación verbal y no verbal. El facultativo tendrá el cuidado de no compararle con otro paciente, pues cada individuo es único. Registrará sus propias observaciones, así como las quejas y preocupaciones que usted plantee, y lo más probable es que formule preguntas para individualizar mejor el caso. Si busca ayuda para una enfermedad aguda, es probable que el médico se centre en los síntomas y sensaciones que han cambiado desde que cayó enfermo. Si se queja de una dolencia crónica, querrá saber tanto como le sea posible acerca de su vida y de su historia. Las pruebas de diagnóstico convencional pueden ser útiles en ciertos casos, pero la práctica del médico alternativo de «tomar el caso» le permite llegar a la fuente más profunda de su problema, en lugar de limitarse a tratar sus síntomas.

La medicina natural opera de acuerdo con la teoría de Hipócrates de *primum non nocere*, que quiere decir «en primer lugar, no hacer daño». El objetivo es tratar a la enfermedad con remedios no agresivos, inocuos, que invoquen a los poderes curativos innatos del cuerpo. La medicina natural implica una visión exhaustiva de la salud, la enfermedad, el tratamiento y la cura que respondan a la necesidad de cada persona, y ayuden a restablecer y mantener el equilibrio de mente y cuerpo.

En algunas ocasiones, el tratamiento natural puede bastar para curar una enfermedad, pero otras veces se requieren tratamientos alopáticos. Si ése es el caso, pueden seguir empleándose los tratamientos alternativos para aumentar la eficacia de la medicina alopática y ofrecer al individuo el máximo de curación. Las personas sanas también pueden seguir regímenes de medicina natural para mantener y mejorar su bienestar físico, emocional y mental.

HISTORIA DE LA MEDICINA NATURAL EN OCCIDENTE

La palabra naturopatía no se usó hasta finales del siglo XIX, aunque su filosofía se originó con Hipócrates, cuya escuela de medicina existió hacia el 400 a. de C. Hasta esa época la gente creyó que la enfermedad era provocada por poderes sobrenaturales. Hipócrates concibió la teoría de que todo lo natural tiene una base racional y que las causas de la enfermedad podrían encontrarse en elementos naturales, como el aire, el agua o el alimento. También creía en la *vis medicatrix naturae*, o el poder curativo de la naturaleza, y que el cuerpo tenía su propia capacidad para curarse.

Los años que van desde 1780 hasta 1850 marcaron la época de la medicina heroica. Durante ese tiempo se utilizaron tratamientos «heroicos», como las sangrías, las purgas intestinales y la abrasión de la piel, para curar a los pacientes de sus enfermedades. Estos tratamientos, dolorosos y perjudiciales, solían empeorar el estado de los pacientes, que incluso podían llegar a morir. Se creía que las sangrías, que se efectuaban sajando una vena o usando sanguijuelas, eliminaban las impurezas del cuerpo. Las purgas intestinales se practicaban empleando cloruro de mercurio que, como sabemos en la actualidad, produce un serio envenenamiento metálico; el vómito se inducía empleando otras sustancias venenosas. La época heroica de la medicina fue elitista y estuvo dominada por el hombre, excluyendo a las mujeres y a los médicos no convencionales. Algunos médicos que se oponían a la medicina heroica realizaban prácticas alternativas, como el herbalismo.

En 1810 un médico alemán llamado Samuel Hahnemann (1755-1843) llegó a sentirse desencantado por la medicina estándar de su época e inició la práctica de la homeopatía. La palabra homeopatía deriva de dos raíces griegas que significan «similar» y «enfermedad, sufrimiento». Se trata de una filosofía de la salud y de la curación que se basa en el principio de que lo semejante cura a lo semejante. Esto es, que las sustancias naturales que producen síntomas particulares en alguien sano pueden curar a una persona enferma que presenta esos mismos síntomas.

En realidad, Hahnemann no inició la filosofía de que lo semejante cura a lo semejante; Hipócrates y otros también habían explorado este concepto con anterioridad. Sin embargo, él desarrolló la teoría en una práctica médica alternativa viable, la homeopatía, que se trata en forma detallada en el capítulo 2.

En 1843, cuando Hahnemann murió a la edad de ochenta y ocho años, tenía muchos seguidores en Europa. El primer médico homeopático llegó a Estados Unidos de Norteamérica en 1828. En 1836 se abrió en Filadelfia el Hahnemann Medical College y en 1844 se creó la primera asociación médica nacional, el American Institute of Homeopathy. A medida que la gente comenzó a reaccionar contra las prácticas y políticas médicas heroicas, se formó el Popular Health Movement. Este movimiento exigía la revocación de las leyes que regulan la actividad médica, lo que se logró hacia fines de la década de 1840. Esto permitió a los médicos practicar cualquier forma de medicina en la que creyesen. Fue en esta atmósfera que prosperó la homeopatía en Estados Unidos y preparó el escenario para que arraigaran otras medicinas alternativas, como la naturopatía.

Al darse cuenta de que estaban perdiendo su espacio, los alópatas organizaron la American Medical Association (AMA) en 1846. Mientras atacaban a la homeopatía, trataban de dar a la alopatía una definición más positiva afirmando que la palabra se basaba en raíces germánicas que querían decir «todas las terapias». De este modo, la alopatía comenzó a reconocer que una variedad de remedios podía ser efectiva en el tratamiento de una enfermedad. La AMA exigió que las sociedades médicas del estado expulsasen a los homeópatas y a los sanadores alternativos, y en la década de 1860 a menudo se formularon acusaciones contra los alópatas que se asociaban con estos médicos. Los alópatas comenzaron a arrebatar el control de los hospitales municipales y de los Consejos de Salud, y consiguieron el restablecimiento de las leyes que regulaban la actividad médica en todos los estados. Cuando se disolvió el Popular Health Movement, los sanadores alternativos fueron expulsados de la práctica y se les negó toda influencia política.

Hacia 1880, el movimiento homeopático estaba siendo destruido no sólo por la AMA sino también por sus propias divisiones filosóficas internas. Surgieron dos grupos de homeópatas: el de quienes eran homeópatas puros, llamados hahnemannianos, y uno más amplio y moderno que incluía en su trabajo prácticas alopáticas y aspiraba a colaborar con los médicos alopáticos más que a estar en su contra.

En 1895 el doctor John Scheel de la ciudad de Nueva York acuñó la palabra naturopatía para connotar «cura natural». Las primeras formas de tratamientos y prevenciones naturales incluyeron una buena higiene y la hidroterapia. La naturopatía comenzó a ser ejercida con plena fuerza en Estados Unidos en 1902 por Benedict Lust, quien había emigrado de Alemania en 1892. Lust había llegado a sentirse insatisfecho con la medicina convencional y estaba intrigado por los balnearios europeos, en especial por sus tratamientos que implicaban curas de agua y ayunos. Hacia finales del siglo XIX, la cura de agua fue reconocida como una terapia fundamental y comenzó a llamarse hidroterapia.

Lust se propuso practicar y enseñar la hidroterapia en Estados Unidos. Sin embargo, pronto sus seguidores ampliaron sus prácticas y su filosofía curativa para incluir otras modalidades, como la terapia nutricional, la medicina herbal, la homeopatía, la manipulación de la columna vertebral, el ejercicio, la electroterapia y el manejo del estrés. Lust creía que para alcanzar una buena salud, la gente debía eliminar el consumo excesivo de sustancias tóxicas (como cafeína, drogas y alcohol), hacer ejercicio, esforzarse por tener una actitud mental positiva y corregir su estilo de vida para incluir remedios naturales como el ayuno, la dieta apropiada, la hidroterapia, los baños de barro, la quiropráctica y otros por el estilo. En la ciudad de Nueva York abrió la American School of Naturopathy, que tuvo su primera promoción en 1902.

La medicina natural llegó a ser muy popular en Estados Unidos a comienzos del siglo XX hasta mediados de la década de 1930. En ese momento, la medicina convencional volvió a adquirir importancia y popularidad debido a varios factores. En primer lugar, las industrias químicas y de medicamentos, que se benefician más en términos económicos de la medicina alopática que de la natural, apoyaron financieramente a fundaciones que subsidiaban a escuelas de medicina tradicional. En segundo término, la medicina ortodoxa comenzó a utilizar tratamientos menos nocivos, y los avances en la tecnología sanitaria, en particular en cirugía, convencieron al público de que la medicina convencional era superior a la natural. La organización médica ortodoxa volvió a presentar proyectos de leyes con el propósito de limitar o prohibir el desarrollo de los sistemas sanitarios alternativos.

En el curso de las dos últimas décadas, desde 1970, la medicina natural ha recomenzado a afianzarse. Al darse cuenta de que la medicina alopática quizá no tiene todas las respuestas o curas para sus enfermedades, la gente busca tratamientos alternativos. Cuando la población comienza a admitir los devastadores efectos contaminantes de cierta tecnología sobre el aire, el agua y los alimentos, también empieza a emprender acciones contra tales prácticas perjudiciales. Por último, cuando la conexión entre la mente y el cuerpo llega a ser más evidente, la gente se muestra dispuesta a introducir cambios importantes en su estilo de vida, a fin de proteger y mantener su sentido del equilibrio físico y emocional. En esto consiste la medicina natural y ésta es la razón por la cual cada día son más las personas que comprenden las ventajas a largo plazo de los tratamientos médicos alternativos.

LOCALIZACIÓN DE UN PROFESIONAL DE MEDICINA NATURAL

Uno de los mejores modos de encontrar un buen profesional de medicina alternativa es a través de la recomendación de uno de sus pacientes, aunque quizá no tenga la suerte de hallarlo de esta manera. Al final de este libro se incluye una lista de Direcciones útiles. Póngase en contacto con las organizaciones que se mencionan en ella, pues suelen estar en condiciones de recomendar a facultativos de su zona o pueden facilitar números de teléfono de sus integrantes.

Cuando acuda a la consulta de un profesional de medicina natural, interróguelo para enterarse de todo lo que sea posible acerca de la persona y de su práctica. Como consecuencia de la entrevista, se sentirá más cómodo si decide buscar ayuda de esta persona, y ese nivel de confianza y comodidad facilitará el resultado provechoso del tratamiento. La American Holistic Medical Association puede enviarle una publicación, *How to Choose a Holistic Health Practitioner*. Las direcciones de la organización se indican en el apartado de Direcciones útiles. A continuación se incluyen algunas preguntas para formularle al facultativo que entreviste:

- ¿A qué escuelas asistió y cuál es su nivel de preparación?
- ¿Qué acreditaciones o certificaciones tiene?
- ¿Cuánto tiempo lleva en el ejercicio de la especialidad?
- ¿Cuáles son sus procedimientos de diagnóstico y tratamiento?
- ¿Cuáles son sus honorarios? ¿Cuál es la duración del tratamiento o el número de sesiones que propone?
- ¿Ha escrito algunos artículos o libros? (Si es así, quizá valga la pena leerlos.)

2. Terapias naturales: Una perspectiva general

MEDICINA ORIENTAL

La medicina oriental no define a la salud como la ausencia de enfermedad, como hace la medicina occidental, sino como un estado total de bienestar. Requiere que el cuerpo esté libre de dolor físico, pero también abarca a la totalidad de los pensamientos, emociones y creencias del individuo. En la filosofía oriental la salud es un estado de la mente y un modo de vida. La enfermedad se produce como consecuencia de ir en contra de las leyes naturales del Cielo y de la Tierra.

La medicina oriental se inició al menos tres mil años atrás y hacia el comienzo de nuestra era comenzó a desarrollarse progresivamente como una ciencia. En la actualidad continúa prosperando en los países orientales, a la vez que muchos de sus aspectos empiezan a ganar popularidad como tratamientos alternativos en Occidente. La medicina oriental comprende varias terapias curativas, incluidas la acupuntura, las hierbas, la nutrición, el ejercicio (como el tai chi chuan y otras artes marciales), el masaje y la manipulación.

El taoísmo, el confucionismo y el budismo son las filosofías que subyacen en la medicina china. Según el taoísmo, la salud refleja la armonía del Cielo, algo que se logra por medio del equilibrio de fuerzas externas e internas. Dentro de la diversidad de la naturaleza existe una unidad, una energía universal que existe en todas las cosas. Esta energía, llamada chi, es muy difícil de describir. Ha sido explicada como materia a punto de convertirse en energía, mientras que, al mismo tiempo, también es energía a punto de convertirse en materia. Todo en el universo es un resultado de la condensación interminable de chi en materia y de la dispersión de chi en energía. En términos de medicina china, chi debe entenderse de dos modos. Primero, alimenta a la mente y al cuerpo y se la describe como la fuerza de la vida. Segundo, chi es producida por las diversas zang/fu o «esferas de función», cuya función indica. Zang/fu no se refiere a un órgano específico, como puede ser el hígado, sino a la totalidad de funciones corporales asociadas con el hígado. Por consiguiente, el chi del estómago se refiere a varias funciones de este órgano, como el transporte de las esencias alimenticias. Los chinos creen que chi fluye a través del cuerpo humano. La salud refleja un flujo libre de chi, pero si la energía está desequilibrada, si hay un bloqueo, un exceso o una deficiencia de chi en partes u órganos específicos del cuerpo, se produce la enfermedad.

El taoísmo también reconoce dos cualidades opuestas, aunque complementarias, para todos los aspectos del ser físico. La filosofía deriva de la noción de que el universo era originalmente una bola de chi rodeada por el caos. Cuando esta masa de energía finalmente se asentó, se dividió en dos cualidades opuestas, aunque complementarias, llamadas yin y yang. El yin representa cualidades que son negativas, contráctiles, oscuras, insignificantes, del lado derecho, interior, de la naturaleza de la Tierra. Por el contrario, el yang es positivo, expansivo, luminoso, grande, del lado izquierdo, exterior, de la naturaleza del Cielo. Todos los objetos, los animales, personas, épocas y lugares son una combinación de yin y yang. Se creía que la gente nace con un perfecto equilibrio del yin y el yang, que más tarde se desbarata. Los médicos chinos designan a ciertos órganos como siendo cualidades del yin o del yang; por lo tanto, para tratar las dolencias de esos órganos se utilizarán hierbas medicinales y alimentos.

Los profesionales de medicina china y los filósofos creen en un ciclo dinámico de evolución conocido como la teoría de los cinco elementos. Todas las cosas se clasifican de acuerdo con los cinco elementos de madera, fuego, tierra, metal y agua. Los órganos del cuerpo también se caracterizan por los cinco elementos; por ejemplo, el bazo y el estómago son de la tierra, y el pulmón y el intestino grueso son del metal. Estos cinco elementos se hallan en un estado de cambio constante e interactúan unos con otros. Los médicos creen que un órgano afecta a otro de acuerdo con los elementos. Por ejemplo, el agua genera fuego; por consiguiente, la actividad del hígado, que se caracteriza por la madera, genera la actividad del corazón, que es un órgano de fuego. Las relaciones entre los elementos muestran a los médicos la dirección en la cual fluye el chi dentro del cuerpo.

Así como las perspectivas chinas respecto de la salud difieren de las nociones occidentales, lo mismo sucede con sus ideas acerca de la anatomía humana. Los médicos chinos identifican doce órganos, o el zang/fu, que no corresponden directamente a los órganos como los conocemos. Recuerde que zang/fu no se refiere a un órgano específico, sino a todas las funciones corporales asociadas con ese órgano. Este modo de considerar al cuerpo probablemente se desarrolló porque la antigua tradición china prohibía la disección de los cadáveres. Por lo tanto, en lugar de elaborar un conocimiento más detallado y concreto de la anatomía, los científicos y médicos se centraron en las funciones corporales, al no poder examinar los órganos. El resultado es una comprensión más holística de la función, que abarca los aspectos físicos, mentales y emocionales.

En la medicina china el flujo del chi en el cuerpo debe ser influido o activado por el facultativo o por el paciente a fin de restablecer su equilibrio. El flujo del chi puede verse obstaculizado por una nutrición deficiente, falta de ejercicio, estrés mental, cansancio, mala postura y respiración incorrecta, contaminación, desarrollos físicos como tumores, o traumas, incluidos aquellos que se traducen en cicatrices. Una deficiencia en el chi puede provocar cansancio, depresión y diversas dolencias físicas. El exceso de chi podría ser responsable de hipertensión, migraña o algunos tipos de artritis. Si el flujo natural del chi a través del cuerpo resulta alterado de algún modo, podrían producirse numerosas dolencias.

El chi fluye a través del cuerpo a lo largo de catorce trayectos llamados meridianos. La geografía del cuerpo humano, tal como la consideran los médicos orientales, se basa en esos trayectos, así como en los zang/fu (órganos) y en los intestinos, y es muy diferente a los conceptos occidentales de anatomía y fisiología. Doce de los meridianos pasan por un órgano importante y están vinculados con otros meridianos, de modo que todas las partes del cuerpo tienen acceso al chi.

Los facultativos de medicina oriental examinan y diagnostican a sus pacientes de una manera bastante diferente a los exámenes y consultas rápidos y rutinarios a que están acostumbrados los pacientes en Occidente. Se procede a un interrogatorio exhaustivo y a una observación minuciosa del paciente. También se controla el pulso del paciente, pero no a la manera occidental, sino que se trata de un arte que se ocupa de detectar varias capas de pulsos con el objeto de determinar cuáles son las esferas del cuerpo que están sufriendo. El médico tomará el pulso empleando los tres primeros dedos de su mano, controlando las muñecas del paciente con una presión suave y firme a la vez. El médico identificará también los pulsos debajo de cada dedo en ambos niveles de presión: un total de seis pulsos por cada muñeca. Cada pulso guarda relación con una esfera funcional específica del cuerpo.

Acupuntura

Una de las principales artes curativas orientales es la acupuntura, que consiste en la introducción de agujas en puntos específicos del cuerpo. Estos puntos especiales se localizan a lo largo de varios meridianos, doce de los cuales corresponden a un órgano determinado. Esta capacidad para localizar el punto preciso en que debe clavarse la aguja es tanto un arte como una ciencia. Si no se coloca la aguja en el punto correcto, el procedimiento no tendrá el efecto deseado. El objetivo de la acupuntura es desplazar o restablecer el flujo de chi por medio de la introducción de las agujas a lo largo de los meridianos relacionados con la enfermedad.

Las agujas se introducen con rapidez y se dejan en ese punto durante varios minutos. Algunas veces el médico sólo perforará la piel, mientras que otras clavará la aguja hasta una profundidad de unos 2,5 cm, e incluso podría hacerla girar para aumentar la estimulación. Otro proceso de estimulación de los puntos de acupuntura se llama moxabustión. En el método de moxabustión, las cabezas de las agujas se envuelven con moxa (ajenjo chino) seco y se queman. La aguja conduce el calor hacia el punto de acupuntura. En otro proceso, llamado electroacupuntura, el médico conecta cada aguja a un pequeño aparato que estimula a las agujas con un pulso eléctrico de baja intensidad.

Las personas educadas en los tratamientos de medicina occidental suelen considerar a la acupuntura como una práctica supersticiosa. La idea de tener agujas clavadas en varias partes del cuerpo, incluso en zonas tan delicadas como el rostro, puede volver aprensible hasta al occidental más incondicional. Sin embargo, quienes han experimentado la acupuntura sostienen que es un tratamiento indoloro y efectivo para muchas enfermedades. Es probable que un paciente de acupuntura experimente una ligera sensación cuando le claven las agujas. Cuando la acupuntura funciona, el paciente también podría sentir la presencia de chi en los puntos en que están clavadas las agujas, o el movimiento del chi en el cuerpo.

Toda esta disertación acerca del chi y de la posibilidad de incidir en su desplazamiento a través del cuerpo quizá resulte difícil de aceptar. Los científicos y los médicos occidentales han elaborado varias teorías para explicar por qué funciona la acupuntura, en especial cuando se emplea para aliviar el dolor. Una teoría se basa en el hecho de que el cuerpo produce endorfinas y encefalinas, sustancias químicas que son calmantes naturales, que también pueden aliviar las alergias y la depresión, y facilitar la curación. La estimulación de los puntos de acupuntura aumenta la producción de endorfinas y encefalinas por parte del cuerpo. Otra teoría para explicar la acupuntura es que tiene un efecto placebo si el paciente cree verdaderamente que le hará bien. Otra teoría se basa en el hecho de que algunos científicos y médicos consideran que nuestra energía vital no es el chi, como lo entienden los chinos, sino la electricidad. La acupuntura afecta al modo en que la electricidad recorre los meridianos. La fotografía de Kirlian, que ilustra la bioelectricidad, demuestra que ésta es una teoría viable. El retrato de una mano antes y después de la acupuntura revela un aumento del flujo de electricidad después del tratamiento. Por último, para explicar la acupuntura también se utiliza la teoría de puerta del dolor. Según esta teoría, a lo largo de la columna vertebral el cuerpo contiene «puertas» de los trayectos neuronales que conducen al cerebro. La acupuntura cierra las puertas para impedir que los mensajes de dolor lleguen al cerebro.

Desde el punto de vista de la medicina china, la acupuntura actúa como resultado de la regulación del flujo del chi y de la sangre. Hay una expresión china que dice: «No hay dolor si hay flujo libre; si hay dolor, no hay flujo libre».

Se ha demostrado que la acupuntura es un analgésico efectivo y se ha utilizado como sustituto de la anestesia en intervenciones quirúrgicas. La estimulación de los puntos de acupuntura con el objeto de producir un efecto analgésico hace que el cerebro libere endorfinas, que son las sustancias químicas calmantes naturales del cuerpo. Aunque los médicos chinos podrían usar anestesia durante una operación, el empleo de la acupuntura como analgésico hace que sólo se necesite una fracción de la dosis que recibiría un paciente quirúrgico en Occidente. Esto es de particular importancia para las personas que son sensibles a los calmantes y a la anestesia, pues la acupuntura es un método inofensivo y seguro para tratar el dolor.

La acupuntura puede ser un tratamiento efectivo, tanto para las enfermedades terminales como para las que no lo son. Como terapia que puede utilizarse sola o en combinación con otro tratamiento, también es útil para resolver el problema de los efectos secundarios de la medicina convencional.

Si piensa recurrir a la acupuntura como una terapia curativa, trate de obtener referencias de una sociedad o escuela de acupuntura, de la unidad de dolor de su hospital regional o de alguien que haya experimentado el tratamiento de primera mano. Averigüe cuál es la preparación y la experiencia del médico hasta encontrar uno cuyo currículum le resulte satisfactorio.

Cuando acuda a un acupuntor, asegúrese de que el médico utilice agujas desechables preesterilizadas o un autoclave, que es un aparato para esterilizar. Un autoclave es el único método efectivo para esterilizar agujas y otros instrumentos médicos u odontológicos de manera satisfactoria.

Para muchas personas en Occidente la acupuntura es un procedimiento extraño que les suscita escepticismo. Sin embargo, es un arte y una ciencia que se ha practicado durante miles de años, y sus efectos y ventajas no suelen ser reconocidos por la medicina occidental ortodoxa.

Acupresión

La acupresión es una terapia similar a la acupuntura en el sentido de que utiliza la misma geografía de meridianos y puntos de acupuntura (o de acupresión). No obstante, en lugar de emplear agujas, usa las manos o los pies para presionar suavemente los puntos adecuados. La acupresión relaja los músculos tensos, mejora la circulación sanguínea y estimula la capacidad del cuerpo para autocurarse.

La acupresión, que antecede a la acupuntura, fue desarrollada por los chinos hace unos cinco mil años. Ellos descubrieron que la presión sobre determinados puntos del cuerpo no sólo aliviaba el dolor localizado, sino que podía afectar asimismo a otras partes del cuerpo y órganos internos. Sin embargo, fue dejándose de lado en forma creciente a medida que los chinos empezaron a usar agujas para estimular los puntos de acupresión.

Al final del libro, en las páginas 356-359, se ilustran los puntos de acupresión. Las descripciones de tratamientos para diversas afecciones se remitirán a estos diagramas e indicarán los números que deben utilizarse. Por ejemplo, en el tratamiento de la migraña el texto dirá: «GB 20, localizado debajo de la base del cráneo, en los huecos entre los músculos verticales del cuello». Una vez que localice el punto en usted mismo o en la persona a quien está tratando, aplique una presión firme y sostenida. Se requerirá práctica y experimentación para encontrar los puntos y el nivel de presión que funcione en su caso.

La acupresión no se propone curar una enfermedad grave o sustituir a los tratamientos médicos ortodoxos para esos males. No obstante, puede aumentar la relajación, mejorar la circulación y aliviar el dolor, con lo cual se maximiza la salud. Puesto que utiliza los mismos puntos que la acupuntura, permite comprender el chi específico, la regulación de la sangre o los beneficios nutriticionales o asociados con los puntos. Es una terapia barata y simple de aprender y totalmente segura si se practica correctamente. A continuación se incluyen algunas advertencias a tener en cuenta cuando administre acupresión a usted mismo o a otros:

- Utilice sólo una presión suave; no debería causar ningún dolor.
- Puesto que hay una serie de puntos que están prohibidos durante el embarazo, cuando trabaje con una mujer encinta debería hacerlo bajo las órdenes de un profesional de acupuntura o acupresión cualificado.
- No utilice la acupresión con alguien que ingiere drogas o alcohol.
- No administre acupresión inmediatamente después de comer.
- Es mejor que el paciente esté sentado o acostado, pues puede llegar a sentirse somnoliento durante la sesión.

Movimiento y meditación

Los defensores de la medicina oriental también creen que es posible la autocuración a través de la práctica entregada de la meditación y de diferentes tipos de movimientos.

Las artes marciales son diferentes formas de ejercicio que requieren y desarrollan en el individuo gran control, disciplina y fortaleza. Un arte marcial moderado como el tai chi chuan puede ayudar a una persona a desarrollar fuerza interior y control. Los chinos creen que el movimiento es esencial para el cuerpo humano. El tai chi chuan implica movimientos lentos y deliberados, una sensación de comunión con la naturaleza y concentración en la tarea de hallar el chi de uno. La filosofía es que si uno es capaz de localizar su chi y de aprender a utilizarlo, está en condiciones de mantener una buena salud. Algunas escuelas de artes marciales ofrecen clases de tai chi chuan, un ejercicio que requiere muchos años de práctica entregada para llegar a dominarlo plenamente.

Para hallar el chi de uno también se usa otra forma de meditación llamada chi-gong. Los médicos chinos creen que en la región abdominal o pélvica se localiza una bola de chi, y que a través de la meditación la gente puede aprender a desplazarla hacia las zonas adecuadas de su cuerpo. Una vez más, la idea es aprender a influir sobre el flujo del chi a fin de mantener su equilibrio en el cuerpo.

Aun cuando esté trabajando con un médico o tratando de curarse a usted mismo, toda la medicina oriental parece exigir una participación voluntaria y entregada de su parte. La medicina oriental se ha practicado durante miles de años y es efectiva. Por supuesto, como sucede con cualquier tratamiento curativo, no todas las formas funcionarán en todos los casos y siempre. Sin embargo, la medicina oriental parece corroborar la conexión entre lo mental y lo físico. Esta creencia es inherente a la filosofía oriental de la salud, y se aplica al tratamiento de la enfermedad y a la mejora de la salud.

HOMEOPATÍA

La homeopatía es un sistema de atención y tratamiento de la salud que fue desarrollado a finales del siglo XVIII por el doctor Samuel Hahnemann. La filosofía de la homeopatía es holística y considera al individuo como un todo integrado por partes interdependientes; trabaja a partir de la noción de que los terrenos mental y físico son inseparables. Hahnemann creía que la medicina ortodoxa era un sistema de «contrarios», lo cual significa que los médicos trataban a los síntomas de una enfermedad mediante la utilización de medicamentos que los combatían o los suprimían. Comenzó a llamar a la medicina convencional alopática, que quiere decir «diferente» y «enfermedad, sufrimiento». Hahnemann admitió que eliminar u ocultar los síntomas no era tratar la causa subyacente de la enfermedad, lo cual podría dar lugar a una afección aún más grave.

En homeopatía se considera a los síntomas como una respuesta sana del mecanismo de defensa del cuerpo. La fuerza o energía vital actúa para mantener al cuerpo en equilibrio. Cuando el cuerpo es amenazado por alguna influencia externa nociva, la fuerza vital (o mecanismo de defensa) produce síntomas en su lucha contra el agente perjudicial. Por consiguiente, para un médico homeopático la fiebre es un signo de que el cuerpo está combatiendo a la enfermedad. Una tos, que un médico alopático trataría de eliminar con medicación, es considerada por el homeópata como el modo natural de expulsar la mucosidad del cuerpo. Debe tenerse en cuenta que esto no significa que debe soportar la tos todo el día. Por ejemplo, puede utilizar gotas herbales para la tos y beber tés con miel para suavizar la garganta. Sin embargo, si no está dispuesto a aguantar ciertas molestias durante su enfermedad, debería replantearse si los tratamientos de medicina natural son los apropiados en su caso.

Al creer que las prescripciones de medicamentos para enfermedades específicas solían basarse en una comprensión inadecuada de las medicinas y sus efectos, Hahnemann comenzó a probar los medicamentos en mujeres y hombres sanos, incluido él mismo, para determinar sus efectos. Probó los remedios en personas más que en animales, porque sabía que, en general, la gente reacciona de manera distinta de los animales. Las pruebas con seres humanos son posibles porque los remedios homeopáticos no son tóxicos. A lo largo de más de doscientos años de emplear fórmulas homeopáticas, no se ha informado de ningún caso de reacción adversa permanente.

En sus pruebas, Hahnemann descubrió que cada remedio inducía síntomas particulares en una persona sana. Cuando ese remedio se administraba a una persona enferma que presentaba esos mismos síntomas, ayudaba a su curación. Basado en esta noción de que lo semejante cura a lo semejante, Hahnemann formuló la Ley de los Semejantes, que sostiene que una sustancia causante de determinadas reacciones en una persona sana puede curar a otra enferma que presenta los mismos síntomas. La teoría que se halla detrás de la Ley de los Semejantes es que el cuerpo alista a su propia energía para autocurarse y defenderse de la enfermedad. Si se administra una sustancia que provoca una respuesta similar en términos de síntomas similares, el cuerpo redobla su lucha contra la enfermedad, con lo cual favorece la cura.

En un intento por atenuar los efectos agravantes iniciales que a veces los remedios tenían sobre los pacientes, Hahnemann administraba dosis muy pequeñas. Irónicamente, descubrió que cuanto más pequeña era la dosis, más poderoso era el efecto. Esto le condujo a desarrollar la Ley de los Infinitesimales, que sostiene que cuanto más pequeña es la dosis, más efectiva resulta para estimular al cuerpo a que responda en contra de la enfermedad.

Con el objeto de preparar dosis cada vez más pequeñas, Hahnemann sometía a una sustancia a una serie de diluciones. Comenzaba con la sustancia original, diluyendo una parte en nueve partes de una solución de 87 por ciento de alcohol y agua destilada. Luego sometía el frasco a sucusión, o lo agitaba enérgicamente golpeándolo cien veces contra una almohadilla de cuero. Hahnemann creía que el hecho de someter a la sustancia a sucusión activaba su potencial terapéutico. Este primer paso condujo a una dilución de uno-a-diez, llamada también una «dilución 1x». Luego Hahnemann tomó una parte de esta dilución 1x y la puso en nueve partes de disolvente, sometiéndola a sucusión para llevarla a una dilución 2x. Este proceso, al que se denominó Ley de Potenciación, continuaba indefinidamente y producía dosis cada vez más potentes.

Hahnemann creía que los remedios homeopáticos debían administrarse de a uno, con el objeto de determinar sus efectos. Trataba a cada paciente como a un individuo integral y consideraba sus síntomas como parte de todo su ser, en lugar de tratarlos en forma separada y al margen del resto de la persona. Este método difiere de la medicina ortodoxa, en la que los especialistas tratan enfermedades y partes del cuerpo específicas y los pacientes suelen tomar muchos medicamentos simultáneamente.

La homeopatía considera a la salud como un estado de libertad y bienestar en tres niveles interdependientes: físico, emocional y mental. En general, los síntomas más graves afectan a las partes más profundas de una persona; por lo tanto, es más importante tratar primero el estado mental, después el emocional y finalmente el físico. Esto coincide con la perspectiva holística de la medicina natural, que trata a la persona en su totalidad, física y mentalmente. En otras palabras, un homeópata diría que no basta con tratar las migrañas, porque si no se abordan los factores estresantes que las producen, éstas se repetirán o podrán desarrollar otros síntomas.

El homeópata alemán Constantine Hering, que emigró a Estados Unidos en la década de 1830, registró los cambios en los síntomas postratamiento. Basado en sus hallazgos de que la curación se produce desde dentro hacia afuera, sentó las bases de la Ley de Cura de Hering, que es reconocida no sólo por los homeópatas, sino también por los acupuntores y los psicoterapeutas.

La Ley de Hering afirma que la cura se produce desde dentro hacia fuera, desde los órganos más vitales a los menos importantes. Durante el tratamiento del cuerpo aborda primero al aspecto más significativo de la afección y luego pasa al que le sigue en importancia, y así sucesivamente. Por ejemplo, se cree que la curación está en curso desde dentro hacia afuera si los dolores en el pecho remiten, pero se desarrolla una erupción cutánea. Durante el tratamiento homeopático la afección puede cambiar, por lo que quizá se requiera el mismo u otros remedios para facilitar el proceso de cura en su conjunto.

Además, la Ley de Hering afirma que los síntomas aparecerán y desaparecerán en orden inverso al de su aparición. El paciente también puede volver a experimentar síntomas de una afección anterior. Según Hering, la curación suele comenzar en las partes superiores del cuerpo y va descendiendo. Por consiguiente, si los dolores de cabeza crónicos remiten pero se siente rigidez en los dedos de las manos, el homeópata podría creer que se está produciendo la curación y que los dedos deberían volver a la normalidad en forma gradual. A veces, la curación puede no seguir la pauta tradicional de la Ley de Hering, pero en la medida en que el paciente se siente más fuerte y mejora en general, es seguro suponer que el tratamiento está funcionando.

Basada en la máxima de «en primer lugar, no hacer daño», la homeopatía es un sistema seguro y efectivo de tratar muchas dolencias agudas y crónicas. Es probable que una enfermedad o lesión temporaria, secundaria, autolimitada, pueda tratarse con remedios homeopáticos después de consultar con su médico. Puede obtener los remedios de los farmacéuticos homeopáticos e incluso en algunas tiendas de alimentos naturales. Para una enfermedad crónica o más persistente debería consultar a un facultativo homeopático cualificado. Los médicos de medicina homeopática tradicional, luego de estudiar cuatro años en una de las escuelas de medicina convencional, se gradúan con un título de doctor en medicina y suelen completar su formación con un posgraduado en homeopatía para aprender esta especialidad holística. Escuelas de homeopatía pueden encontrarse en todo el mundo, pero para dominar el arte y la ciencia del sistema, los médicos suelen aprender de doctores homeopáticos experimentados. Los honorarios de los homeópatas varían, como lo hace la cobertura del seguro. Algunas compañías de seguros aceptan el tratamiento homeopático y otras no, y algunas lo cubrirán sólo si lo realiza un doctor en medicina autorizado.

HIDROTERAPIA

A veces, los remedios más obvios y simples suelen ser los menos tenidos en cuenta. Piense en el agua, que compone dos tercios de nuestros cuerpos y cubre cuatro quintos de la superficie de la tierra. Los seres humanos son capaces de sobrevivir durante semanas sin alimentos, pero sólo unos pocos días sin agua. ¿Cómo puede un elemento tan común y abundante resultar útil en la curación?

Es probable que el primer uso que venga a la mente sea la práctica de la natación como terapia física o bañarse en una piscina de hidromasaje para aliviar los dolores musculares. Pero el agua tiene también otras ventajas saludables y en sus diversas formas puede utilizarse incluso para tratar lesiones y enfermedades. Puede funcionar sobre todo el cuerpo, como en el caso de un baño, o sobre una zona, como cuando se usa en una compresa. El agua beneficia a todo el cuerpo al reenergizarlo. La utilización de una terapia de agua sobre una parte del cuerpo puede tener también un efecto benéfico, como es el caso del uso de un baño de pies caliente para contribuir a la descongestión. Todo órgano y célula requiere agua, que ayuda a nutrir, desintoxicar y mantener la temperatura adecuada del cuerpo.

Uno de los primeros registros del uso terapéutico del agua se remonta al dios griego de la medicina conocido como Esculapio. En sus templos se empleaban el baño y el masaje como una forma de cura. Hipócrates también utilizó el agua con fines terapéuticos. Estaba en favor de beber agua para aliviar la fiebre y creía que los baños podían combatir la enfermedad. El médico griego Galeno, que escribió el extraordinario texto médico de Roma, también creía que los baños, tanto fríos como calientes, tenían efectos benéficos, como sostenía el médico griego Celso. Por supuesto, esto es cierto, porque, de hecho, una de las principales razones de que el nivel de salud se haya elevado a lo largo de los siglos es que los servicios sanitarios y la higiene han mejorado.

En el siglo XVIII, el clero alemán, inglés e italiano restableció el uso terapéutico del agua. En 1797, un médico escocés, James Currie, escribió un libro llamado *Medical Reports on the Effects of Water, Cold and Warm, as a Remedy in Fever and Febrile Diseases.* A comienzos del siglo XIX, Vincent Preissnitz, un granjero silesiano, reinventó la terapia del agua usando métodos como el de ponerse en remojo, las duchas, los baños de inmersión y las compresas simples o dobles. Sus procedimientos se extendieron a Inglaterra, Alemania y Escandinavia, así como a Estados Unidos.

Más avanzado el siglo XIX, Sebastian Kniepp adaptó las técnicas de Preissnitz a sus propias teorías de hidroterapia. Kniepp, nacido en Baviera en 1821, era una persona frágil y enfermiza. Después de leer un folleto sobre curas con agua, decidió sumergirse en un río de aguas heladas en pleno invierno con la esperanza de que ello curaría sus dolencias. Kniepp empezó a sumergirse en las aguas del río cada día y, aunque pueda parecer absurdo, llegó a sostener que, con el tiempo, se había vuelto más fuerte físicamente. Además de utilizar las técnicas de Preissnitz, Kniepp afirmó que caminar en el agua fría o sobre la hierba húmeda es terapéutico.

La hidroterapia se basa en la ley de acción y reacción. Si la piel está caliente, debido a un baño o a una compresa caliente, de inmediato la sangre es atraída hacia la superficie y luego vuelve hacia los vasos sanguíneos más profundos. Del mismo modo, el agua fría alejará la sangre de la superficie, pero provocará un efecto secundario de calentamiento cuando la sangre vuelva a los tejidos y a los vasos de los que fue desalojada. Este concepto de acción inmediata seguida por una reacción secundaria y más duradera es un principio básico de la hidroterapia.

Las diferentes formas y temperaturas del agua tienen distintos efectos físicos y químicos sobre el cuerpo. El agua fría es reconstituyente y reenergizante. Puede reducir la fiebre, actuar como un diurético y un anestésico, calmar el dolor, ayudar a aliviar el estreñimiento y eliminar toxinas del cuerpo. El hielo y el agua helada pueden aliviar el dolor de las quemaduras, ayudar a controlar la hemorragia y reducir la hinchazón provocada por una lesión. Por el contrario, el agua caliente tiene un efecto relajante. Los baños calientes inducen la sudoración, que resulta esencial para la eliminación de toxinas del cuerpo. Las compresas y los baños calientes pueden reducir el dolor y la inflamación; sin embargo, para una inflamación debida a una lesión debería utilizarse agua fría. Esto es importante porque el agua caliente aumenta el flujo sanguíneo y, por consiguiente, aumentaría la inflamación en una lesión. La alternancia de baños calientes y fríos puede ayudar a aumentar la circulación. El vapor es una forma de hidroterapia que abre los poros, intensifica la sudoración y a veces alivia la congestión del pecho. Humidificar el aire es bueno para quienes sufren de afecciones de los senos y alergias a sustancias transportadas por el aire.

El agua tiene usos terapéuticos cuando se utiliza interna o externamente, a diversos grados de temperaturas y presiones, y en sus tres formas: hielo, líquido o vapor. El hielo puede emplearse como un anestésico para enfriar la piel y calmar el dolor. El agua hervida es un antiséptico que puede desinfectar la comida y la ropa. Las compresas calientes colocadas sobre el abdomen y los tés herbales pueden funcionar como antiespasmódicos para aliviar los retortijones. Si necesita un diurético, pruebe a beber agua helada o té de hierbas, o aplíquese una compresa caliente y húmeda sobre la región lumbar; todo esto afecta a los riñones para aumentar la producción de orina. La irrigación del colon, las enemas, la irrigación genital, la ingestión de agua, tomar una sauna o baños calientes son medidas que ayudan a eliminar toxinas. Beber un emético, como agua salada, puede inducir el vómito a fin de expulsar ciertas sustancias venenosas. Por último, los baños o duchas calientes o fríos, las piscinas de hidromasaje y los baños de agua salada tienen un efecto estimulante, mientras que las duchas calientes o los baños herbales pueden actuar como sedantes.

En hidroterapia se emplean muchos tipos diferentes de aplicación de agua. El calor local puede lograrse con una compresa caliente y húmeda, o con una botella de agua caliente; el frío local requiere una compresa fría, un vendaje helado o un paquete o bolsa de hielo. Una compresa fría doble es una compresa fría cubierta con una tela seca, como lana o franela, que genera calor interno. Una cataplasma es una compresa de mayor tamaño, preparada con arcilla, mostaza o semilla de lino. En una esponja o manopla pueden usarse alcohol, agua o hamamélide para una fricción tonificante. Las duchas terapéuticas pueden alternar el agua caliente con la fría; también puede variarse la presión del agua. El vapor de una sauna, de un vaporizador o de un humidificador también es terapéutico.

Una de las técnicas de hidroterapia más comunes y apreciadas es el baño, en forma de inmersión de todo el cuerpo o de parte del mismo, como manos, pies, brazos, ojos o dedos de las manos. De acuerdo con la dolencia que se desee tratar, los baños pueden ser fríos, tibios o calientes, de duración prolongada o corta, e incluir masaje con una esponja, una manopla o un cepillo para producir una fricción tonificante. Los baños pueden ser de agua sola o con sales, hierbas, avena o barro. A continuación se incluye una lista de aditivos para el baño en la que se señalan sus beneficios terapéuticos:

Vinagre de sidra de manzana: Combate el cansancio; alivia las quemaduras de sol y la piel irritada.

Bórax/almidón/bicarbonato de sodio: Buen antiséptico.

Salvado: Suaviza la piel y alivia el picor.

Manzanilla: Alisa la piel y abre los poros; ayuda a aliviar el insomnio y los problemas digestivos.

Sales del Mar Muerto: Reconstituyen al cuerpo después de una lesión.

Sulfato de magnesia: Aumenta la sudoración, relaja los músculos y contribuye a aliviar el catarro.

Hinojo/ortiga: Ayudan a eliminar las impurezas de la piel.

Polvo de jengibre: Relaja los músculos, tonifica la piel e intensifica la circulación. (Debe usarse en cantidades pequeñas, pues es muy fuerte.)

Flor de heno/paja de avena: Ayuda a eliminar las impurezas de la piel.

Nuez moscada: aumenta la sudoración.

Harina de avena: buena para problemas cutáneos, como picor, urticaria, irritación causada por el viento y quemadura provocada por el sol.

Pino: Aumenta la sudoración, suaviza la piel y alivia las erupciones.

Romero: Estimula la circulación sanguínea.

Salvia: Estimula las glándulas sudoríparas.

Sal: Ejerce un efecto relajante.

Azufre: Es un buen antiséptico y ayuda a despojar a la piel de parásitos; contribuye a aliviar el acné.

Es fácil y barato tratarse con una amplia variedad de baños. La mayoría de las hierbas y preparados incluidos en la lista precedente puede comprarse en farmacias, herboristerías y tiendas de alimentos naturales. Recuerde que deben comprarse en cantidades pequeñas, pues al cabo de un año aproximadamente pierden su potencia.

MEDICINA BOTÁNICA

La medicina botánica, conocida también como herbalismo, curación vegetal, fisiomedicalismo, herbalismo médico y fitoterapia, utiliza remedios elaborados a partir de plantas llamadas hierbas. Mientras que los botánicos definen a las hierbas como toda planta que no contiene fibras de madera, los herboristas medicinales las definen como toda planta que tiene propiedades curativas. Los remedios herbales también pueden proceder de árboles, helechos, semillas o líquenes, y los herboristas utilizarán plantas completas, en lugar de aislar de ellas los componentes activos principales. Las plantas completas contienen proteínas, enzimas, vitaminas, minerales y otros oligoelementos que el organismo asimila con facilidad. En realidad, los tres ácidos grasos esenciales para la vida, linoleicos, linolénicos y araquinódicos, se encuentran en las plantas. La medicina botánica es un modo seguro y natural para tratar dolencias específicas y contribuir a la recuperación de la enfermedad, con el objeto de restablecer el equilibrio fisiológico.

La historia de la medicina botánica se extiende a lo largo de siglos, con «recetas» para remedios herbales que se transmitieron de generación a generación. Las plantas son agentes naturales de cura y los animales tienen un instinto que les permite detectar sus poderes curativos. Es probable que haya visto a un perro mordisqueando hierba. No lo hace porque se crea que es una cabra, sino porque quizá le duele el vientre y come hierba para ayudar a su digestión. Durante siglos, los americanos nativos han masticado corteza de sauce para curar los dolores de cabeza. La corteza contiene ácido salicílico, el ingrediente activo en la aspirina.

La medicina herbal tradicional se originó en la antigüedad en India, China y Egipto; los primeros registros aparecen en Egipto y Asiria. Muchas de las plantas enumeradas en esos registros y en documentos griegos siguen usándose en la actualidad. En el curso de los siglos, los herboristas han compilado clasificaciones-descripciones de plantas ordenadas de acuerdo con sus propiedades medicinales. Hoy en día hay más de 750.000 plantas en el mundo, pero sólo se ha tenido en cuenta un pequeño porcentaje. La Organización Mundial de la Salud investiga y apoya a la medicina herbal en todo el mundo con el propósito de llegar a conocer mejor este método natural de curación.

Las plantas no sólo se utilizaban en medicina botánica, sino también en medicina alopática y en una época servían como base para casi todos los medicamentos. Con el objeto de apreciar las ventajas de la medicina botánica, es útil analizar el modo en que la alopatía ha empleado a las plantas en la preparación de medicamentos.

Hasta 1800, la mayoría de los medicamentos se administraban por vía oral en forma de hojas, raíces o flores molidas; o de tés, tinturas o extractos. Los médicos estudiaban botánica como una asignatura de la carrera y también prosperaban los herboristas sin formación médica, en particular mujeres.

Antes de esa fecha, no existe ninguna prueba clínica estándar acerca de en qué podían basar los médicos la selección de medicamentos para el tratamiento. En 1803, un farmacéutico alemán aisló la morfina del opio, lo cual supuso que por primera vez se obtuviese un principio activo puro a partir de una droga vegetal vulgar. Con esta forma pura de morfina los médicos pudieron administrar dosis exactas conociendo sus efectos. A mediados del siglo XIX se produjo un esfuerzo para aislar formas puras de principios activos a partir de plantas medicinales. Hacia 1870 se habían aislado la cafeína del café, la nicotina del tabaco y la cocaína de la coca.

Estos componentes aislados suelen ser más tóxicos que la planta de la cual se obtienen. Los científicos y los médicos creían que era mejor tratar a los pacientes con la droga refinada y descartaban otros componentes de la planta. Sin embargo, los herboristas reconocieron que la planta completa tiene un efecto diferente al de la sustancia aislada, pues contiene muchos otros ingredientes vitales que interactúan para causar un efecto general.

Además de utilizar principios aislados, los químicos también experimentan con moléculas para sintetizar nuevas drogas. En general su objetivo es aumentar la potencia y la eficacia de la droga. No obstante, las drogas más potentes pueden ser peligrosas, puesto que los médicos suelen prescribir numerosos medicamentos en forma simultánea. Y algunas drogas son tan potentes como para resultar adictivas. Las reacciones adversas a las drogas, o efectos secundarios, son los efectos más comunes de la enfermedad iatrogénica (causada por el médico).

Muchas drogas utilizadas comúnmente se obtienen de plantas. Por ejemplo, la digitoxina procede de la dedalera (*Digitalis purpurea*) y se prescribe para el fallo cardíaco; la atropina deriva de la belladona (*Atropa belladonna*) y dilata las pupilas; la morfina procede de la adormidera opiácea (*Papaver somniferum*) y es un poderoso calmante.

Los herboristas pueden usar la raíz, el rizoma, el tallo, la hoja, la flor, la semilla, el fruto, la corteza, la madera, la resina o toda la planta en la preparación de un medicamento herbal. Al estar familiarizados con la interacción de varias plantas entre sí, los herboristas emplearán varias plantas o extractos en una preparación, puesto que a veces pueden resultar más efectivas cuando se combinan que usadas separadamente. Las plantas contienen aceites, alcaloides (compuestos de nitrógeno), taninos, resinas, grasas, carbohidratos, proteínas y enzimas, que contribuyen a su acción medicinal. Cada sustancia tiene una función y puede apoyar, controlar o afectar a los otros componentes. Al utilizar la planta entera, el herborista obtendrá del tratamiento el beneficio más moderado, seguro y efectivo.

Los remedios herbales pueden tomarse en forma de tabletas, cápsulas, lociones, ungüentos, supositorios, inhalantes o tés y zumos. Para las bebidas herbales, la proporción básica es 25 gramos para 0,5 litro de líquido. Los tés herbales se conservarán en la nevera durante tres días dentro de un recipiente de cierre hermético. A continuación se incluye una lista de términos comunes que se refieren a los medicamentos botánicos:

Carminativo: Alivia la flatulencia y los cólicos.

Colagogo: Estimula la liberación de bilis por la vesícula.

Decocción: Bebida preparada a partir de raíces, corteza o bayas hervidas a fuego lento y coladas.

Demulcente: Sustancia suavizante para la piel.

Emenagogo: Estimula la menstruación.

Emoliente: Se utiliza internamente para suavizar las membranas o externamente para suavizar la piel.

Infusión: Consiste en verter agua hirviendo sobre hojas, flores o una planta entera (incluidas semillas y bayas).

Nervina: Lo que resulta calmante.

Ungüentos: Se aplican externamente; son efectivos para las afecciones de la piel.

Cataplasma: Planta triturada y mezclada con agua caliente para producir una pasta, que se envuelve en una tela fina y se aplica sobre la piel.

Jugo prensado: El jugo de plantas frescas es rico en vitaminas y minerales; puede usarse en tinturas o diluido en agua.

Tés: Se preparan vertiendo agua hirviendo sobre hojas o tallos fermentados de una o más plantas; la fermentación produce tanino; puede comprarse té en bolsitas.

Tinturas: Una parte de hierba en cinco partes de alcohol diluido.

Tisana: Se añade agua hirviendo a una planta fresca o seca, en general hojas verdes.

Puede proceder a secar sus propias hojas extendiéndolas sobre una rejilla de alambre en un lugar seco y cálido durante cuarenta y ocho horas; consérvelas en recipientes de vidrio de cierre hermético. Esto debería durar para un año. Cuando prepare una tisana, use una tetera distinta a aquella en la que prepara el té, pues el tanino interferirá con el remedio de la tisana.

Vulneraria: Utilizada para tratar y curar heridas.

Un herbalista puede darle información referente a las hierbas adecuadas que se emplean para tratar diversos síntomas. La consulta a un herbalista es similar a la de otros sanadores naturales. El herbalista comprobará su corazón y su pulso, sus síntomas físicos, y quizá realice algunas pruebas de laboratorio, como análisis de sangre y de orina. Algo de gran importancia es que el facultativo herbalista dedicará cierto tiempo a observarle, hablarle, interrogarle y escucharle, a fin de determinar el desequilibrio y la falta de armonía de su cuerpo y de su vida.

Si encuentra un curso satisfactorio de tratamiento con un herbalista determinado, es conveniente que siga con esa persona a fin de no interrumpir el proceso curativo. A veces los síntomas se agravan antes de que se produzca la curación, y algunas personas y ciertos trastornos requieren más tiempo que otros para curarse. La paciencia y la participación voluntaria en el tratamiento son esenciales para maximizar los beneficios de la medicina botánica. Y no debiera emprenderse ningún tratamiento herbal sin consultar antes al médico.

Quiropráctica

La palabra quiropráctica significa «tratamiento por medio de las manos, o manipulación». Es un sistema de curación que fue desarrollado en Iowa por David Daniel Palmer (1845-1913) en 1895. Palmer creía que las dislocaciones de la columna ejercen presión sobre los nervios, lo cual genera dolor o síntomas en otras partes del cuerpo.

Aunque la medicina quiropráctica suscribe los conceptos de la anatomía y la fisiología, difiere de la medicina tradicional en que es holística, lo cual quiere decir que considera al paciente como un todo, poniendo énfasis en la estructura corporal. Un profesional quiropráctico basa su diagnóstico en radiografías y pruebas ortopédicas y neurológicas estándar, centrándose en la anormalidades de la columna. El tratamiento suele implicar presión directa sobre vértebras específicas que están fuera de alineamiento, lo cual contribuye a restablecer el flujo de energía. Dos términos comunes en quiropráctica son ajuste y manipulación. Los ajustes consisten en presiones dinámicas (fuerza rápida, precisa e indolora) sobre una vértebra específica, a fin de eliminar toda interferencia con los nervios. Lo importante no es sólo el ajuste en sí mismo, sino la reacción curativa del cuerpo a él. Las manipulaciones son reordenamientos más generales de los huesos para realinear las articulaciones y aumentar la amplitud de movimiento del paciente.

La quiropráctica es útil en el tratamiento de muchas afecciones, incluidos el dolor de espalda y los trastornos musculo- esqueletales, así como determinadas enfermedades sistémicas, como el asma, las migrañas y los problemas digestivos. Sin embargo, estos trastornos sistémicos únicamente pueden aliviarse si hay evidencia de una implicación estructural y neurológica. El tratamiento quiropráctico debe ser administrado por un profesional cualificado y autorizado, y en general consta de múltiples sesiones si desea mantener una alineación apropiada de la columna.

Los quiroprácticos en general reciben una formación universitaria de dos años, además de cuatro años adicionales de educación profesional, y deben aprobar exámenes de acreditación autonómicos y estatales.

Masaje

La palabra masaje deriva del griego masso («amasar») y del árabe mass («presionar suavemente»). Es una forma de medicina física que resulta completamente inofensiva, confortable y relajante. Aunque un masaje puede ser dado por cualquiera, un terapeuta masajista profesional parece tener un toque mágico.

El masaje funciona sobre los tejidos blandos, los músculos y los ligamentos del cuerpo. Estimula la circulación y el funcionamiento del sistema nervioso, y contribuye a bajar la presión sanguínea. Puede aliviar la tensión muscular y los dolores de cabeza y ayudar a combatir el insomnio. El masaje es particularmente benéfico después de haber hecho ejercicio. En el curso de una sesión de ejercicio físico se desarrollan en los músculos productos de desecho. El sistema linfático puede tardar días en eliminarlos. El masaje acelera este proceso al mejorar la circulación de la sangre y de la linfa.

Hay dos tipos principales de masaje: el shiatsu y el sueco. El shiatsu se desarrolló en Japón casi al mismo tiempo en que la acupuntura comenzaba a prosperar en China. Este masaje consiste en una presión con los dedos que estimula los puntos de acupuntura a lo largo de los meridianos del cuerpo. Una forma de shiatsu masajea firmemente determinadas áreas del cuerpo para estimular el flujo de energía y restablecer el equilibrio. Otra forma utiliza la presión ejercida con la punta de un único dedo para estimular los puntos de acupuntura. El shiatsu funciona de acuerdo con el mismo principio que la acupuntura y su objetivo es modificar el flujo de energía dentro del cuerpo. Los terapeutas de shiatsu también ponen énfasis en la importancia de una buena nutrición y de una actitud mental positiva, y alientan a los pacientes a introducir cambios en sus estilos de vida que favorezcan una salud mejor. El shiatsu puede combinarse con la quiropráctica para maximizar sus efectos curativos.

El masaje sueco, que es más común en Occidente, incluye cuatro técnicas esenciales, con la premisa implícita de que las manos no deberían perder contacto con el cuerpo. El masaje sueco es efectivo debido a sus movimientos continuos y rítmicos. Éstas son las bases técnicas.

Rozamiento: Roce rítmico con las manos abiertas haciendo movimientos dirigidos hacia el corazón; este movimiento alivia y relaja al cuerpo.

Percusión: Movimientos rítmicos y enérgicos alternando las manos, que incluyen manos ahuecadas, golpes de machete (con los lados de las manos), aporreo (con los puños), palmadas y tirones; esto estimula la piel y la circulación.

Amasado: Movimiento profundo que incluye tirar, estirar, pellizcar y presionar la piel; estimula a los músculos y a los tejidos adiposos y se estiran los músculos tensos para relajarlos.

Presión: Cuando los pulgares, las puntas de los dedos o el pulpejo de las manos hacen pequeños movimientos circulatorios con presión, la fricción estimula al tejido superficial.

Es probable que un terapeuta masajista no le haga una historia física detallada en la primera visita, pero usted debería informarle de todo dolor, enfermedad, lesión o cirugía reciente que haya sufrido. En general, el terapeuta comenzará con los pies o la espalda, y le dará unos instantes para que se acostumbre a la sensación de que le toquen y le amasen. ¡Debería ser algo absolutamente placentero!

Las sesiones suelen durar una hora. Algunas compañías de seguros cubren al masaje terapéutico cuando lo prescribe un médico para el tratamiento de una dolencia o lesión particular debida a un accidente de automóvil o relacionado con el trabajo. En general, el masaje es completamente seguro, pero no debería someterse a él si usted presenta algunos de estos estados:

- Heridas abiertas e infectadas o magullones
- Varices
- Fiebre
- Articulaciones inflamadas o artritis aguda
- Trombosis o flebitis (podría afectar a la coagulación de la sangre)

Reflexología

La reflexología es una técnica de masaje profundo de las plantas de los pies y de las manos con el objeto de incidir en las partes del cuerpo aquejadas de problemas. Se desarrolló en China y en India al mismo tiempo que se originaba la acupuntura. La reflexología fue llevada a Inglaterra en el siglo XX por el doctor William Fitzgerald, quien la llamó terapia de zona. En Estados Unidos Eunice Ingham desarrolló las enseñanzas de Fitzgerald en la década de 1930. En la actualidad, la reflexología está ganando popularidad, y cuenta con escuelas en Europa y en Estados Unidos. Muchos facultativos de reflexología también practican la quiropráctica, la osteopatía y la homeopatía.

La reflexología se basa en la premisa de que los órganos internos comparten los mismos suministros nerviosos que las zonas de la piel a las que corresponden. Quienes la practican creen que todo el cuerpo está representaddo en los pies, fundamentalmente en las plantas. Al presionar los puntos adecuados de los pies pueden estimularse los órganos asociados a ellos. Esos puntos no son los mismos que los puntos o meridianos de la acupuntura, muchos de los cuales ni siquiera están representados en los pies.

Durante una sesión de reflexología el paciente permanecerá acostado sobre una mesa de masaje mientras el profesional detecta en lo profundo de los pies unas sustancias granulosas semejantes a «cristales». Estos «cristales» son en realidad depósitos de desechos que se acumulan en las terminaciones nerviosas y en los capilares, y restringen el libre flujo de la sangre. El tratamiento de reflexología desintegra esos depósitos a fin de que puedan ser eliminados del cuerpo.

Mediante la «lectura» de los pies, el reflexólogo puede determinar cuáles son los órganos afectados. El paciente sentirá dolor cuando se presione un punto determinado, y a veces en el órgano o zona correspondiente del cuerpo. El profesional aplica presión con el borde del pulgar o de cualquier otro dedo y lo gira en el sentido de las agujas del reloj. La presión es profunda, pero no debería resultar demasiado dolorosa. Una sesión dura de treinta a noventa minutos, y una persona puede requerir varias sesiones. La reflexología es benéfica en el caso de trastornos funcionales que pueden superarse, como problemas de senos o de vejiga, estreñimiento, asma, dolores de cabeza y estrés.

PSICOTERAPIA

La psicoterapia, o «tratamiento verbal», es una terapia natural invalorable para fomentar y mantener la salud general. Ha habido mucha discusión acerca de la conexión mente/cuerpo. Aunque esta conexión ha sido una parte inherente de la medicina holística en todo el mundo a través del tiempo, la medicina occidental ortodoxa está comprendiendo cada vez más el poder de la mente y la importancia de los tratamientos psicológicos.

La salud mental es importante para la salud física y viceversa. Los problemas emocionales causan estrés, que, a su vez, provoca síntomas físicos y enfermedad; asimismo, la enfermedad física puede hacer que una persona caiga en la depresión o pierda energía y motivación. Los médicos y los pacientes son cada vez más conscientes de la interacción de la mente y del cuerpo y de que, en realidad, pueden ser inseparables, o uno y lo mismo.

La psicoterapia requiere que la persona hable de sus sentimientos y problemas, pero también puede implicar acción, como la de encontrar maneras de modificar las pautas de conducta. En psicoterapia hay dos tipos de tratamiento: individual (terapeuta y paciente) o de grupo. La terapia de grupo permite a sus integrantes apoyarse y ayudarse unos a otros, algo quizá tan valioso como recibir orientación por parte de un terapeuta. Las personas que buscan tratamiento psicológico no están enfermas necesariamente. Tal vez simplemente están buscando un mayor conocimiento de sí mismas y de su comportamiento.

Existen muchas clases diferentes de psicoterapia y algunas son más provechosas que otras para tratar determinados trastornos o problemas. Quizá no dé con la terapia apropiada de inmediato, pero no se desanime. El éxito y los avances en psicoterapia suelen requerir mucho tiempo. Si realmente siente que su psicoterapia no funciona (y ha hablado de ello con el terapeuta), pruebe con otro profesional y es muy probable que obtenga mejores resultados. La psicoterapia, como muchos tratamientos naturales y holísticos, requiere que los pacientes se muestren receptivos al tratamiento y estén dispuestos a ayudarse a sí mismos. Puede acudir a un psicoterapeuta o a un consejero con la esperanza de que le «cure». Pero para que el tratamiento resulte eficaz es necesario que trabajen ambos: el terapeuta y el paciente. Los apartados siguientes describen los principales tipos de psicoterapia.

Psicoterapia de apoyo

En este tratamiento puede hablar abiertamente de sus problemas y sentimientos, en un ambiente de confianza y distensión. El terapeuta debería ser un buen oyente que le brinde la oportunidad de dar rienda suelta a sus sentimientos, con capacidad para realizar sugerencias o señalamientos que le ofrezcan una sensación de apoyo sin hacerle sentirse juzgado.

Psicoterapia exploratoria

Esta clase de tratamiento anima al paciente a explorar sus problemas y dificultades, más que limitarse a expresarlos. En general, el terapeuta participa activamente en esa tarea y le hará saber si está evitando alguna cuestión en particular.

Muchas personas sanas siguen una terapia exploratoria como un modo de saber más sobre sí mismas, o para abordar algún asunto o aspecto determinado de sus vidas que consideran necesario resolver o mejorar.

Psicoanálisis

Este tratamiento, que fue creado por Sigmund Freud a comienzos de este siglo, ha adoptado una variedad de formas. En el psicoanálisis clásico el paciente se tiende en un diván y habla libremente de sus sentimientos, de sus sueños o de lo que se le ocurra. El psicoanalista interpreta lo que el paciente dice a la luz de sus experiencias infantiles y de la relación con sus padres. En general, el psicoanálisis es intensivo y a largo plazo.

Otras formas de tratamiento psicoanalítico se centran en el modo en que las primeras experiencias emocionales del paciente han afectado a sus sentimientos actuales y a las percepciones acerca de sí mismo y de sus relaciones. Esta clase de terapia puede ayudar a liberarse de la ira infantil acumulada o reprimida, de la frustración, de los agravios y de las dependencias. Cuando se logra penetrar en estos sentimientos se alcanza una mayor sensación de autoconocimiento y autoestima.

Terapia gestáltica

Esta terapia «humanista», introducida en Estados Unidos por Fritz Perls en la década de 1950, concede mayor importancia al presente que al pasado, y cree que toda persona es responsable de sus acciones y tiene capacidad para cambiarlas. Si en el curso de una sesión se advierte la interferencia molesta de algún elemento del pasado, el terapeuta ayudará al paciente a traerlo al presente. Los terapeutas gestálticos utilizan muchas técnicas para acrecentar el conocimiento de uno mismo en el momento presente. Por ejemplo, si se pone a llorar en una sesión, el terapeuta podría pedirle que hable de sus lágrimas. El simple hecho de hablar de ellas favorece un mayor distanciamiento entre el paciente y sus emociones. Otra técnica gestáltica consiste en hacer que en una sesión el paciente se comporte de manera opuesta a su forma de ser habitual. Por ejemplo, si es muy tímido, el terapeuta podría pedirle que actúe como una persona extravertida. Esta técnica le permitirá llegar a ser más consciente de una parte de sí mismo que existe, pero que ha permanecido sin desarrollar o reprimida.

Terapia conductista

Los terapeutas conductistas creen que toda conducta se aprende, ya sea a través del condicionamiento o del reforzamiento de acciones específicas. Por ejemplo, si una madre enseña a su hijo en edad de crecimiento que todos los animales son sucios, el niño podría desarrollar miedo a los perros, por ejemplo. Cuando la conducta aprendida es negativa o de inadaptación puede dar lugar a síntomas psicológicos adversos (en este ejemplo, una fobia). La terapia conductista puede enseñar al paciente nuevos modos de comportamiento para ayudarle a llevar una vida más positiva, feliz y fructífera.

La terapia conductista puede resolver fobias, disfunciones sexuales e inhibiciones, y aumentar la seguridad en sí mismo. El terapeuta ayuda a aprender nuevos comportamientos en sustitución de aquellos que conducen a la inadaptación. Uno de sus métodos es el llamado condicionamiento operativo, que consiste en recompensar los nuevos comportamientos y pasar por alto los no deseados. En la técnica de modeling, el terapeuta «modela» o representa el nuevo comportamiento que el paciente debe observar para que éste lo copie. La desensibilización sistémica es un proceso gradual para ayudar a superar miedos o inhibiciones específicos.

Terapia cognitiva

Esta terapia fue desarrollada por el psicológo estadounidense Aaron Beck en la década de 1960. La cognición se refiere al pensamiento, la percepción y los recuerdos de una persona. Si el terapeuta considera que su cognición es la causa de sus problemas emocionales, la terapia tratará de modificar esas percepciones y pensamientos sobre usted mismo con el objeto de aliviar los síntomas o problemas. Por ejemplo, si fue humillado constantemente por su padre en su infancia, es probable que haya desarrollado una autoestima baja y suela sentirse inútil. Un terapeuta cognitivo señalará evidencias de lo contrario, poniendo énfasis en los logros que demuestran que usted es una persona valiosa.

Terapia de pareja

Quienes están casados o comprometidos en una relación íntima seria saben que hasta las mejores relaciones requieren esfuerzo. En la terapia de pareja sus integrantes pueden visitar a un terapeuta juntos o individualmente, a fin de entender y resolver las tensiones que existen en el seno de su relación. La terapia puede resultar útil, tanto para las parejas heterosexuales como para las homosexuales.

Terapia familiar

Las familias son redes intrincadas y dinámicas, que suelen requerir la orientación de un observador externo y objetivo para ayudar a aclarar las cosas o resolver conflictos. Cuando un problema afecta a uno o a más miembros de la familia, con frecuencia ello pone en crisis a toda la unidad y es entonces cuando la terapia puede resultar provechosa. Un terapeuta familiar está en condiciones de observar el modo en que opera la familia y puede ayudar a sus integrantes a entender no sólo cómo se interrelaciona, sino también sus propios papeles en el seno de ese grupo.

Así como es importante encontrar el tipo adecuado de terapia, es igualmente significativo establecer una buena relación con el terapeuta. Como ocurre con otras clases de relaciones, esto puede suceder espontáneamente o requerir cierto tiempo. En el contexto emocional de la terapia, suele resultar difícil discernir lo que se siente por el terapeuta. Recuerde que es válido e importante hablar con el terapeuta de los sentimientos que experimenta por él. Esto podría contribuir a revelarle cómo se relaciona con los demás.

Las diferentes clases de terapeutas se distinguen por su preparación. Psicoterapeuta es un término general que designa a cualquiera que practica la psicoterapia. Un psiquiatra es un médico con formación en psicoterapia que puede prescribir medicamentos para tratar trastornos mentales. Un psicólogo clínico es alguien doctorado en psicología y con formación psicoterapéutica. No está facultado para prescribir medicamentos y puede especializarse en un tipo particular de terapia, como la psicoanalítica, la conductista, etc. Un psicoanalista es un psiquiatra o un psicólogo especialmente formado en psicoanálisis.

Es posible recibir psicoterapia por parte de un terapeuta privado o de un centro o clínica de salud mental. Los honorarios varían de acuerdo con el facultativo, aunque algunos están dispuestos a aplicar una escala móvil, es decir que fijarán sus honorarios en función de los ingresos del paciente y de la cantidad que pueda permitirse gastar. Algunas pólizas de seguro ofrecen una prestación de psicoterapia, mientras que otras no lo hacen. Si su póliza la ofrece, averigüe si el número de sesiones tiene un límite o si hay un tope en la cantidad de cobertura que se brinda cada año.

BIOFEEDBACK

Probablemente, el biofeedback ofrece la mayor evidencia de la influencia de la mente sobre el cuerpo. En una persona sana, las funciones fisiológicas son llevadas a cabo y reguladas por el cerebro y el sistema nervioso central. Sin embargo, la mente suele interferir, como sucede en las situaciones de estrés que producen tensión en el cuerpo. El biofeedback puede enseñar al paciente a intervenir en esas situaciones a fin de restablecer el funcionamiento equilibrado del cuerpo.

El control consciente puede afectar a muchas funciones corporales que es posible medir de manera precisa y continuada, como el ritmo cardíaco, la temperatura de la piel, la presión sanguínea, la tensión muscular y las ondas cerebrales. El equipo de biofeedback que mide esas funciones incluye al electroencefalógrafo (EEG), que registra las ondas nerviosas y cerebrales, al electromiógrafo (EMG), que registra la tensión muscular, y al dispositivo de resistencia galvánica de la piel (RGP), que detecta la conductividad eléctrica de la piel para registrar estados de excitación sexual, agitación o nerviosismo.

Cuando el paciente es conectado a esos aparatos, éstos transmiten información a través de señales que pueden reconocerse e interpretarse con facilidad. Por ejemplo, cuando el aparato detecta tensión muscular, podría encenderse una luz roja o producirse la emisión de un determinado sonido para indicar lo que sucede internamente a la persona. Entonces puede utilizarse esta información, además de ciertas técnicas de relajación y de imágenes, para comenzar a controlar la tensión muscular. Las técnicas que se emplean en combinación con el equipo de biofeedback incluyen ejercicios de relajación y autosugestión, imágenes visuales y meditación. Por ejemplo, si el equipo indica que su ritmo cardíaco está aumentando, puede relajar su cuerpo y su mente utilizando imágenes para visualizar un lugar sereno y apacible, o practicar la meditación a través de la repetición de un mantra. Por consiguiente, en el tratamiento de biofeedback el paciente no es el objeto de la terapia, sino él mismo llega a ser la terapia.

Existen muchas aplicaciones para el biofeedback, incluidas las enfermedades relacionadas con el estrés, los problemas neuromusculares, y el desarrollo personal y una mayor consciencia de sí mismo. El biofeedback puede ser un tratamiento efectivo para problemas emocionales o conductuales, como ansiedad, depresión, fobias, insomnio, dolores de cabeza a causa de la tensión y chirrido involuntario de los dientes. También puede utilizarse para tratar enfermedades que algunos profesionales consideran de origen psicosomático, como asma, úlceras, colitis, diarrea, arritmia cardíaca, hipertensión, síndrome de Raynaud y migrañas. El biofeedback puede ayudar a las víctimas de un ataque de apoplejía, parálisis cerebral y espasmos musculares en algunas funciones musculares y motrices. Puesto que el biofeedback intensifica el reconocimiento y la comprensión del funcionamiento global mente-cuerpo, también puede resultar provechoso para mejorar el desarrollo personal y la conciencia de sí mismo.

Muchos hospitales generales y psiquiátricos tienen salas de biofeedback, y probablemente lo mejor sea someterse a tratamientos administrados por un psicólogo con formación en esta especialidad. Un psicólogo sería útil en el proceso de desarrollar mayor conciencia de sí mismo, e incluso podría considerarse la posibilidad de combinar el biofeedback con la psicoterapia.

Cuando inicie las sesiones de biofeedback, debería estar informado acerca del equipo que se utiliza y del proceso de aprendizaje, y recibir información sobre los músculos y las funciones fisiológicas implicadas en el tratamiento. Tener este conocimiento le ayudará a relajarse durante el tratamiento y probablemente mejorará su resultado. Recuerde que si bien en el biofeedback el paciente debe ser un participante activo, el esfuerzo excesivo puede producir estrés no deseado. La clave es relajarse empleando meditación, imágenes y otras técnicas, con el objeto de centrarse plenamente en sus estados internos.

El tratamiento de biofeedback puede durar semanas, meses o años, según el problema. Muchas personas necesitan al menos el equivalente de seis semanas de sesiones, que duran de treinta a sesenta minutos y pueden ser de frecuencia semanal o diaria, según las necesidades del caso. Compruebe si su plan de seguro lo cubre. Debe aprender a transferir a su vida cotidiana la información que recibe a partir de las sesiones de biofeedback. Hará falta práctica para comenzar a reconocer los indicios de problemas como tensión muscular, dolores de cabeza, etc., y las situaciones en las que aparecen, y luego emplear las técnicas que pueden aliviarlos sin el aparato de biofeedback. Probablemente necesitará chequeos periódicos para mantener los progresos alcanzados.

NUTRICIÓN

La importancia de una buena nutrición puede resultar obvia, pero a menudo lo obvio es lo que se pasa por alto. Si no come los alimentos apropiados, los órganos y las células del cuerpo no obtendrán los nutrientes que necesitan para funcionar y crecer en forma adecuada. Puesto que la alimentación es una necesidad básica, desde épocas muy remotas ha sido considerada como la medicina esencial. Por ejemplo, antiguamente en Egipto y Grecia la gente utilizaba el ajo como una cura para infecciones respiratorias, virus intestinales y afecciones cutáneas. El repollo era un remedio para las úlceras y el dolor de cabeza. A comienzos del siglo XVIII los barcos ingleses empezaron a llevar limones y limas para tratar el escorbuto, una dolencia que afecta a los navegantes. Hasta principios del siglo XX los científicos no descubrieron la sustancia presente en los frutos cítricos que prevenía el escorbuto. Para esa época se había conseguido aislar la vitamina C de los limones y se había descubierto la primera vitamina A soluble en grasa.

Hacia la década de 1940, llegaron a aislarse cuarenta nutrientes y trece vitaminas presentes en los alimentos. Con los años 50 y 60 llegó la era de los alimentos procesados y el auge de la industria de la comida rápida. Como consecuencia de ello, en las dos décadas siguientes se produjo la aparición de numerosas dietas que no tardaron en ponerse de moda, pues la gente empezó a probar desesperadamente diversos métodos para librarse del exceso de peso que acompaña a ese tipo de comida.

En la actualidad parece comprobarse que el consumidor tiene una mayor conciencia del tipo de alimentos que ingiere. La información reciente sobre los peligros de sustancias como pesticidas, aditivos alimenticios y grasas saturadas y las ventajas de los nutrientes han modificado la manera de comer de muchas personas. Sin embargo, cuando decida cambiar su dieta es importante que lea todo lo que pueda al respecto a fin de hacer sus elecciones con fundamento. A veces es difícil discernir entre una moda y un consejo sano. Si desea seguir una terapia nutricional para tratar una alergia u otra enfermedad, o para fortalecer su salud, los especialistas en dietética y en nutrición pueden ayudarle a adaptar la dieta a sus necesidades.

Nutrientes esenciales

Todo alimento está compuesto de ciertas sustancias que son necesarias para mantener la salud: grasas, proteínas, carbohidratos, vitaminas, minerales y oligoelementos. Los alimentos se clasifican en categorías (grasa, carbohidrato, proteína, fibra dietética) y una dieta sana consiste en una combinación equilibrada de todos ellos.

Proteína

Aproximadamente el 17 por ciento del cuerpo se compone de proteína, incluidos los músculos, el cabello, los huesos, las uñas y la piel. La proteína también es necesaria para la producción de hormonas y enzimas. Puesto que la proteína no puede almacenarse en el cuerpo, debe absorberse regularmente a partir de alimentos como la leche, el yogur, el queso, los huevos, la carne, el pescado, los brotes, los frutos secos, las semillas y las legumbres. Si no se ingiere suficiente proteína, los músculos y los tejidos degenerarán. No obstante, el exceso de proteína podría hacer daño al hígado y a los riñones, y alterar el equilibrio de los minerales del cuerpo. La proteína debería representar aproximadamente el 5 por ciento de la ingestión total diaria de calorías.

Grasas

La grasa es una fuente importante de energía. Ayuda al mantenimiento de los órganos, de la estructura celular, de los nervios y de la temperatura corporal. Lleva también por todo el cuerpo las vitaminas solubles en grasa, como las A, D, E y K. Hay tres tipos de ácido graso: la grasa saturada procede fundamentalmente de fuentes animales, como la carne, el pescado, la mantequilla, el queso, los huevos y la crema; la grasa poliinsaturada proviene de fuentes vegetales, como el germen de trigo y el cártamo, el maíz y el aceite de girasol; la grasa monoinsaturada se encuentra en el aceite de oliva, en los aguacates y en los cacahuetes. La grasa saturada, que puede incrementar los niveles de colesterol, es la peor clase de grasa que puede consumirse. Es probable que la mayoría de la gente se beneficie reduciendo la ingestión de grasa en general. La grasa no debería constituir más del 30 por ciento de la ingestión total diaria de calorías, y de ese porcentaje sólo el 10 por ciento debería proceder de grasas saturadas.

Carbohidratos

Nuestra fuente principal de energía la constituyen los carbohidratos, que se convierten en la glucosa y el glicógeno que alimenta los músculos, el cerebro y el sistema nervioso. Los carbohidratos proceden de los almidones y los azúcares. Los mejores son los almidones en granos, las legumbres y las pastas, y los azúcares presentes en la fruta y en las verduras y hortalizas. El azúcar refinado y la harina contienen carbohidratos con un alto nivel de calorías y escaso valor nutritivo. A diferencia de los almidones y los azúcares naturales, que se convierten en glucosa más lentamente y se absorben a un ritmo sostenido con el tiempo, son transformados rápidamente en los derroches repentinos de energía. Los carbohidratos deberían determinar el equilibrio de la ingestión diaria de calorías (aproximadamente el 60 por ciento).

Fibra dietética

La fibra es una sustancia no digerible que se encuentra naturalmente en los cereales, los guisantes, los frutos secos, las verduras y hortalizas y las frutas. Como no contiene ningún nutriente y no es digerible, se desplaza a través del tracto intestinal. Cuando absorbe líquido, ayuda a producir deposiciones blandas y grandes, que se expulsan con facilidad. La fibra contribuye a acelerar el paso de los desechos a través del intestino y ayuda a eliminar del cuerpo las sustancias tóxicas. Los alimentos bajos en fibra pueden tardar tres o cuatro días en pasar por el tracto digestivo; por el contrario, los alimentos ricos en fibra suelen hacerlo en un término de veinticuatro horas. Si se consume una cantidad adecuada de fibra con lo que cual se contribuye a que los desechos se desplacen por el intestino con mayor rapidez, puede reducirse la probabilidad de desarrollar cáncer de colon, diverticulosis y cálculos biliares.

La fibra aparece naturalmente en una amplia variedad de alimentos. Los cereales integrales, los productos de trigo integral o trigo búlgaro (trigo ligeramente hervido y luego puesto a secar), el arroz integral, la cebada y el salvado son excelentes fuentes de fibra. Las legumbres, la avena, la cebada y el centeno son también ricos en fibra, y forman sustancias que restringen la cantidad de grasa y azúcar que absorbe el cuerpo. Esto puede ayudar a reducir los niveles de colesterol en la sangre y a bajar la presión sanguínea. El maíz, las manzanas, las zanahorias, las coles de Bruselas, las berenjenas, el apio, las patatas, las habas y los frutos secos son todos buenas fuentes de fibra dietética. Habría que consumir de cuarenta a sesenta gramos de fibra cada día.

Vitaminas y minerales

Las vitaminas y los minerales son esenciales para ayudar al metabolismo y a los procesos químicos del cuerpo que liberan energía de los alimentos. Las trece vitaminas principales son las A, C, D, E, K y ocho vitaminas B, que suelen mencionarse como el complejo B. Las vitaminas son solubles en agua o en grasa. La vitamina C y la mayoría de las vitaminas B son solubles en agua. Deben consumirse cada día, puesto que no pueden almacenarse en el cuerpo. Los excedentes de vitamina C o B son eliminados junto con las deposiciones. Las vitaminas A, D, E y K son solubles en grasa, y pueden almacenarse en los tejidos adiposos del cuerpo. La vitamina B12 puede almacenarse en el hígado.

Las vitaminas y los minerales suelen funcionar juntos e interactúan entre sí. Por ejemplo, la vitamina C mejora la absorción de hierro en el cuerpo. Es mejor comer las cantidades requeridas diariamente de cada vitamina y mineral con los alimentos.

Si decide consultar a un especialista en nutrición o dietética, éste le ayudará a diseñar una dieta equilibrada y le recomendará complementos que debería tomar para suplir cualquier deficiencia que pueda tener. Si está elaborando su propio plan nutricional o simplemente modificando sus hábitos alimenticios debería tomar un complemento multivitaminado y mineral cada día. Esto le dará la seguridad de que obtiene las cantidades adecuadas de los nutrientes que su cuerpo necesita.

Una dieta sana

Los alimentos integrales, o aquellos que se elaboran con una cantidad mínima de procesamiento, conservan muchos de sus nutrientes originales. Pruebe comer frutas, hortalizas y verduras de cultivo orgánico que no hayan sido sometidas a pesticidas químicos, carne vacuna y de ave a la que no le hayan inyectado hormonas del crecimiento, y huevos de gallinas de granja que hayan recibido una alimentación natural.

En general, la mayoría de la gente necesita comer más frutas, hortalizas y verduras, y consumir más fibra. Es mejor comer las frutas y las hortalizas y verduras crudas, con la piel en el caso de las primeras, para asegurarse el aprovechamiento de todos sus minerales y vitaminas. Limpie a fondo la piel de la fruta frotándola con un cepillo (un cepillo vegetal o para lavar cacerolas) debajo del agua del grifo para eliminar los sustancias químicas no absorbidas procedentes de los pesticidas, además de otras impurezas. Las frutas, las hortalizas y las verduras deberían comerse frescas, pues con el tiempo pierden nutrientes. También pierden nutrientes en el proceso de cocción, por lo que deben cocerse en el menor tiempo y con la mínima cantidad de líquido que sea posible. Por ejemplo, si suele hervir las hortalizas y verduras, pruebe en cambio cocerlas al vapor. ¡Probablemente disfrutará su textura crujiente y descubrirá que tienen más sabor! Si hierve sus hortalizas y verduras, piense en utilizar el líquido en la preparación de caldos y salsas para no desperdiciar los nutrientes vitales.

Casi todos necesitamos comer más fibra. Si actualmente consume pan de trigo, pruebe a pasarse a los panes y cereales de grano integral. Aumente la ingestión de fibra en forma gradual con el objeto de evitar la sensación de hinchazón que puede producirse temporalmente.

Si quiere consumir menos grasa, coma sólo carne roja magra en porciones discretas, y cocine más carne de ave y pescado. Hay muchos productos bajos en grasa de buena calidad en el mercado, como la margarina hipocalórica. Pero use el sentido común cuando planifique su dieta. Recuerde que es mejor utilizar sólo un poco de mantequilla, un producto natural, que comer mucha margarina, que contiene aditivos químicos y grasas hidrogenadas. También debería pensar en consumir leche y yogur desnatados, y queso de bajo contenido graso. Evite comer postres de alto contenido graso, como helados o pasteles, así como alimentos fritos y salsas pesadas.

Probablemente a la mayoría nos vendría bien una dieta con menos azúcar y sal. El azúcar blanco refinado no tiene ningún valor nutritivo, así que puede probar a reducir su consumo. Si es goloso, sustituya el azúcar por miel o zumos de frutas, que son edulcorantes naturales. Trate de comer fruta o productos cocidos al horno sin azúcar, y mermeladas endulzadas sólo con zumos de frutas.

Aunque es necesario ingerir algo de sal, la mayoría de la gente la consume en demasía, pues se utiliza en forma excesiva en muchos alimentos procesados. Recuerde que la sal se presenta en muchos alimentos de manera natural, por lo que no hay razón para añadir más. Cuando cocine, sustituya la sal por hierbas y especias, y trate de comer menos alimentos procesados. En general, debería consumir diariamente veinticinco gramos o menos de azúcar, y menos de seis gramos de sal.

Hace mucho tiempo que se descubrió que la miel y la sal podían contribuir a preservar alimentos. En el curso de las últimas décadas el uso de aditivos y conservantes artificiales ha aumentado muchísimo en sustitución de los naturales. Algunos de ellos son inocuos si se utilizan en pequeñas cantidades, e incluso se producen naturalmente, como el glutamato monosódico presente en los productos de soja fermentada (salsa de soja). Sin embargo, cuando los restaurantes añaden cantidades excesivas de esta sustancia en la preparación de la comida algunas personas experimentan síntomas físicos adversos, como dolor de cabeza, náuseas y mareo.

Los colorantes, los conservantes, los estabilizadores, los antioxidantes y los emulsificadores son todos aditivos alimenticios que pueden provocar reacciones en las personas que son sensibles a esas sustancias. La mayoría de los aditivos son probados concienzudamente por razones de seguridad y deben indicarse en cada producto, de acuerdo con las normas de la C.E.E. No todos son nocivos, pero algunas personas son particularmente sensibles a esas sustancias, que pueden afectar adversamente a los niños hiperactivos.

Con el objeto de someter a prueba su propia sensibilidad o la de sus hijos a ciertos aditivos, debe iniciar una dieta muy restringida de alimentos básicos simples y fáciles de digerir. En forma gradual, reintroduzca uno a uno aquellos alimentos sospechosos y tome nota de cualquier reacción que experimente. Cuando se someta a una prueba como ésta lo mejor es consultar a un experto en nutrición, naturópata o médico especializado en sensibilidad a los alimentos.

El mejor consejo para planificar una buena nutrición es evitar aquellos alimentos a los que sabe que es alérgico y seguir una dieta equilibrada. Coma alimentos de bajo contenido graso, ricos en fibra, endulzados naturalmente, y déjese guiar por la moderación y el sentido común.

Tabla de calorías

La palabra caloría se refiere a una unidad de energía. Las calorías representan la cantidad de energía necesaria para quemar una sustancia determinada. El número de calorías que cada persona necesita para alcanzar el nivel óptimo de energía depende de la edad, del sexo, de la ocupación y del estilo de vida. La tabla siguiente sirve como guía para determinar la cantidad de ingestión calórica diaria de distintos grupos de personas:

H O M B R E S		
Edad	**Estilo de vida**	**Calorías necesarias al día**
18-35	Inactivo	2.500
	Activo	3.000
	Muy activo	3.500
36-70	Inactivo	2.400
	Activo	2.800
	Muy activo	3.400
M U J E R E S		
Edad	**Estilo de vida**	**Calorías necesarias al día**
18-55	Inactivo	1.900
	Activo	2.100
	Muy activo	2.500
56-70	Inactivo	1.700
	Activo	2.000

En su búsqueda de salud, buena forma física y cuerpo perfecto, muchas personas llegan al límite de la obsesión con el recuento de las calorías. Recuerde que lo importante no es tanto la cantidad de calorías que ingiere, sino de dónde proceden. En otras palabras, es mejor ingerir un equivalente de 400 calorías procedentes de pasta, hortalizas y verduras, que de un helado. La clave para planificar y seguir una dieta sana es el equilibrio. Siga una dieta variada compuesta por alimentos escogidos a partir de los grupos nutritivos básicos, y elimine o modere el consumo de aquellos que sabe que no son buenos para usted.

Medicina ortomolecular

Ortho es una palabra griega que significa «corregir». En 1968 Linus Pauling, ganador del Premio Nobel en dos ocasiones, acuñó el término medicina ortomolecular para referirse a un sistema de corrección del metabolismo del cuerpo con la combinación apropiada de nutrientes, como vitaminas, minerales, aminoácidos y enzimas. Todos estos nutrientes se fabrican naturalmente en el cuerpo como una defensa contra la enfermedad, pero a veces se dan insuficiencias de uno o varios de ellos.

En 1943, el National Resource Council's Food and Nutrition Board estableció los Complementos Dietéticos Recomendados (CDR) de varios nutrientes. En 1963, la Food and Drug Administration determinó los llamados requerimientos diarios mínimos, llamados CDR, que son utilizados por los fabricantes de alimentos en Estados Unidos. Los niveles de estos complementos se basan en los mínimos necesarios para prevenir enfermedades conocidas, como el escorbuto, que son causadas por deficiencias. Sin embargo, estos niveles no son lo suficientemente elevados como para potenciar la salud y combatir otras enfermedades comunes. Los médicos ortomoleculares y otros científicos abogan por establecer normas nutricionales que no se basen en evitar enfermedades como el escorbuto, sino en favorecer una salud óptima.

La medicina ortomolecular es holística en el sentido de que tiene en cuenta las causas mentales y físicas de los desequilibrios bioquímicos que se producen en el cuerpo. Los profesionales de esta disciplina médica realizan pruebas sanguíneas y utilizan perfiles vitamínicos y minerales para determinar los niveles de dieciséis vitaminas y treinta minerales. Muchos trastornos físicos y mentales pueden tratarse simplemente compensando las deficiencias en esos nutrientes.

Puesto que cada individuo es único, cada uno tiene diferentes necesidades nutricionales. Las personas que toman megadosis de nutrientes deberían suspender su ingestión en forma periódica a fin de prevenir una sobredosis. Los tratamientos ortomoleculares deberían realizarse bajo la supervisión de un médico o nutricionista diplomado.

EJERCICIO

La mayoría de nosotros lleva una vida bastante sedentaria: vamos en coche en lugar de caminar o ir en bicicleta, trabajamos sentados y vemos televisión mientras descansamos sobre el sofá. Empero, el ejercicio es vital para la salud física y emocional. Mejora el tono muscular y la postura, aumenta la fuerza y el vigor, y puede facilitar la circulación y la respiración. El ejercicio no sólo reduce los niveles de grasa en la sangre, sino que puede transformar los glóbulos de gran tamaño y con alto contenido de grasa (lipoproteínas de baja densidad) en otros menos viscosos (lipoproteínas de alta densidad), que se desplazan más fácilmente y son menos susceptibles de bloquear las arterias. El ejercicio también es bueno para aliviar la tensión y la ansiedad. Al ayudar a liberar sustancias que afectan a las emociones, como la adrenalina y la noradrenalina, el ejercicio puede incluso aliviar los síntomas de la depresión. ¿Ha oído hablar alguna vez del «colocón» de un corredor? La explicación para la «adicción» de los corredores al ejercicio es que contribuye a liberar endorfinas y encefalinas, que tienen un efecto estimulante. Cuando se hace ejercicio, el cuerpo se pone en forma y la mente comienza a relajarse.

Existen varias clases diferentes de ejercicio y una buena rutina debería incluir un poco de cada una. Los ejercicios isotónicos, como el entrenamiento con pesas, el estiramiento y el yoga, desarrollan la fuerza y la flexibilidad muscular. No tienen los beneficios aeróbicos de mejorar la respiración y la circulación, pero son esenciales para tonificar los músculos fláccidos y desarrollar fuerza. Los ejercicios de estiramiento, como parte del calentamiento y del enfriamiento, son imprescindibles en toda clase de sesión de gimnasia.

Los ejercicios aeróbicos son aquellos que aumentan la cantidad de sangre oxigenada que va hacia los músculos y los órganos. En otras palabras, cualquier actividad que aumente la respiración y el ritmo cardíaco es aeróbica: la danza aeróbica, la marcha aeróbica, correr, el jogging, la caminata, andar en bicicleta, nadar y el esquí de fondo. Las bicicletas estáticas son aparatos aeróbicos para mantenerse en forma. Cuando realice un ejercicio aeróbico debería mantener su ritmo cardíaco en el nivel de entrenamiento durante quince minutos, si quiere obtener los resultados máximos. (Véase la tabla en la página siguiente). El ejercicio aeróbico es bueno para el aparato respiratorio y el sistema circulatorio. Fortalece al músculo cardíaco, vuelve más elásticas a las arterias y a las venas y reduce los niveles de grasa en la sangre y en el cuerpo.

El ejercicio anaeróbico es lo contrario al aeróbico. Se caracteriza por derroches repentinos de energía, como en el sprinting. Aunque el ejercicio anaeróbico desarrolla fuerza muscular, no mejora la circulación ni la respiración.

Cuando planifique un programa de ejercicios, piense en actividades que le resulten placenteras, que sean factibles y que desee hacer. De ese modo será más probable que mantenga su rutina de ejercicio. A algunas personas les gusta hacer ejercicio a solas; para ellas es el momento «privado» en que se dedican a pensar o despejar la mente. Otras prefieren practicar ejercicio con una pareja o en un grupo, porque los demás pueden ser una buena fuente de motivación y convertir la sesión en un acontecimiento social divertido. También debe tener en cuenta el tiempo que puede dedicar a la actividad. Cuando se tiene un programa de actividades muy apretado, es fácil renunciar al ejercicio, en particular cuando se está cansado. Trate de recordar que cuanto más ejercicio practique, más energía tendrá a largo plazo para llevar a cabo todas sus actividades.

Si tiene más de cuarenta años y ha permanecido relativamente inactivo hasta entonces, o si está embarazada o padece alguna dolencia, debería consultar a un médico y someterse a un examen completo antes de iniciar un programa de ejercicio. Cuando comience, empiece por aumentar lenta y gradualmente la duración y la intensidad de la sesión de ejercicio. El calentamiento es imprescindible; proceda a estirar los músculos lenta y suavemente durante al menos cinco minutos. La fase de resistencia de la sesión debería durar de veinte a treinta minutos, manteniendo el ritmo del pulso al nivel de entrenamiento. Los ejercicios de enfriamiento también son imperativos: dedique de cinco a diez minutos a caminar enérgicamente o a hacer más ejercicios de estiramiento.

La tabla siguiente le ayudará a determinar el ritmo de su pulso para el nivel de entrenamiento. El pulso de los adultos en estado de reposo suele ser de sesenta a ochenta pulsaciones por minuto. Cuando se tome el pulso, use los tres primeros dedos de la mano para sentir la pulsación en la sien o en el cuello. Cuente el número de pulsaciones que se producen en quince segundos y multiplique esa cantidad por cuatro para calcular las que corresponden a un minuto.

Edad	**Pulsaciones por minuto**
20	138-158
25	137-156
30	135-154
35	134-153
40	132-151

Edad	**Pulsaciones por minuto**
45	131-150
50	129-147
55	127-146
60	126-144
65	125-142
70	123-141
75	122-139
80	120-138
85	119-136

Una vez que le coja el ritmo a una rutina de ejercicio, es probable que espere el momento de entregarse a ella, e incluso se sienta mal si debe saltarse una sesión. Recuerde emplear el sentido común cuando haga ejercicio, en particular si realiza una actividad aeróbica extenuante. A continuación se incluyen algunos consejos:

- ♦ No haga ejercicio si tiene vómitos, o se siente mareado o débil. Si alguna de estas cosas le pasan durante una sesión de gimnasia, «enfríese» caminando y haciendo ejercicios de estiramiento, y luego suspenda la actividad durante uno o dos días.
- ♦ No haga ejercicio si experimenta dolores musculares o articulares fuertes; tómese unos días de descanso y reinicie la actividad en forma gradual. Si el dolor persiste, consulte a un médico.
- ♦ Haga siempre ejercicios de calentamiento y de enfriamiento para evitar entumecimiento o lesiones de los músculos.
- ♦ Deje que transcurran dos horas antes de practicar ejercicio después de las comidas.
- ♦ Evite hacer ejercicio en los días muy calurosos y abríguese en las jornadas frías si realiza la gimnasia al aire libre; aunque sude, no se quite ninguna prenda para evitar un enfriamiento muscular, que puede traducirse en calambres o tirones.
- ♦ La máxima «lo que no duele no sirve» puede ser verdad en cierta medida, pero la intensidad de un programa de ejercicio debería desarrollarse en forma gradual. Use el sentido común, escuche a su cuerpo y a su mente, ¡y no se exceda!

3. Una aproximación al asma y a la alergia

¿Tiene la impresión de que cada vez son más las personas que se quejan de alergias? ¿Ha descubierto que es alérgico a sustancias que no le molestaban para nada en el pasado, o que sus alergias cambian, llegando incluso a empeorar? ¿Y tiene síntomas de asma nuevos o acentuados? La genética individual, la edad y la salud general se combinan para crear su propia estructura alérgica que es única. Pero los avances en la medicina y en la tecnología modernas, y el medio ambiente, también pueden conspirar contra nosotros.

Los avances médicos durante el siglo pasado nos han brindado una variedad de medicinas salvadoras, como los antibióticos y la insulina. Estas medicinas salvan vidas pero, al mismo tiempo, tienen la capacidad potencial de alterar al sistema inmunológico, que es donde se inician las alergias. También ingerimos más sustancias químicas, desde los pesticidas con que se rocía a las plantas hasta los conservantes que acechan en los alimentos preparados. Respiramos aire contaminado, que puede conducir al asma o exacerbar un estado asmático. Y mientras que hace un siglo lo más probable era pasarse la vida cerca de casa, en la actualidad podemos subirnos a un avión y llegar a la otra punta del mundo en cuestión de horas. Con los viajes viene la exposición a más alérgenos. Además, los sistemas de refrigeración reciclan el aire contaminado en los edificios en que trabajamos y vivimos.

La relación entre el entorno y la alergia es complicada, y los científicos siguen analizando el carácter de causa-y-efecto que hay en ella. Sin embargo, es cierto que los factores ambientales pueden activar respuestas en el sistema inmunológico, entre ellas el asma y la alergia.

Con independencia de la clase de síntomas de alergia que experimente, las reacciones alérgicas comienzan en el sistema inmunológico. El sistema inmunológico es la primera línea de defensa contra los invasores externos, y su trabajo es estar atento a los gérmenes y virus para destruirlos.

LOS ORÍGENES DE LA ALERGIA
EL SISTEMA INMUNOLÓGICO

El sistema inmunológico es un conjunto relacionado de respuestas que se propagan a través de los tejidos de los diversos órganos del cuerpo. Se compone de células libres, llamadas linfocitos, que fabrican y segregan moléculas denominadas anticuerpos. Y estas moléculas anticuerpos no son todas idénticas. Están estructuradas para reconocer y atacar a diferentes antígenos, con pautas que distinguen un tipo de molécula, como puede ser una proteína, de las bacterias y los virus. En general, el cuerpo humano no ataca a sus propias moléculas.

Los linfocitos y los anticuerpos son transportados por el torrente sanguíneo hacia todos los órganos, y luego vuelven a él a través del sistema linfático. Estos linfocitos se acumulan en nudos linfáticos, localizados en diversas partes por todo el cuerpo. Además, la médula espinal, el timo y el bazo también son atacados por el sistema linfático.

Cuando el sistema inmunológico detecta a un elemento invasor potencial, como gérmenes o bacterias, algunos órganos y ciertas glándulas, como los nódulos linfáticos, producen células que atacan a esos elementos y los neutralizan. Por ejemplo, las células T atacan al elemento invasor, y lo hacen mientras las células B generan anticuerpos. La reacción del sistema inmunológico puede impedir el desarrollo de una infección grave.

El cuerpo humano aprende continuamente a protegerse de la enfermedad. Una vez que ha producido un anticuerpo para un antígeno específico, como puede ser un virus, sigue produciéndolo junto con los demás. Los anticuerpos se introducen en el organismo por medio de la vacunación, a fin de prevenir enfermedades como el sarampión y otras.

Los alérgenos entran en acción

Aunque los anticuerpos brindan protección, su organismo también puede producirlos para protegerle de moléculas de las que no necesita ser protegido. En los individuos con propensión a las alergias, la exposición a sustancias conocidas como alérgenos, por ejemplo el polen, el polvo, el veneno de insectos o determinados alimentos, puede traducirse en producción o sobreproducción de un anticuerpo.

Si bien el número de alérgenos potenciales es casi infinito y quizá usted tenga ya su propia lista, tienden a corresponder a los grupos siguientes:

Caspa y saliva animal
Productos de limpieza
Temperatura fría
Cosméticos
Medicamentos
Polvo
Telas
Plumas
Alimentos
Piel de animal
Veneno de insecto
Mohos y hongos
Perfume
Plantas venenosas
Polen
Solventes
Humo de tabaco

Cuando lea esta lista quizá reconozca algunas de sus propias alergias, u otras que no ha considerado antes. Observe también que el contacto con algunos de esos alérgenos es mediante inhalación. Otros se ingieren, se reciben a través del tacto o se inyectan.

El sistema inmunológico comienza a hacer estragos

Cuando una persona proclive a la alergia se expone a un alérgeno, su organismo reacciona produciendo anticuerpos llamados inmunoglobulina E, o IgE. Cada anticuerpo IgE es específico para una sustancia alergénica particular. Por ejemplo, si tiene alergia al polen, su organismo produce un anticuerpo para cada tipo específico de polen, es decir, uno para el de la ambrosía y otro para el del roble, por ejemplo.

Estas moléculas IgE atacan a los mastocitos (tejido) del organismo y a los glóbulos blancos, llamadas basófilos. A continuación, cuando el alérgeno encuentra al IgE, ataca al anticuerpo de la misma manera en que una llave encaja en una cerradura. Esto indica a la célula que es atacada por el IgE que libere poderosas sustancias químicas inflamatorias como la histamina, las prostaglandinas y los leucotrienos. Estas sustancias químicas se desplazan hacia varias partes del cuerpo, como los aparatos respiratorio y gastrointestinal, o la piel, y provocan los síntomas de alergia.

Analizaremos con más detalles este proceso. Las reacciones alérgicas se producen como consecuencia de que el organismo toma por un alérgeno a una sustancia común, que puede ser pelo de gato, por ejemplo; por lo tanto, la trata como a un enemigo del que procura protegerse mediante la producción de anticuerpos. Así, las alergias son una respuesta del sistema inmunológico, que ha quedado descontrolado y empieza a hacer estragos. Cuando el sistema inmunológico ha generado suficientes anticuerpos contra el alérgeno, se produce una sustancia química llamada histamina. Normalmente, la histamina permanece dentro de las células y no es una sustancia nociva. Sin embargo, cuando es liberada fuera de las células y circula a través del organismo hace que algunos de los vasos sanguíneos se contraigan y que otros se dilaten. Cuando los vasos sanguíneos se dilatan, el líquido de los vasos sanguíneos se filtra en los tejidos. La histamina provoca molestias en la zona del cuerpo en la que es liberada.

En el caso de quienes padecen de fiebre del heno, la histamina es liberada en los conductos nasales y los síntomas resultantes incluyen el estornudo y la congestión. La histamina en el cerebro provoca dolor de cabeza. Si la histamina es liberada en las vías respiratorias, las paredes de los tubos bronquiales pueden inflamarse, se produce una mucosidad espesa y es probable que los conductos lleguen a cerrarse. Esto es lo que sucede en un ataque de asma. La histamina en el aparato digestivo provoca retortijones de estómago y diarrea, y en la piel, erupciones o urticaria.

Las reacciones alérgicas no siempre son predecibles; una persona alérgica puede no tener ninguna reacción a un alérgeno al principio, pero más tarde comienza a experimentar reacciones violentas. Una razón que explica la imposibilidad de predecir estas reacciones es que el sistema inmunológico tiene que producir una cantidad suficiente de anticuerpos antes incluso de que se libere la histamina y, en general, debe exponerse al alérgeno más de una vez para que se generen anticuerpos. Como se ha descrito en los párrafos precedentes, los resultados de la producción de histamina pueden predecirse; en cambio, la gravedad real de una reacción alérgica no es tan simple de pronosticar. Depende de factores como el estado mental, la resistencia reducida del organismo y los cambios hormonales. Además, aunque los científicos entienden la manera en que se manifiestan las alergias, en realidad no saben por qué algunas personas las padecen y otras no. Como se verá más adelante, la genética puede ser un factor interviniente, así como el medio ambiente.

Con independencia del modo en que entre en contacto con lo que en su caso actúa como un alérgeno, el resultado es un conjunto de síntomas físicos llamado reacción alérgica. Suponga que tiene alergia a los gatos y que al entrar a una habitación descubre a un gato sentado a escasa distancia de usted. Es probable que su reacción sea inmediata, con síntomas como estornudos, dificultad para respirar, irritación nasal o sarpullido. Los síntomas que aparecen de manera tan inmediata constituyen una reacción anafiláctica. Una reacción anafiláctica seria, si no se trata, puede provocar un bloqueo de las vías respiratorias, asfixia, fallo cardíaco e incluso la muerte.

UNA PERSPECTIVA GENERAL DE LAS ALERGIAS Y DEL ASMA

En los capítulos 4 a 11 se tratan aspectos específicos de la alergia y del asma, y se incluyen también alternativas de tratamiento. Como una introducción a esos capítulos, a continuación ofrecemos una perspectiva general.

Alergia a alimentos

Las reacciones alérgicas a alimentos siempre han sido una especie de misterio, tanto para los pacientes como para los facultativos que las tratan. Simplemente, no parece existir una explicación para los síntomas impredecibles, aunque a veces violentos, de una reacción alérgica a determinados alimentos.

Los síntomas de una reacción alérgica son también difíciles de clasificar y de predecir. Por ejemplo, una persona alérgica puede experimentar malestar estomacal, náuseas, vómitos y diarrea al entrar en contacto con el alimento agresor. No obstante, estos mismos síntomas pueden ser provocados por el estrés o por una intoxicación. Como resultado de ello, el tratamiento de las alergias a alimentos requiere una gran cooperación entre el paciente y el facultativo, mostrándose ambos dispuestos a acometer un proceso minucioso y metódico para descubrir las alergias a alimentos específicos.

Alergia cutánea

En general, las alergias de la piel se incluyen dentro de tres categorías: erupciones y urticarias, eczema y dermatitis de contacto. Las reacciones de la alergia cutánea pueden resultar de la exposición a plantas, productos químicos, cosméticos, lociones o muchas otras sustancias. Una alergia cutánea puede manifestarse de inmediato, por ejemplo, manchas en las manos o protuberancias supurantes o puede aparecer un día o dos después de la exposición al alérgeno. Los síntomas pueden desaparecer rápidamente o atormentar a la persona durante años.

La urticaria aparece en forma de ronchas rojas inflamadas. El eczema, que más comúnmente se asocia a los niños, y la dermatitis de contacto, ligada a los adultos, tienen síntomas que incluyen rojez, inflamación, picor, supuración y escamación de la piel.

Rinitis alérgica y fiebre del heno

El término «rinitis alérgica» se refiere a las irritaciones de la nariz causadas por los alérgenos. La rinitis alérgica suele designarse indistintamente con el término de «fiebre del heno», que se refiere a las alergias causadas por el polen. Quienes padecen de fiebre del heno, y son multitudes, sufren más durante la primavera, el verano y el otoño, cuando la producción de polen alcanza sus niveles máximos. Durante el otoño, las esporas del moho producido por las hojas caídas y húmedas también puede resultar irritante para quienes sufren de fiebre del heno.

Los síntomas de la rinitis alérgica y de la fiebre del heno son los mismos. Incluyen estornudos, descarga nasal acuosa, picor en el paladar blando, goteo posnasal, tos ocasional, laringitis y ojos llorosos. Asimismo, la inflamación de los conductos nasales puede conducir a la congestión, que bloquea los senos y provoca mucosidad y produce dolor de cabeza.

Las alergias que duran todo el año no son necesariamente el resultado de entrar en contacto con polen. Los aparatos de refrigeración pueden hacer circular por el aire las esporas del moho. Los sistemas de calefacción por aire también hacen circular las esporas del moho y el polvo doméstico. Quienes padecen de rinitis alérgica también pueden ser alérgicos al pelo y a las plumas de ciertos animales, a las plumas de almohadas y edredones y al relleno de tapicería.

Asma

El asma es una enfermedad muy compleja. Aunque en general se inicia en la infancia, puede persistir en la adultez, o incluso remite en intensidad durante la adolescencia para reaparecer unos años más tarde.

Los síntomas incluyen insuficiencia respiratoria, tos, fatiga y cierta opresión en el pecho. En algunas personas los síntomas de asma se producen raramente, mientras que otras los sufren de manera continua. Las condiciones que provocan los síntomas de asma varían muchísimo de un individuo a otro. Los activadores potenciales incluyen al ejercicio, ciertos alimentos, el humo del tabaco, un resfriado, una sensibilidad a la contaminación atmosférica, o alérgenos como el polvo doméstico, los hongos, las esporas, el polen y la caspa animal.

Mientras las alergias pueden afectar a muchas partes del cuerpo, el asma afecta a los pulmones. Aunque los médicos no están seguros de las razones, las vías respiratorias bronquiales de los pacientes de asma tienden a contraerse más fácil y rápidamente de lo normal. Se estrechan y esto restringe el flujo de aire. El resultado de este estrechamiento es un «ataque» de asma con dificultades respiratorias y fatiga.

Los síntomas de asma pueden ser relativamente leves y provocar algunas molestias secundarias. Pero también pueden ser graves e incluso mortales.

CAUSAS DEL ASMA Y DE LAS ALERGIAS

Nadie sabe realmente qué es lo que causa la alergia y por qué las pautas de la respuesta alérgica difieren tanto de una persona a otra. El asma es igualmente misteriosa, en especial cuando los síntomas aparecen durante unos años, desaparecen y luego reaparecen durante la adultez. La medicina natural considera que la alergia y el asma son el resultado de una variedad de factores interrelacionados. Mientras la medicina convencional se centra en causas como los factores hereditarios, los facultativos de medicina natural no se limitan al terreno de la fisiología, sino que tienen en cuenta también variables como el medio ambiente y la espiritualidad.

Los factores hereditarios

Con toda seguridad, la herencia es un factor determinante en la alergia y el asma, aunque el grado de incidencia depende del individuo. ¿Uno de sus progenitores, o quizá un tío, sufría de alergia? Si es así, ¿es usted alérgico a las mismas sustancias que sus familiares o a otras? Como el color de los ojos y la altura, la tendencia a padecer alergias es una característica hereditaria. Empero, aunque haya nacido con la predisposición genética a ser alérgico, no lo será automáticamente a alérgenos específicos. Para que se desarrolle la sensibilidad alérgica también deben estar presentes otros factores. Lo mismo se aplica al asma. Estos factores son:

- Los genes específicos adquiridos de los padres
- La exposición a uno o más alérgenos para los cuales tiene una respuesta genéticamente programada
- El grado y la duración de la exposición

Un niño que nace con tendencia a llegar a ser alérgico a la leche de vaca, por ejemplo, puede presentar serios síntomas de esta alergia varios meses después del nacimiento. La predisposición genética a llegar a ser alérgico a la caspa de gato puede requerir de tres a cuatro años de exposición a ese animal antes de que la persona presente síntomas, en caso de que la alergia vaya a manifestarse. Con la edad, estas personas también pueden llegar a ser alérgicas o no a otras sustancias ambientales. Igualmente, es posible desarrollar alergias sin tener ningún antecedente familiar de esta enfermedad.

Medio ambiente

Se reconoce que los contaminantes ambientales intervienen en una variedad de enfermedades, incluido el cáncer. Aunque su papel en la alergia y en el asma no se comprende en su totalidad, los contaminantes parecen contribuir tanto al desarrollo de la alergia como a la aparición de un ataque de síntomas. Como resultado de respirar constantemente altos niveles de contaminación atmosférica, la salud general de los pulmones puede resultar afectada, de la misma manera en que le afecta el hecho de respirar el humo del tabaco. En consecuencia, los pulmones son mucho más sensibles a los alérgenos e igualmente más proclives al asma y a enfermedades como la bronquitis.

Dieta

Una dieta mala, que no incluya una combinación equilibrada de alimentos, también hace que el organismo sea susceptible a la enfermedad. Muchos facultativos de medicina natural creen que una dieta rica en grasas animales contribuirá al desarrollo de alergia y asma; también lo hará una dieta rica en aditivos alimenticios, como conservantes y colorantes. Los facultativos de medicina natural convertirán a las recomendaciones dietéticas en parte del tratamiento.

Sentimientos

Para muchos de quienes padecen de alergia existe una conexión directa entre bienestar emocional y susceptibilidad a los alérgenos. El estrés lleva al sistema inmunológico al límite, lo cual puede conducirle a reaccionar, y de forma exagerada, a los alérgenos. Y el estrés es un círculo vicioso: una vez que comienzan los síntomas, el miedo y la ansiedad sensibilizan aún más al sistema inmunológico y los síntomas pueden empeorar. Las alternativas de medicina natural que abordan el aspecto emocional, como la meditación y la psicoterapia, favorecen un estado de relajación y equilibrio emotivo que, a su vez, puede servir para reducir los síntomas de alergia y asma.

Espiritualidad

La conexión entre cuerpo, mente y espíritu recibe cada vez mayor atención. Mientras la relación entre el cuerpo y la mente parece relativamente lógica, el espíritu sigue siendo un misterio. La definición de «poder supremo» incumbe a cada individuo, aunque la conexión con un poder supremo se traduce en sentimientos de equilibrio y serenidad, capaces de añadir sentido a la vida. Su poder supremo puede ser Dios, Buda, un guía espiritual, su yo interior, el universo, o cualquier concepto que considere significativo. Algunas personas creen que estar fuera de comunicación con un poder supremo puede exponerle a la enfermedad, mientras que la buena salud es el resultado de una unidad entre la mente, el cuerpo y el espíritu. Muchas alternativas de medicina natural, incluidas la macrobiótica y la visualización, favorecen la salud espiritual.

Este enfoque global para entender los orígenes del asma y de la alergia también se refleja en los métodos con que la medicina natural trata a estas enfermedades.

PRINCIPALES TRATAMIENTOS NATURALES PARA LA ALERGIA Y EL ASMA

A lo largo de los próximos capítulos expondremos métodos naturales para tratar los síntomas de alergia y asma. Algunos de estos métodos ayudarán a aliviar esos síntomas; otros serán útiles en la prevención de su recrudecimiento. En las páginas siguientes se describen los más usuales.

Acupuntura

La medicina china se basa en la creencia en una energía universal que fluye a través de toda la naturaleza, incluido el cuerpo humano. Esta energía universal se denomina chi. Cuando esta energía está equilibrada y fluye sin problemas por todo el cuerpo, el resultado es la buena salud. Cuando el chi está bloqueado en alguna parte del cuerpo, y por consiguiente desequilibrado, el resultado es la enfermedad. La energía fluye a lo largo de trayectos, o meridianos, que se extienden a través de los órganos del cuerpo. Estos órganos no son idénticos a los que identifica la medicina occidental. Llevan asociada una red energética más amplia.

Sobre la base de esta filosofía, la alergia y el asma son el resultado de un desequilibrio del chi. En el caso de la alergia, este desequilibrio puede conducir a la hipersensibilidad a sustancias como el polen y a una variedad de síntomas. Las causas de este desequilibrio difieren de un individuo a otro; no existen respuestas estándar. En estas causas se incluye al estrés, la dieta y la falta de ejercicio, además de muchas otras.

En tanto rama de la medicina china, la acupuntura es holística en su enfoque. La acupuntura implica la utilización de agujas muy finas que se insertan en varios puntos de los meridianos para restablecer el flujo de energía. Más que tratar la enfermedad y los síntomas específicos, el objetivo de la acupuntura es restablecer el equilibrio energético en el organismo. Cuando los diversos órganos y sistemas vuelven a estar en armonía, la enfermedad desaparece. Por ejemplo, cuando un acupuntor detecta fatiga y dificultad para respirar, tendrían que diferenciarse los diversos signos y síntomas para determinar si resultan de un exceso o de una deficiencia de energía, y cuáles son las redes energéticas del organismo implicadas. Por otra parte, es probable que un médico diagnostique el estado como asma y comience a prescribir medicamentos, sin proceder a esa diferenciación.

Aunque la acupuntura es útil para tratar dolencias específicas, también lo es para reducir los efectos del estrés. Como tal puede resultar provechosa para prevenir la aparición de síntomas de alergia y de asma. A menudo el tratamiento del asma y de las alergias es más efectivo cuando se dirige a la curación antes de que empeoren los síntomas.

Diagnosis: La clave para el tratamiento

En acupuntura no hay ningún diagnóstico rápido y fácil, porque cada paciente es considerado como un individuo, no simplemente como un conjunto de síntomas. Así, mientras se considera que la enfermedad es provocada por un bloqueo de energía, estos bloqueos pueden ser el resultado de causas que no son sólo físicas sino psicológicas. Por ejemplo, una intensificación de los síntomas de asma o alergia puede ser el resultado de la ruptura de una relación, lo cual ha hecho que la pena profunda que siente la persona afecte a sus pulmones. Ésta es la razón por la cual en medicina china cada órgano se asocia con una emoción específica. La enfermedad puede resultar de un desequilibrio emocional y un desequilibrio en un órgano puede conducir también a un desequilibrio emocional. Las emociones hacen que el chi fluya de determinadas maneras. Por ejemplo, en la ira el chi asciende hasta la cabeza y los hombros, mientras que en el miedo el chi desciende a los pies.

Los acupuntores trabajan durante años en el desarrollo de sus aptitudes para diagnosticar aprendiendo a tratar a la persona como un todo basándose en una variedad de componentes. Cuando realiza un diagnóstico, el acupuntor está buscando las claves para los desequilibrios que pueden existir; una vez hecho el diagnóstico, comenzará a tratar esos desequilibrios. De este modo, el proceso de diagnóstico será el mismo para un individuo aquejado de alergia o asma que para alguien con síntomas de dolor de espalda o ansiedad. De acuerdo con la formación del acupuntor, los aspectos más importantes de la diagnosis son el control del pulso, el examen de la lengua y la palpación de los meridianos.

Pulso

Tradicionalmente, sentir el pulso ha sido uno de las técnicas básicas del acupuntor, en especial para aquellos formados en estilos chinos de acupuntura. Otras formas de formación utilizan el pulso sólo como una confirmación de otras técnicas de diagnóstico. Algunos acupuntores (en particular los que se orientan más hacia los meridianos y la palpación) pueden no utilizar el pulso en absoluto. Más que sentirlo durante unos segundos y calcular el ritmo, como en la medicina occidental, los acupuntores sienten el pulso en tres posiciones diferentes del brazo, empleando dos presiones distintas en cada pulso para recibir información sobre cada uno de los meridianos. El acupuntor no sólo cuenta los pulsos, sino que también determina la manera en que los siente. Lo que busca determinar es la naturaleza de la energía presente en el cuerpo, en qué partes se halla en equilibrio y en cuáles puede haber exceso o deficiencia.

Lengua

Además del pulso, el acupuntor también se centra en la lengua para hacer un diagnóstico. Al examinar la lengua, el facultativo comprueba el color para detectar excesos o deficiencia de yang o yin (véase capítulo 2). Si la lengua está inflamada o presenta una capa blanquecina o amarillenta, ello dará información al acupuntor acerca del equilibrio de energía. Además, las zonas de la lengua corresponden a importantes órganos del cuerpo, como el estómago y la vesícula, y las anomalías que se observen en ella pueden indicar desequilibrios de energía en uno de esos órganos.

Aunque el examen del pulso y de la lengua es la herramienta clásica que el acupuntor puede emplear para hacer un diagnóstico, también son importantes otros factores, que se describen a continuación.

Palpación y tacto

El acupuntor tiene un refinado sentido del tacto y es capaz de detectar desequilibrios palpando el recorrido de un meridiano. Además, el acupuntor puede palpar el hara, la zona que va desde el hueso púbico hasta la caja torácica en busca de lugares de congestión o deficiencia, puntos calientes o fríos, etc. Esto le brindará información detallada acerca de los desequilibrios energéticos en el cuerpo y ello le servirá para seleccionar los puntos de acupuntura en los que puede basarse.

Color facial

Cuando el chi, o energía, está desequilibrado, pueden aparecer cambios en el color del rostro. Los ejemplos más obvios son palidez o enrojecimiento. No obstante, un acupuntor está formado para detectar cambios más sutiles, en especial alrededor de la boca y en las sienes.

Olor

Los desequilibrios de energía también pueden provocar olores corporales específicos. Por ejemplo, la fiebre puede cambiar el olor del sudor. Pero muchas personas tienen olores particulares que se asocian a desequilibrios energéticos particulares.

Sabor

La preferencia por sabores diferentes, como dulce, picante o amargo, puede modificarse como resultado de desequilibrios, y la pauta de estos cambios es útil para determinar su fuente.

Emoción y tono de voz

El desequilibrio emocional suele revelarse en el tono de voz. Los acupuntores aprenden a discernir el tono de voz de un paciente y lo utilizan para diagnosticar un estado emocional o un desequilibrio agudo.

Los acupuntores también observan otros factores para diagnosticar qué es lo que puede estar provocando los síntomas de asma o alergia. Estos factores incluyen el estado espiritual general, el efecto del clima sobre los síntomas, las horas del día en que se está más y menos energizado, y las estaciones y temperaturas en las que la persona se siente más cómoda. Al contrario de la medicina occidental, en la medicina oriental una enfermedad puede tener muchas pautas que indican ausencia de armonía y, por consiguiente, muchos tratamientos diferentes. Por ejemplo, tres pacientes con asma pueden tener tres desequilibrios energéticos diferentes.

El papel de los síntomas

El tipo de síntomas puede indicar la naturaleza del problema. La congestión del pecho indica problemas en los pulmones, pero puede deberse a un desequilibrio en las energías del bazo/estómago, que se traduce en exceso de flema. Sin embargo, un acupuntor extenderá su análisis más allá de lo obvio para detectar otras causas subyacentes. Por ejemplo, aunque los pulmones puedan estar funcionando de manera deficiente, ello quizá sea el resultado de un desequilibrio en otro órgano. En otras palabras, hay que considerar al cuerpo como un equilibrio homeostático donde un cambio en una esfera afecta a las demás.

Los síntomas de la alergia y del asma pueden ser el resultado de anomalías en órganos que, en apariencia, no se relacionan con la afección en términos occidentales. Lo más probable es que los síntomas sean el resultado de desequilibrios que afectan a múltiples esferas. El modo en que estos desequilibrios se producen en el primer momento es el resultado de muchos factores diferentes. Aquí entra en juego lo hereditario. Las emociones, no sólo aquellas que se expresan, sino también esas que pueden estar reprimidas, como la ira, pueden conducir a un desequilibrio. Las toxinas incorporadas al organismo a partir del medio ambiente y de los alimentos que se ingieren se sumarán a esos desequilibrios.

Un acupuntor también escuchará lo que el paciente tenga que decir sobre sus síntomas. Entre las preguntas que un acupuntor podría formular figuran:

- ¿Le resulta más difícil aspirar o espirar?
- ¿La opresión que siente se extiende verticalmente desde el centro del pecho hacia abajo, o más horizontalmente a lo ancho de la parte superior del pecho?
- ¿En qué estación empeoran sus síntomas?
- ¿Le parece que los síntomas empeoran cuando está sometido a estrés? ¿Qué clase de estrés?

Las respuestas a estas preguntas ayudarán al acupuntor a discriminar entre diferentes pautas de desequilibrio.

Después de analizar esta amplia variedad de indicadores, desde el pulso a las emociones pasando por la lengua, el acupuntor hace un diagnóstico de las causas más probables de los síntomas e inicia un período de tratamiento.

Tratamiento del asma y de la alergia con acupuntura

La acupuntura es tanto un arte como una ciencia. El enfoque inicial del facultativo para el tratamiento se basa en la experiencia y en la intuición. Si los síntomas son debilitadores, por ejemplo dificultad respiratoria, congestión excesiva o eczema y producen molestias, el facultativo podría comenzar por centrarse en brindar alivio inmediato de los síntomas. Este enfoque se basa en uno de los principios de la medicina oriental: en situaciones agudas, primero hay que tratar la rama. En estados crónicos, se trata la raíz del problema.

En acupuntura el diagnóstico es un proceso en curso. Los síntomas pueden aliviarse, pero las afecciones subyacentes también deben mejorar. El profesional puede determinar esto comprobando el pulso, la lengua y otros signos, y utilizando la palpación. Si no se produce mejoría, deberá corregirse el enfoque.

Aromaterapia

La aromaterapia, utilización de aceites esenciales para la curación, existe desde hace miles de años, aunque el interés que despierta se ha acrecentado en los últimos años a medida que la gente se siente más atraída por las ventajas de la salud natural. La aromaterapia es un enfoque holístico que se centra en la administración de aceites esenciales para fomentar las aptitudes curativas naturales del cuerpo.

Los aceites que se emplean en aromaterapia se elaboran a partir de los glóbulos aromáticos de las plantas. Estos glóbulos aromáticos se encuentran en diversas partes de las plantas. A continuación se indican estas partes y se incluyen ejemplos de los aromas que producen:

Flores: manzanilla, rosa y jazmín.
Hojas: melisa, salvia y tomillo.
Raíces: vetiver y angélica.
Frutos y semillas: coriandro, alcaravea y anís.
Parte de madera: cedro, sándalo y palisandro.
Corteza: canela.
Resina (utilizada para incienso): benjuí, mirra y sándalo.
Piel de frutos: naranja, limón y bergamota.

Un aromaterapeuta experto está formado para usar con eficacia en un tratamiento esencias destiladas. Se cree que estos aceites esenciales contienen una fuerza vital portadora de energía que puede administrarse a los seres humanos para fomentar la curación. No existen dos plantas iguales en términos de aroma o esencia. Como consecuencia de ello, cada aceite vegetal esencial, como los de jazmín, rosa y sándalo, posee propiedades únicas, y se utiliza para curar dolencias específicas.

Como la palabra aroma indica, la aromaterapia implica al sentido del olfato. Existe una base científica para este tratamiento. Las moléculas de la fragancia llegan al cerebro durante el proceso respiratorio, que se inicia en el bulbo olfativo, localizado encima y a ambos lados de la cavidad nasal interna. El bulbo olfativo, llamado epitelio olfativo, está revestido de células nerviosas olfativas cubiertas de una fina capa mucosa. Cada célula nerviosa, que se renueva mensualmente, contiene unos pelos microscópicos, llamados cilios, que actúan como receptores. Las células de la membrana olfativa son células neuronales y a través de esa membrana el sistema nervioso central se expone directamente al medio ambiente. Cada vez que respiramos recogemos información sobre nuestro entorno.

Aunque los científicos no están seguros del modo en que funciona todo este proceso, saben que el sentido del olfato requiere la presencia de moléculas odoríferas. Durante el proceso de respiración, estas moléculas hacen registros en el cerebro, estimulando a los cilios en las células nerviosas olfativas. En consecuencia, aunque usted quizá no sea consciente del origen de un olor específico, la parte subconsciente de su mente es alertada de su presencia y reacciona en consonancia. El resultado puede ser una enfermedad, como en el caso de una reacción alérgica, o energía positiva. El objetivo de la aromaterapia es incorporar esta energía positiva a su organismo.

Los estímulos introducidos en el sistema nervioso central, a través de los olores, se traducen en la liberación de neurotrans- misores. A su vez, estos neurotransmisores pueden producir efectos, como reducción del dolor y sensación de bienestar. La serotonina, uno de los neurotransmisores, se traduce en una sensación de relajación, mientras que las endorfinas pueden estimular sensaciones sexuales. Todo depende del olor específico que se haya introducido.

Y aquí está la clave acerca del modo en que la aromaterapia puede contribuir a aliviar la alergia: Así como se aspiran alérgenos que se traducen en reacciones de rinitis alérgica y fiebre del heno, también puede aspirarse alivio utilizando técnicas de aromaterapia.

Aplicación de la aromaterapia

El mejor modo de iniciar la aplicación de la aromaterapia consiste en dar con un aromaterapeuta cualificado. Esta persona será capaz de escoger los aceites esenciales más convenientes para su afección, de advertirle de los peligros potenciales que puedan presentar y de enseñarle la mejor manera de aplicarlos para obtener el máximo provecho.

La aplicación efectiva de la aromaterapia también supone que los aceites esenciales sean de alta calidad. Estos aceites pueden comprarse al aromaterapeuta, en una tienda naturista o por medio del sistema de venta por correo. Es importante saber con exactitud qué es lo que se compra, pues una dosis de determinados aceites que no esté convenientemente diluida puede resultar tóxica. Aquí es donde deben tenerse en cuenta escrupulosamente las indicaciones del aromaterapeuta.

Además, los aceites esenciales empleados en aromaterapia pueden aplicarse de diversos modos. Por ejemplo, pueden inhalarse, tomarse oralmente o frotarse sobre la piel. La administración depende del aceite que se utilice, del motivo por el cual se use, y de otros factores que pueden ser el embarazo y el asma. Ésta es otra razón por la cual deben seguirse las indicaciones del aromaterapeuta.

La herramienta más común usada en aromaterapia es la lámpara de aromas. Las lámparas de aroma consisten en pequeños recipientes para agua en forma de cuenco, que se calientan por la base mediante una velita o una lamparilla eléctrica. Se añaden al agua unas gotas del aceite esencial, cuya cantidad depende del efecto deseado, así como del tamaño de la habitación en la que se utiliza la lámpara. El calor hace que el vapor del agua se eleve hacia el aire, junto con las moléculas de fragancia. En general, las lámparas son de vidrio o porcelana. Entre los aceites indicados para las reacciones de rinitis alérgica, y usados comúnmente en una lámpara de aromas, se cuentan los de rosa y lavanda, que disminuyen el estrés, y los de eucalipto o hisopo, que reducen el impulso de toser y ayudan a despejar la congestión.

Los aceites esenciales también pueden agregarse a un humidificador de ambientes o colocarse en un recipiente con agua cerca de un radiador.

Un medio más directo de administrar aromaterapia es a través de la inhalación, que resulta particularmente útil para la congestión y la tos. Las gotas de aceite se agregan a un recipiente con agua caliente y humeante. Luego la persona se tapa la cabeza con una toalla, inclina el rostro sobre el recipiente y respira hondo. Entre los aceites que pueden utilizarse de esta manera figuran la angélica y el ciprés, para calmar el dolor de senos nasales y frontales y la congestión, y el tomillo y la salvia, para aliviar la tos. Una variación de este método consiste en verter unas gotas en un pañuelo, colocarlo debajo de la nariz y respirar hondo. Esto es particularmente indicado si se desea evitar el uso de vapor.

La aromaterapia puede administrarse mediante compresas calientes. Esto no sólo favorece la relajación, sino que también ayuda a que los aceites penetren profundamente en los poros de la piel. Para emplear este método, vierta unas gotas de aceite en un recipiente con agua caliente. Sumerja una toallita en el agua, estrújela y luego aplíquela sobre la parte del cuerpo que quiera tratar. Cuando la compresa se enfríe quítela y, si lo desea, repita este procedimiento con más agua caliente. Para relajación, use aceites como los de romero y manzanilla. Las compresas heladas pueden prepararse de la misma manera empleando agua muy fría. Una compresa fría con menta o limoncillo puede aliviar el dolor de cabeza que acompaña a la rinitis alérgica y a la fiebre del heno.

Los aceites esenciales aplicados directamente a la piel pueden resultar útiles para aliviar los síntomas de la rinitis alérgica y de la fiebre del heno. Puede preparar fácilmente sus propios aceites curativos mezclando aceites esenciales con un aceite de base y luego masajeando con la mezcla distintas partes de su cuerpo. Los aceites esenciales usados en aromaterapia pueden mezclarse fácilmente con aceites «grasos» sin procesar o procesados en frío, que también fomentan la curación, como los aceites vegetales no saturados y los aceites minerales. Los aceites de jojoba, germen de trigo, oliva, áloe y coco, que pueden comprarse en las tiendas naturistas, son especialmente útiles en este caso.

Los aceites esenciales pueden ingerirse oralmente, pero se aconseja hacerlo con suma prudencia. Algunos aceites pueden resultar tóxicos y provocar irritación de los tejidos blandos, así como efectos negativos sobre órganos vitales. Los aceites no sólo deberían estar bien diluidos, sino que únicamente deberían utilizarse si se trabaja con un aromaterapeuta. Los aceites de menta y de lavanda figuran entre aquellos que pueden ingerirse oralmente sin peligro; los demás no deberían utilizarse de este modo sin asesoramiento cualificado. Los jarabes para la tos, tanto para adultos como para niños, basados en aceites esenciales también pueden ser particularmente provechosos.

Asimismo, los aceites esenciales pueden añadirse al agua del baño o mezclarse con tierra para preparar una cataplasma curativa. Estas aplicaciones se tratarán en el capítulo 9 (Alergias cutáneas y eczema).

Medicina botánica

La medicina botánica, también llamada medicina herbal o herbalismo, es una de las artes curativas más básicas y a menudo se la ha denominado como el «arte de la simplicidad». La medicina herbal es relativamente simple porque se basa en hierbas que son fáciles de obtener y de utilizar; también es relativamente simple porque una hierba puede emplearse para tratar una variedad de enfermedades, incluidos los síntomas asociados a la rinitis alérgica y a la fiebre del heno.

Las hierbas cumplen tres funciones básicas en el tratamiento. En primer lugar, favorecen la eliminación y la desintoxicación, es decir, la limpieza del organismo de impurezas. Los preparados herbales que actúan como laxantes y diuréticos contribuyen a este proceso, como lo hacen también aquellos que purifican la sangre. Las hierbas ayudan asimismo a conservar la salud al contrarrestar los síntomas físicos asociados a la enfermedad, y promover la curación y la recuperación. Además, las hierbas desarrollan y fortalecen a los órganos.

Una de las principales teorías del herbalismo sostiene que lo más probable es que las hierbas necesarias para tratar las dolencias de una persona se hallen disponibles dentro de su zona geográfica. No siempre hay que viajar de un lado a otro del país o del mundo para encontrar lo que se necesita. La razón de esta disponibilidad local es que muchas de las afecciones, incluidas las alergias, pueden estar relacionadas, e incluso ser causadas, por el medio en que se vive. Así como usted adopta las características de su entorno, lo mismo hacen las hierbas. De este modo, las hierbas que existen a su alrededor son las que mayor probabilidad tienen de resultar útiles, porque se basan en la energía curativa de su medio ambiente local. Así, el tratamiento de sus alergias con las hierbas de su entorno es algo similar a recibir vacunas que contienen los alérgenos que más le afectan.

Muchas hierbas son relativamente suaves y tendrán un ligero efecto sobre el organismo. Por ello, si desea obtener más alivio de una hierba, quizá deba utilizar cantidades mayores. Además, para experimentar efectos más espectaculares y rápidos, quizá tenga que «impresionar» a su organismo eligiendo hierbas de otro entorno. Estas hierbas pueden usarse solas o en combinación con las de su zona geográfica.

Las hierbas funcionan de modos diferentes, de acuerdo con la enfermedad que se esté tratando y de la cantidad que se haya elegido. En general, las hierbas deberían comenzar a surtir efecto dentro de tres días, siempre y cuando se sigan las instrucciones de uso. Estas instrucciones podrían incluir no sólo cómo y cuándo administrar la medicación herbal, sino también los cambios asociados que deberían introducirse en la dieta. Con todo, las hierbas son similares a los antibióticos de la medicina moderna en el sentido de que, incluso después de la desaparición de los síntomas, debería continuarse el tratamiento durante una semana o más para experimentar los efectos positivos en todo el organismo. Cuando la medicina botánica se aplica a un estado crónico, de duración prolongada, como las alergias, quizá también sea necesario continuar el tratamiento herbal durante un período de tiempo prolongado, que puede durar meses.

Cómo curan las hierbas

En Occidente las hierbas se han utilizado tradicionalmente para tratar síntomas, mientras que en otras partes del mundo, en especial en Oriente, el tratamiento con hierbas aspira a hallar curas reales. Algunos profesionales de Occidente están ampliando su visión del modo en que las hierbas pueden emplearse en un tratamiento, en parte debido al interés acrecentado por las medicinas naturales. Los pacientes se muestran más dispuestos a ampliar su visión, y con ello sus expectativas, acerca de lo que realmente pueden hacer las hierbas.

Una razón importante por la cual la gente deposita más fe en la medicina botánica se debe a una mayor conciencia de la filosofía oriental que sustenta el uso de hierbas en el tratamiento, y en la curación, de la enfermedad. Esta filosofía se basa en los conceptos de energía de calentamiento y de enfriamiento. Cada hierba tiene su propia energía de calentamiento o de enfriamiento, y cada una produce en el cuerpo reacciones de enfriamiento o de calentamiento. Por ejemplo, las hierbas «calientes» aceleran el metabolismo del organismo, mientras que las «frías» lo desaceleran. La comprensión de esta energía, y del modo en que debe utilizarse para restablecer el equilibrio en el cuerpo, es una de las claves para elegir las hierbas que se emplean en el tratamiento y la manera de emplearlas. En general, las hierbas de color amarillo, rojo o anaranjado producen energía caliente, mientras que las de tonos oscuros, incluidos el azul y el púrpura, pueden clasificarse como hierbas más frías.

Otro modo de determinar si una hierba es caliente o fría es a través de su sabor. Las hierbas con un sabor acre producen energía caliente. Estimulan la circulación de la sangre y la energía del sistema nervioso, fomentando también el apetito y contribuyendo a reducir la producción de mucosidad. Las hierbas picantes son especialmente útiles para reducir la congestión nasal que resulta de la rinitis alérgica y de la fiebre del heno. Entre las hierbas picantes figuran el jengibre y la pimienta de cayena. Las hierbas de sabor salobre se consideran fuentes de energía fría. Ayudan a regular el equilibrio de los líquidos, y son provechosas para relajar los músculos y tratar el estreñimiento. Las hierbas de sabor agrio también son enfriantes y en dosis adecuadas resultan igualmente útiles para detener la producción excesiva de mucosidad, así como para estimular la digestión y tonificar los músculos. Las hierbas agrias incluyen a las bayas, y a las peladuras de limones y naranjas. Las hierbas amargas, como el diente de león, también son enfriantes y suelen utilizarse para tratar la inflamación. Las hierbas dulces pueden ser calentadoras o enfriantes, en función de sus características específicas.

Las hierbas también se clasifican de otras maneras. Por ejemplo, las hierbas se desplazan en direcciones diferentes, «descendiendo por el cuerpo» o «flotando en la parte superior» y atrayendo las toxinas hacia afuera.

La dirección de una hierba depende en parte de los síntomas sometidos a tratamiento y del modo en que se administre la hierba.

La rinitis alérgica y la fiebre del heno, así como otras alergias, pueden considerarse de carácter frío o caliente. El profesional de medicina botánica hará este diagnóstico examinando minuciosamente la salud general del paciente. Por ejemplo, la mucosidad excesiva puede ser el resultado de un estado frío, mientras que el dolor de garganta puede ser un estado caliente. Antes de tomar una decisión, examinará la lengua del paciente, observará la presencia o la ausencia de sudor y comprobará su apetito y digestión, así como los factores relacionados. En otras palabras, los profesionales de medicina botánica se formarán una opinión amplia acerca de la alergia. La mayoría de los herbalistas examinará detenidamente el estilo de vida y los hábitos alimenticios de la persona, el tipo de síntomas que tiene y el momento en que se producen, y luego elaborará un plan individual adaptado a sus necesidades. A continuación elegirá las hierbas con propiedades específicas para reducir los síntomas y contribuir a fortalecer al cuerpo para que resista nuevos ataques.

Las propiedades de las hierbas

Las hierbas son multifacéticas: una sola hierba puede tener una variedad de efectos positivos sobre los diversos órganos y sistemas del cuerpo humano. Cuando se utilizan en combinación, estos efectos se multiplican. Y puesto que un solo estado, como la rinitis alérgica o la fiebre del heno, está asociado tanto con una gama de síntomas diferentes como con varios efectos debilitantes sobre el cuerpo, un tratamiento bien enfocado que incluya una variedad de hierbas puede resultar útil para aliviar los síntomas y fortalecer al cuerpo.

En general, las hierbas se describen en términos de los efectos que tienen sobre el cuerpo humano. Estos efectos se conocen como sus propiedades. Puesto que cada hierba tiene una estructura única, que se traduce en reacciones diferentes, en función del modo en que se use, puede poseer múltiples propiedades.

En los párrafos siguientes se describen algunas de las principales propiedades de las hierbas, poniendo énfasis en aquellas más relevantes para el tratamiento de las alergias.

Alterantes

Las hierbas alterantes son aquellas que resultan útiles para alterar un estado, como artritis, infecciones, problemas cutáneos y toxicidad general. Entre ellas figuran la equinacea, la ortiga, la consuelda y el ginseng.

Analgésicas

Las hierbas analgésicas alivian el dolor, incluidos los dolores de cabeza asociados con la congestión. Las hierbas con propiedades analgésicas incluyen a la nébeda, la manzanilla y la escutelaria.

Antiácidas

Las hierbas antiácidas alivian la producción excesiva de ácido estomacal, como los preparados que podrían comprarse en la farmacia, mientras que también ayudan a calmar y proteger las paredes del estómago. Entre las hierbas antiácidas se cuentan el hinojo y una variedad de olmo.

Antiasmáticas

Tal como la palabra implica, algunas hierbas son útiles para el tratamiento del asma, porque ayudan a dilatar los conductos bronquiales y a desintegrar la mucosidad. Las hierbas antiasmáticas incluyen a la consuelda, el verbasco y la fárfara.

Antibióticas

Las hierbas que contribuyen a matar los gérmenes y combatir la infección, mientras refuerzan al sistema inmunológico, incluyen a la chaparra, la equinacea, el tomillo y el ajo.

Anticatarrales

Las hierbas con propiedades anticatarrales se emplean para eliminar la mucosidad excesiva, en general a través del sudor, la orina o las heces. Entre ellas se cuentan la canela, el anís y la salvia.

Antipiréticas

Hierbas antipiréticas son aquellas que resultan útiles para reducir o prevenir la fiebre, debido a su capacidad para estimular en el cuerpo una acción de enfriamiento. Estas hierbas incluyen a la escutelaria y la albahaca.

Antisépticas

Las hierbas antisépticas pueden aplicarse a la piel para reducir el desarrollo de bacterias. La mirra y el ajo son ejemplos de hierbas antisépticas.

Antiespasmódicas

Las hierbas antiespasmódicas ayudan a relajar los espasmos musculares, por lo que el cuerpo puede utilizar su energía para el proceso curativo. Estas hierbas incluyen a la valeriana y a la ruda.

Astringentes

Las hierbas astringentes se utilizan en el tratamiento de inflamación y hemorragia, e incluyen a la caléndula y la mirra.

Carminativas

Las hierbas con propiedades carminativas se utilizan para aliviar los gases y los dolores intestinales, e incluyen al anís, el hinojo, el comino, el jengibre y la menta.

Colagogas

Las hierbas colagogas actúan como laxantes al estimular el proceso de eliminación, e incluyen a la mandrágora, el ñame silvestre y el regaliz.

Demulcentes

Las hierbas con propiedades demulcentes se usan internamente para calmar a los tejidos inflamados y prevenir el daño tisular. Las hierbas demulcentes incluyen al malvavisco, al olmo y a la pamplina.

Diaforéticas

Las hierbas diaforéticas son aquellas que producen sudor, y en general se administran en la forma de un té muy caliente. Este sudor hace que las toxinas y otras impurezas sean expulsados del organismo. Las hierbas diaforéticas incluyen la pimienta de cayena, el jengibre y la menta.

Diuréticas

Las hierbas diuréticas favorecen el flujo de orina, y son útiles para tratar la hinchazón, la inflamación y los problemas cutáneos como la urticaria. Entre las hierbas que actúan como diuréticas se cuentan la cola de caballo, la ortiga y el diente de león.

Eméticas

Las eméticas inducen el vómito, permitiendo que el estómago se vacíe de impurezas que pueden conducir a otras reacciones. Las hierbas eméticas incluyen a la malagueta, a la ipecacuana y a la semilla de mostaza negra.

Emolientes

Las hierbas con propiedades emolientes se emplean externamente para calmar y proteger a la piel. Pueden ser especialmente útiles durante una reacción cutánea alérgica. Las hierbas emolientes incluyen a la raíz de consuelda, la pamplina y el malvavisco.

Expectorantes

Las hierbas expectorantes ayudan a eliminar el exceso de mucosidad a través de la tos. Estas hierbas incluyen la fáraga, el marrubio, el eucalipto y la salvia.

Laxantes

Las hierbas laxantes estimulan los movimientos intestinales e incluyen a la corteza de cáscara sagrada y a la raíz de ruibarbo.

Nervinas

Las hierbas nervinas favorecen la relajación y una mayor serenidad mental. En función de otros síntomas y de las hierbas que se utilicen para tratarlos, con este fin pueden emplearse una considerable variedad de hierbas.

Rubefacientes

Las hierbas rubefacientes suelen aplicarse a la piel, en cataplasmas, por ejemplo para eliminar la congestión y la inflamación del cuerpo. Las hierbas utilizadas como rubefacientes incluyen al eucalipto, la canela y el aceite de semilla de mostaza.

Sedantes

Las hierbas con propiedades sedantes ejercen un efecto calmante sobre el sistema nervioso similar al de las hierbas nervinas, e incluyen a la nébeda, la flor de la pasión, la valeriana, la manzanilla y la escutelaria.

Sialogogas

Las hierbas sialogogas estimulan la producción de saliva y así ayudan en el proceso de digestión. Estas hierbas incluyen al ginseng, la pimienta de cayena, el anís, el diente de león y el romero.

Tónicas

Las hierbas tónicas tienen un efecto positivo y promotor de la salud sobre todo el cuerpo. Muchas hierbas tienen esta propiedad, de acuerdo con el modo en que se administren y de los síntomas que presente la enfermedad.

Esta lista no es exhaustiva. Otras hierbas se utilizan para curar heridas, inducir el parto y como afrodisíacas.

La utilización de hierbas en tratamientos

El cuerpo responderá en una variedad de diferentes maneras al tratamiento con medicina botánica en función de los factores que incluya su dolencia, de los tipos y cantidades de las hierbas empleadas, y del modo en que se apliquen. Como se verá más adelante, la ingestión de hierbas no es la única manera de aplicarlas. También pueden usarse en cataplasmas y ungüentos, por ejemplo.

Cuando las hierbas se utilizan para tratar alergias y estados relacionados como la ansiedad, el cuerpo puede tener una variedad de respuestas. Una hierba puede servir para eliminar toxinas si se usa como un purgante o para estimular la sudoración. Otras tendrán un efecto fortalecedor. Es importante recordar que si las alergias han debilitado al cuerpo, la utilización de una hierba purgante puede agravar aún más ese estado. Por ello, como en el caso de otros tratamientos naturales, es una buena idea asegurarse de que se sabe cómo podría responder el cuerpo a una hierba determinada. Algunas de estas respuestas se tratan a continuación.

Estimulación

Según los profesionales de medicina botánica, el cuerpo tiene su propia capacidad natural para combatir la enfermedad. Sin embargo, debido a las toxinas presentes en el entorno, a los malos hábitos alimenticios y al estrés de la vida cotidiana, esta capacidad puede haberse reducido. En el caso de la rinitis alérgica, el sistema inmunológico puede estar tan bombardeado por alérgenos que, al menos temporariamente, ha perdido la capacidad de discernir entre las sustancias inofensivas y aquellas que requieren una actitud defensiva. En consecuencia, se ataca a sí mismo.

Las hierbas pueden emplearse para estimular a las defensas naturales del organismo y hacer que vuelvan a cumplir su función, de modo que el sistema inmunológico responda adecuadamente al entorno, pasando por alto a los elementos inofensivos y resistiendo a aquellos que pueden hacer daño. Muchas dolencias pueden ser causadas por desarreglos en los sistemas circulatorio, linfático y otros, lo cual se traduce en zonas de inactividad en el cuerpo. Como consecuencia de ello, la persona puede sentirse abatida y es probable que los síntomas se manifiesten fácilmente. Los estimulantes herbales sirven para intensificar el metabolismo y aumentar la circulación. En efecto, esto «calienta» al cuerpo, algo particularmente útil cuando la persona siente que se avecina un «ataque» de síntomas. Los estimulantes restablecen la vitalidad y, fundamentalmente, hacen una puesta a punto del organismo. Las hierbas reconocidas por su utilidad como estimulantes incluyen al jengibre, la pimienta negra, el ajo y la pimienta de cayena.

La estimulación mediante hierbas también ayuda a reanimar al aparato digestivo. Los restos de alimentos que contribuyen a los bloqueos se eliminan más rápidamente, incluidas sustancias como el azúcar que por su estructura única puede hacer que una persona sea más susceptible a los alérgenos presentes en su entorno. Y si su estado incluye además alergia a determinados alimentos, los efectos estimulantes de las hierbas también ayudarán a reducir los síntomas como indigestión y retortijones.

Sin embargo, no todos los estimulantes son beneficiosos para el organismo. Por ejemplo, algunos tés son acídicos y pueden afectar al estómago. Además, los estimulantes deben usarse con cautela. Por ejemplo, si se trata de un estado prolongado, y la rinitis alérgica y la fiebre del heno encajan en esta categoría, el uso de estimulantes puede ser útil para realinear las defensas. Empero, añadir demasiada estimulación al organismo de golpe puede resultar perjudicial para un sistema inmunológico que ya está en «alerta roja» ante la amenaza de invasión por asaltantes ambientales. Los estimulantes herbales deben emplearse con cautela para evitar llevar al organismo al límite. En general, el herbalista introducirá estas hierbas en forma lenta, posiblemente en combinación con otras que ayudarán al cuerpo a mantener sus defensas naturales. Y si los síntomas de alergia incluyen problemas cutáneos como sarpullidos, los estimulantes pueden servir para empeorar el estado.

Tranquilización

Quienes padecen de alergia suelen experimentar irritación y nerviosismo, aunque sigue sin saberse con claridad cómo contribuyen los estados psicológicos a los síntomas alérgicos. En todo caso, los preparados herbales que producen un efecto calmante, o tranquilizante, pueden resultar útiles aquí. Esto no sólo sirve para calmar al sistema inmunológico a fin de que no reaccione tan rápida y violentamente a los alérgenos, sino también para crear un entorno interior que permita que la curación siga su curso. Las hierbas calmantes incluyen a la raíz de consuelda y a alimentos como la cebada, que tienen el mismo efecto reconfortante. Otras hierbas, como la escatularia, pueden emplearse para nutrir al sistema nervioso y ponerlo en equilibrio en relación con las demás partes del cuerpo. Las hierbas tranquilizantes suelen utilizarse en conjunción con otras, incluidas aquellas que estimulan a los órganos con rendimiento menoscabado, y también ayudan a mantener el equilibrio general del cuerpo.

Purificación de la sangre

La necesidad de purificar la sangre y de eliminar así las impurezas que resultan de una mala nutrición, del medio ambiente y el estilo de vida, es una preocupación importante de los profesionales de la medicina botánica. En realidad, la mayoría de estos profesionales considera a la purificación de la sangre como la clave para la eliminación de la mayoría de las enfermedades. La sangre transporta sustancias tóxicas como ciertos ácidos, la mayoría de los cuales son el resultado directo de los productos químicos que se ingieren y se respiran. Y cuando se produce un funcionamiento inadecuado de uno de los órganos del cuerpo, o del sistema inmunológico, se añaden aún más toxinas.

Para neutralizar los ácidos en la sangre pueden resultar útiles hierbas como el diente de león, mientras que otras estimulan a órganos como los riñones para obtener un mejor resultado en la eliminación de toxinas. La hierba equinácea suele ser la más utilizada para purificar la sangre y el sistema linfático.

En general, la purificación de la sangre es necesaria para combatir infecciones como la neumonía, incluidas aquellas que pueden resultar de una reacción alérgica. Además, la eliminación de toxinas de la sangre ayuda al cuerpo a restablecer sus defensas naturales, a fin de que sea menos susceptible a las reacciones violentas contra sustancias como el polen.

Tonificación

Las hierbas también pueden emplearse para desarrollar la energía de órganos específicos, en particular si se está bajo de energía y se es susceptible a cualquier enfermedad o alérgeno que aparezca. Estas hierbas se definen como tonificantes y son especialmente útiles si está recuperándose de una enfermedad o de una reacción alérgica seria, así como si padece una dolencia crónica. Las hierbas tonificantes también contribuyen a mantener la salud general, incluida la capacidad del sistema inmunológico para responder a los alérgenos con eficacia.

Los tonificantes suministran nutrientes como las vitaminas que alimentan a los órganos. Algunas de las hierbas más comúnmente usadas como tonificantes incluyen a las algas marinas y a la alfalfa. En un momento determinado algunos órganos pueden estar funcionando por debajo de su rendimiento normal, mientras que otros quizá trabajan más duro para compensarlo. Esto es particularmente cierto cuando se ha padecido una enfermedad o se ha tenido un alto nivel de toxinas en el organismo. Los tonificantes ayudan a brindar equilibrio y a estimular la energía de los órganos, a fin de que los diversos aparatos y sistemas del cuerpo trabajen más en forma conjunta.

Las hierbas tonificantes deben usarse con cuidado. Si uno o más órganos están trabajando por debajo de su rendimiento normal, la administración de un tonificante quizá incremente la energía de otros órganos, lo cual podría acentuar aún más el desequilibrio entre los diversos sistemas y aparatos que integran el cuerpo. En general, el profesional de medicina herbal irá introduciendo en el organismo tonificantes más suaves en forma gradual, controlará los resultados y luego reforzará los tonificantes y hará los ajustes que considere necesarios.

Equilibrio de los líquidos

Los profesionales de medicina botánica creen que para mantener la salud general los líquidos corporales deben estar en equilibrio. Este equilibrio puede cambiar con rapidez. Por ejemplo, cuando tiene una reacción emocional también puede experimentar un cambio en el equilibrio de los fluidos corporales. El resultado podrá ser retención de agua o reducción de líquidos. Aunque son muchos los factores que pueden afectar a los niveles de líquidos en el cuerpo, uno de ellos es simplemente la cantidad que se bebe, ya sea excesiva o deficiente. Como ocurre con otros aspectos de nuestra configuración física, el equilibrio de los líquidos afecta a la tendencia a las reacciones alérgicas, puesto que la inquietud emocional puede hacernos más susceptibles a los alérgenos presentes en nuestro entorno, incluidos el polen y el moho.

Las hierbas como la barba de maíz pueden contribuir a mantener los líquidos en equilibrio al actuar como diuréticas. Las hierbas diuréticas estimulan el flujo de orina, lo cual se traduce en una eliminación de toxinas de la sangre. Entre los beneficios que se obtienen se cuentan el descenso de la presión sanguínea y la pérdida de peso.

Los herbalistas también recomiendan prestar atención a la ingestión de líquidos. Cuando tiene sed su cuerpo le está diciendo que necesita más líquido, preferiblemente en forma de agua pura. Si está saturado de agua, quizá deba reducir la ingestión de alimentos líquidos y, en particular, no beber cantidades excesivas con las comidas. Esto interfiere con el proceso digestivo.

Sudoración

El cuerpo puede responder al tratamiento herbal mediante un aumento de la sudoración. Esta respuesta es buena para ayudar a liberarse de las dolencias que suelen seguir a una reacción alérgica, incluidos los síntomas de resfriado y la fiebre. Las hierbas diaforéticas aumentan la producción de sudor, que sale por los poros llevándose la enfermedad y dejando a la persona con más fuerzas y una sensación de bienestar. Entre las hierbas que favorecen la sudoración figura la menta, que suele ingerirse en forma de té.

Vómitos

Entre las hierbas que inducen el vómito figuran el jarabe de ipecacuana, que se compra en las farmacias. Los vómitos pueden deshidratar y debilitar al organismo; no suelen recomendarse, porque reducen muchísimo la energía. Sin embargo, en situaciones en las que se haya ingerido alimentos a los que se es alérgico o que pueden aumentar la susceptibilidad a otros alérgenos del entorno, el vómito puede ser la mejor y más rápida defensa. Siempre debería consultarse al médico en busca de orientación para manejar estos estados potencialmente graves.

Purgas

Las hierbas también pueden servir como laxantes. Cuando se está estreñido, se produce un desarrollo de toxinas que pueden tener un efecto debilitador gradual sobre el organismo. Como en un tratamiento para la alergia, la respuesta laxante puede contribuir a limpiar al organismo de las toxinas que lo vuelven más susceptible al polen y otros alérgenos del ambiente. En general, la purga no suele recomendarse en la actualidad; igual que el vómito, si se utiliza en exceso, puede provocar debilitamiento. Sin embargo, las hierbas son preferibles a los medicamentos de venta sin receta que podrían comprarse en la farmacia, porque actúan con las respuestas naturales del cuerpo. Por ejemplo, algunas hierbas estimulan la producción de bilis, lo cual conduce a la respuesta de eliminación; otras sirven como lubricantes intestinales naturales y algunas tienen un efecto laxante, a la vez que añaden nutrientes al organismo. Cuando vaya a ingerir hierbas laxantes, hágalo siempre bajo la supervisión de un médico o de un profesional de medicina herbal.

Cómo se aplica la medicina botánica

Los tés herbales son los medios más comunes de empleo de las hierbas, en función de la dolencia específica a tratar y del tipo de hierbas que se utilicen. Como se dijo antes, la mayoría de los profesionales de medicina botánica se basan fundamentalmente en las hierbas con mayor presencia en su región geográfica. Algunas de esas hierbas pueden administrarse por otros medios que no sean los tés. A continuación se describen algunas de las maneras en que pueden utilizarse las hierbas.

Tés herbales

Muchas hierbas con sabor agradable, o al menos aceptable, suelen administrarse en forma de té, ya sea caliente o frío. Muchos tés herbales pueden comprarse en tiendas de alimentos naturales e incluso vienen envasados en bolsitas. No obstante, si elige hierbas que no son de uso común, quizá tenga que acudir a una tienda naturista que ofrezca un gran surtido o conseguirlas directamente a través de un herbalista. Si compra las hierbas a granel, utilice las que ya hayan sido cortadas y tamizadas, y puedan dejarse en infusión dentro de una esas esferas perforadas que se venden para hacer té.

Preste atención a las instrucciones específicas para la preparación de un té herbal, en caso de que las haya. Algunas hierbas, como el eucalipto, requieren una preparación cuidadosa en un recipiente herméticamente cerrado. Otras hierbas, en particular si incluyen tallos de plantas, deben hervirse durante una hora o más. Además, un té herbal medicinal suele requerir una gran cantidad de hierba para que resulte realmente eficaz. En general, hay que poner 25 gramos de hierba por cada 0,5 litro de agua, y a veces basta con beber dos tazas de té para obtener resultados. Por lo tanto, tendrá que preparar grandes cantidades de té y guardarlo para usarlo más tarde. Un profesional de medicina herbal le indicará que beba el té en determinados momentos del día. Para sacar el mayor provecho a la hierba, siga esas indicaciones al pie de la letra.

Si es posible, prepare el té herbal con agua mineral en lugar de hacerlo con agua del grifo, a fin de evitar el cloro y otras impurezas.

Las hierbas también pueden mezclarse con una sustancia dulce, como la miel, para que resulten más agradables al paladar. Esto es particularmente útil en el caso de las hierbas que tienen un sabor amargo o fuerte, o cuando se administran a los niños.

Compresas

Algunas hierbas son demasiado fuertes para ingerirlas. Asimismo, la congestión asociada con muchas formas de alergia y asma responde bien al tratamiento con compresas herbales. En realidad, las compresas calientes permiten la absorción de las hierbas en el organismo, aunque éste es un proceso lento, y constituyen un buen modo de administrar hierbas que son demasiado fuertes para ingerirlas. Las compresas herbales comienzan con la preparación de un té herbal fuerte y la inmersión en el líquido de un paño, que luego se aplica a la zona del cuerpo a tratar. El té puede ser caliente o frío, de acuerdo con el consejo del facultativo. Alternar compresas calientes y frías puede ser especialmente provechoso para estimular la circulación en una zona específica del cuerpo. Las compresas herbales pueden contribuir a descongestionar y restablecer la vitalidad.

Enemas

Las hierbas como la nébeda suelen administrarse en un enema, en particular cuando se utilizan para ayudar a disminuir el nerviosismo o eliminar las toxinas de la sangre. En general, las enemas se preparan con la misma cantidad de hierbas que se emplean en la preparación de tés herbales. Hay que dejar enfriar la solución antes de administrarla. Un enema demasiado caliente o demasiado frío puede irritar e incluso dañar al intestino. Los enemas deberían administrarse con cuidado, bajo la conducción de un profesional.

Linimentos

Los linimentos herbales balsámicos y curativos son útiles para aumentar la circulación, así como para tratar la congestión. Un linimento se prepara mezclando hierbas con vinagre, o haciendo una mezcla de aceites vegetales, o de alcohol, y dejándola en un recipiente de cierre hermético durante un período que va de unos días a dos semanas, según el tipo de hierba que se emplee, y si es de hoja o molida. Luego se procede a frotar con el linimento la zona del cuerpo afectada. Un linimento de hierbas de eucalipto friccionado sobre el pecho dará calor y aumentará la circulación, y con ello contribuirá a contrarrestar los efectos de la rinitis alérgica y del asma.

Aceites

Los aceites esenciales de una hierba, que suelen utilizarse en tratamientos de aromaterapia, también se emplean en medicina botánica. Los aceites herbales se usan en una variedad de modos, incluida la ingestión, aunque debido a que son sumamente concentrados sólo deberían utilizarse bajo la supervisión de un profesional.

Cataplasmas

Una cataplasma consiste en una pasta espesa de hierbas, que se liga con agua, té herbal u otras sustancias líquidas, y se coloca directamente sobre la piel. Las cataplasmas se utilizan para purificar al cuerpo mediante la eliminación de toxinas e infecciones.

Ungüentos

Los ungüentos herbales se emplean como los linimentos, aunque suelen tener una consistencia mucho más espesa.

Aunque los métodos descritos son los medios de aplicación más ampliamente utilizados en la medicina botánica, existen otros. Por ejemplo, las hierbas pueden tomarse en forma de píldoras o de cápsulas de gelatina. También se hallan disponibles en forma de jarabes y, en raros casos, de vino o de cigarrillos herbales.

Si bien puede comprar o preparar sus propios tés herbales, o quizá sus linimentos o ungüentos, es mejor utilizar la medicina botánica bajo la conducción de un profesional experto.

El trabajo con un profesional de medicina botánica

El trabajo con hierbas es relativamente fácil, y también son seguras si se utilizan externamente o en forma de tés herbales en bolsitas. Se ha publicado una variedad de libros excelentes que pueden guiarle en la elección y preparación de sus propios remedios herbales. Sin embargo, si quiere sacar el mayor provecho de las hierbas, es mejor que trabaje con un profesional.

Como se dijo anteriormente en este apartado, y también en el capítulo 2, un profesional de medicina botánica, o un herbalista, querrá entender su alergia o su asma desde la perspectiva de la filosofía de la medicina herbal. Querrá saber si sus síntomas son el resultado de un estado caliente o frío, y esto requerirá conocer la salud general de su cuerpo, por dentro y por fuera, de la cabeza a los pies, el tipo de alimentos que consume, el medio en que vive y su actitud emocional. Estos factores tienen una influencia directa sobre el modo en que se han desarrollado y manifestado sus alergias. Los tratamientos herbales prescritos por su facultativo se centrarán tanto en tratar su dolencia como en equilibrar las energía de su organismo.

Si bien las hierbas utilizadas en forma externa son relativamente seguras, deben ingerirse con gran precaución, en particular si se padece de alergia a algún alimento. Antes de emprender un tratamiento con medicina botánica hable con su médico, a fin de asegurarse de que no interferirá con otros medicamentos que pueda estar tomando.

Homeopatía

La homeopatía tiene una historia y una tradición muy amplias en tanto medicina alternativa, como la practicaron el doctor Samuel Hahnemann y más tarde el doctor Constantine Hering. Gran parte de esta historia, y de la filosofía básica de la homeopatía, se trató en el capítulo 2. En este capítulo analizaremos con mayor profundidad el modo en que puede aplicarse la homeopatía en el tratamiento de la alergia y del asma.

La homeopatía difiere de muchos otros tratamientos naturales en que se centra en la curación de la enfermedad subyacente, más que en tratar los síntomas. Los homeópatas creen que la enfermedad es el resultado de alguna forma de estrés, y que cuando el organismo intenta hacer frente a ese estrés, el resultado es una variedad de síntomas. En otras palabras, los síntomas acompañan a la enfermedad, pero no son la enfermedad real.

Los síntomas se manifiestan cuando el organismo intenta curarse, y aunque aparezca una amplia variedad de ellos, siguen representando a una enfermedad. Cada medicamento que sc utiliza en homeopatía trata a un grupo específico de síntomas físicos y psicológicos, y su objetivo es estimular las defensas propias del cuerpo humano. De este modo, las medicinas homeopáticas ayudan al cuerpo a curarse. En muchos casos, sólo se necesita un pequeño estímulo, una dosis de medicina homeopática para dar a las defensas naturales el «empujón» necesario para completar el ciclo de curación. En otros casos, en particular cuando la enfermedad es crónica, podría requerirse un tratamiento más prolongado.

Puesto que cada prescripción homeopática se basa en un grupo específico de síntomas, los médicos homeopáticos insisten en administrar sólo un medicamento por vez. Esto constituye un contraste directo con el enfoque de la práctica médica convencional, según el cual a los pacientes se les administran múltiples medicamentos, en algunas ocasiones uno por cada síntoma. Los médicos y los laboratorios homeopáticos también diluyen en agua o en alcohol los medicamentos que prescriben, algunas veces hasta un punto que puede parecer extremo. Esta dilución se realiza de una manera específica, que implica golpear el recipiente de una manera determinada y agitarlo con energía. Una vez más, puesto que el medicamento provoca síntomas que son similares a los que ya tiene el paciente, los médicos homeopáticos creen que sólo hace falta una cantidad pequeña para favorecer la curación.

El enfoque homeopático del diagnóstico

Los médicos homeopáticos adoptan un enfoque del diagnóstico esencialmente holístico al utilizar un método llamado toma del caso. Este enfoque consiste básicamente en una valoración de los síntomas, así como de una amplia variedad de asuntos relacionados y sin vinculación aparente. Los homeópatas formulan a sus pacientes un gran número de preguntas con el objeto de conocer cada uno de los síntomas específicos asociados con la enfermedad, cuándo se producen y cómo se asocian con otros síntomas. También formulan preguntas que les ayudan a valorar el estado mental y emocional del paciente, analizando la presencia o ausencia de sentimientos como felicidad o depresión, confusión o apatía, y el deseo de establecer relaciones sociales o de estar solo. Las cuestiones ambientales y la dieta también son parte de la toma del caso.

Para los homeópatas, los síntomas son mucho más que simples dolores y achaques. Los síntomas comprenden todas las alteraciones que puedan haberse producido durante el curso de una enfermedad, incluidos los cambios en la actitud y en la estructura emocional. En general, la toma del caso es un proceso exhaustivo que requiere tiempo. Si se trata de una enfermedad de carácter crónico, como la alergia y el asma, también puede resultar necesaria una historia extensiva del caso, incluidos los síntomas y las enfermedades padecidas de niño, y la historia de inmunización y de tratamiento médico. Los homeópatas también se interesan por saber más acerca del modo y las situaciones en que los síntomas parecen mejorar. Por ejemplo, si los síntomas remiten después de beber un líquido frío o de permanecer en una habitación caliente, esta información es útil para seleccionar el remedio más apropiado.

Las medicinas de la homeopatía

Las medicinas que se utilizan en homeopatía derivan de hierbas como la manzanilla, la consuelda y la ranúncula, así como de fuentes minerales naturales. Aunque en general no son tóxicas, se recomienda solicitar información al facultativo o al distribuidor acerca de las precauciones que haya que tener en cuenta.

Las medicinas homeopáticas se dispensan en gotas o en pastillas. Una vez que se haya evaluado la respuesta inicial, la dosis puede incrementarse o administrarse con mayor frecuencia.

Muchas sustancias de uso extendido, como la menta o el café, pueden contrarrestar el efecto de las medicinas homeopáticas. El médico homeopático advertirá a los pacientes sobre las sustancias a evitar durante el tratamiento, y también le ofrecerá otras pautas dietéticas. Si bien los síntomas deberían remitir con rapidez después de la primera dosis de la medicina, para la curación suelen requerirse unas cuantas. Los síntomas serios pueden requerir administraciones repetidas cada cuatro horas.

Si una medicina no ha conducido a una mejoría apreciable en el estado de un paciente al cabo de unos días, debe abandonarse y sustituirse por otra.

El trabajo con un médico homeopático

Las medicinas homeopáticas derivan de fuentes naturales y su uso es relativamente seguro en el tratamiento de los síntomas de alergia o de asma. Y si vive en una comunidad en la que no es posible acudir a la consulta de ningún médico homeopático, tratarse usted mismo bajo la conducción de su médico habitual puede ser el único modo de aprovechar esta opción de medicina natural. Sin embargo, es aconsejable trabajar con un facultativo experto y cualificado, como se sugirió en el capítulo 2. Un médico homeopático estará en condiciones de basarse en su experiencia para escoger el mejor remedio para sus síntomas específicos, aconsejarle cómo y cuándo administrarlo e informarle de los resultados a esperar, y en qué momento considerar la posibilidad de cambiar a otra medicina.

El proceso del diagnóstico homeopático se trató anteriormente en este apartado. Al comienzo del tratamiento, el facultativo se entrevistará con usted para hacer una evaluación a fondo de su estado. Esta evaluación incluirá detalles sobre cada uno de sus síntomas de alergia o asma y cuándo se producen, para saber, por ejemplo, si sus estornudos o dificultades respiratorias se producen en determinados momentos del día, bajo ciertas circunstancias y no en otras, y cuál es su estado emocional durante esos momentos. Aunque usted conoce sus propios síntomas mucho mejor que nadie, y puede experimentar con las medicinas homeopáticas cuando lo desee, un profesional puede contribuir muchísimo a encauzar su tratamiento.

Tenga presente que la medicina homeopática trata su enfermedad con un remedio que produce síntomas similares a los que experimenta. Una vez más, esto se basa en la filosofía de tratar lo semejante con lo semejante para devolver el equilibrio al organismo. Si experimenta una nueva serie de síntomas, es probable que no haya elegido el remedio correcto pues, bajo circunstancias normales para la enfermedad aguda, los remedios homeopáticos trabajan con rapidez.

La medicina homeopática trabaja bien con una nutrición mejor, de modo que el facultativo querrá conocer su dieta y le sugerirá cambios. La homeopatía también funciona bien en conjunción con la meditación y el ejercicio, así como con la psicoterapia, pues estos enfoques ayudan a aportar equilibrio a la psique. Hay que evitar la mezcla de remedios botánicos y homeopáticos. Si bien ambos hacen un uso extensivo de las hierbas, estos preparados se utilizan de modos diferentes.

Siempre debería hablar con su médico del uso propuesto de remedios homeopáticos, en especial si está recibiendo tratamiento para sus alergias con regularidad. Muchos médicos homeopáticos están dispuestos y son capaces de trabajar con un médico convencional, y algunos profesionales de homeopatía son también médicos titulados.

Naturopatía

Como otros enfoques de la medicina natural, los naturópatas consideran a la toxicidad como una importante causa de enfermedad, y creen que la conexión entre alergia y toxinas es especialmente fuerte. Los naturópatas indican una gran variedad de fuentes para la toxicidad. Debido a la contaminación, el organismo ingiere metales pesados, como plomo, níquel y mercurio, que se acumulan en el cerebro, los riñones y el sistema inmunológico. Las sustancias químicas tóxicas también añaden estrés al hígado. Estas sustancias, que incluyen al alcohol, el formaldehído y los pesticidas, se ingieren con la comida, se inhalan o se absorben a través de la piel.

Mientras el metal y las sustancias químicas tóxicas pueden destruir la capacidad del cuerpo para resistir a la enfermedad, además de provocar trastornos como úlceras o cansancio crónico, la más asociada con la rinitis alérgica y otras formas de alergia es una tercera clase de toxinas: las bacterias. Las bacterias y las levaduras, que pueden ingerirse con los alimentos y también al aspirar, se absorben a través del aparato digestivo y se dirigen al resto del organismo para alterar las funciones corporales. Los resultados pueden incluir asma y alergia, o también úlceras, problemas tiroideos, colitis y trastornos inmunológicos.

Las alergias comienzan en el intestino. Para absorber los alimentos en forma adecuada, el aparato digestivo debe hallarse en un estado de equilibrio y relajación, o «parasimpático». Sin embargo, debido a la acumulación de toxinas en el organismo, la sangre pierde su equilibrio. El aparato digestivo, o el intestino, se vuelve permeable. Las partículas de alimentos comienzan a parecer sustancias extrañas al sistema inmunológico, que reacciona del mismo modo ante las toxinas y las sustancias inofensivas como la comida y los alérgenos comunes (el polen, por ejemplo). El organismo forma complejos inmunológicos quc se salen del intestino y van hacia las extremidades, donde comienzan a generar enfermedad.

El resultado es la alergia, con síntomas que pueden adoptar la forma de rinitis alérgica y fiebre del heno, alergia cutánea, alergia a alimentos, reacciones alérgicas a la contaminación atmosférica y asma. La reacción a esas «sustancias extrañas» también pueden provocar una variedad de enfermedades relacionadas. Por ejemplo, las sustancias ante las que el cuerpo está reaccionando pueden alojarse en las articulaciones y causar artritis cuando el organismo literalmente se come sus propios tejidos. El asma se produce cuando los complejos inmunológicos se alojan en los conductos bronquiales y producen inflamación.

Al basarse en la creencia de que la alergia es provocada por el medio ambiente, los remedios naturopáticos para la alergia y el asma se proponen trabajar en colaboración con la naturaleza, en lugar de hacerlo en contra de ella, para llegar a la causa de la alergia. Una buena analogía para entender este enfoque es pensar en una planta. Si se coloca en una tierra rica en nutrientes y libre de toxinas, y además recibe luz, agua y oxígeno adecuados, la planta crecerá con fuerza. Los seres humanos también se desarrollarán sanos en un medio ambiente en el que tengan nutrición, luz, aire puro, estrés mínimo, buenas relaciones y una autoimagen positiva. Puesto que las alergias son el resultado de desequilibrios en estos elementos, el restablecimiento del equilibrio puede traducirse en curación.

El tratamiento de la alergia y del asma puede comenzar con la prescripción por parte del naturópata de técnicas que estimulen la eliminación de la acumulación de toxinas. Estas técnicas pueden ser el ayuno y, en algunos casos, enemas. De acuerdo con la naturaleza de la dolencia, también se indicará al paciente que evite los alimentos que contengan determinadas sustancias químicas, como colorantes o conservantes. También pueden prescribirse complementos vitamínicos para corregir deficiencias y aumentar las reservas naturales del organismo. Para la rinitis alérgica, la fiebre del heno y el asma también suelen prescribirse medicinas botánicas con el propósito de aliviar la inflamación del aparato respiratorio. Asimismo, pueden introducirse ejercicios físicos y otras modificaciones del estilo de vida.

Es importante tener presente que los naturópatas consideran a cada individuo como único, con unas condiciones medioambientales específicas, y un estilo de vida y una constitución física propios. El naturópata se centra en corregir los desequilibrios internos y externos que se traducen en síntomas de alergia.

El trabajo con el naturópata

Al tratar a los pacientes, el naturópata tiene dos objetivos. El primero es colaborar con él en la autocuración y el segundo es guiarle para que desarrolle un estilo de vida más sano, a fin de evitar más enfermedad. En el curso de la primera visita, el naturópata obtendrá la mayor información posible acerca de usted y de su enfermedad. Para lograrlo, le hará preguntas minuciosas sobre sus síntomas, su estado emocional y su estilo de vida. De especial interés serán la dieta, el tipo de medio físico en que vive y toda clase de estrés que pueda experimentar en esos momentos. Asimismo, le efectuará un examen físico, similar al que podría hacer un médico convencional, posiblemente complementado con pruebas de laboratorio y radiografías.

A partir de aquí, el tratamiento variará de un naturópata a otro. Algunos se especializan en medicina botánica y prescriben remedios herbales, complementados con vitaminas, ejercicio, recomendaciones dietéticas y otros enfoques holísticos tradicionales. Otros naturópatas comenzarán con la dieta y otras modificaciones del estilo de vida, y posiblemente más adelante utilizarán intervenciones directas como medicinas herbales. El enfoque que adopte el naturópata dependerá no sólo de su formación, sino también de las conclusiones a que llegue después de examinarle.

Debido a la preocupación que los naturópatas tienen por el medio ambiente y su papel en el desarrollo de alergias y asma, es probable que la parte inicial del tratamiento sea alguna forma de desintoxicación. La desintoxicación podría lograrse mediante el ayuno; ciertamente, es el modo más rápido de que el cuerpo elimine desechos y se sienten las bases para el comienzo del proceso curativo. En general, un ayuno breve dura de tres a cinco días, tal vez empezando después de un fin de semana, y su forma más pura sólo permite la ingestión de agua destilada, aunque podrían admitirse los zumos de frutas o de verduras. Durante ese tiempo se recomienda reposo, así como abstinencia de cualquier forma de sustancias químicas, incluidos el jabón y las lociones para la piel. Después del ayuno, o en lugar de él, se recomienda un programa gradual de desintoxicación. Los naturópatas suelen prescribir complementos de vitamina C y medicinas botánicas para ayudar a desintoxicar el hígado y reforzar el sistema linfático.

Manténgase en contacto estrecho con su naturópata e infórmele tanto de las mejorías como de los cambios en los síntomas. Asimismo, si está recibiendo un tratamiento regular por parte de un médico, asegúrese de que éste se halla al tanto de que usted está sometido a un programa de tratamiento naturopático. Por ejemplo, el ayuno no se recomienda si sufre de anemia, diabetes u otra enfermedad crónica. Las medicinas herbales pueden no ser compatibles con otros medicamentos que esté tomando. Y los síntomas de asma pueden llegar a ser rápidamente fatales, por lo que es importante poder contar con asistencia médica en caso de emergencia.

La naturopatía es compatible con la medicina botánica y la homeopatía; algunos homeópatas se inspiran muchísimo en estas dos fuentes en su enfoque para determinar el tratamiento. En realidad, lo más probable es que no tenga que acudir a un profesional de las dos especialidades. Si lo hace, asegúrese de que ambos están al tanto de ello. Los naturópatas también utilizan la meditación, el masaje, la nutrición, la visualización y otras técnicas alternativas. Una vez más, asegúrese de que su naturópata está al tanto de cualquier otro enfoque curativo que pueda estar practicando.

Nutrición

El capítulo 2 incluía un apartado sobre nutrición en el que se hablaba de los grupos de alimentos básicos. Y allí se ponía énfasis en la importancia de seguir una dieta bien equilibrada, con cantidades adecuadas de proteínas, grasas, carbohidratos, vitaminas y minerales. También se señalaba el papel de la fibra en la dieta, además de hacerse hincapié en las frutas y en las hortalizas y legumbres. Quizá desee repasar esta información de vez en cuando para asegurarse de que sigue esas pautas en su propia dieta.

Muchos de los enfoques naturales para el tratamiento del asma y de la alergia que se describen en éste y en próximos capítulos también abordan la cuestión de la dieta. Por ejemplo, algunos naturópatas se especializan en nutrición, y la mayoría de los profesionales naturopáticos evaluarán su dieta y harán recomendaciones al respecto. Es muy probable que los facultativos de medicina botánica, los médicos homeopáticos y los profesionales en áreas como la aromaterapia y la acupresión aborden con usted la cuestión nutricional. Por ejemplo, pueden recomendar ciertos alimentos que funcionan bien con las medicinas herbales que está tomando, pero en general le ofrecerán pautas generales para una dieta sana y le animarán a prestar más atención a lo que come.

La mayoría de los facultativos naturopáticos creen que la dieta juega un papel sustancial en el asma y en las alergias, aunque no se ponen de acuerdo acerca de cuál es su grado de importancia y de cómo debería usarse en el tratamiento. Los naturópatas ven una fuerte conexión entre la dieta de la primera etapa de la vida, comenzando con el período de lactancia, y el hecho de que se hayan desarrollado alergias más tarde. Otros facultativos creen que determinados alimentos pueden provocar síntomas de alergia y asma y, por consiguiente, evitar su ingestión servirá de protección.

Los expertos en nutrición se sitúan en un espacio intermedio entre estos dos puntos de vista. Si bien algunas alergias pueden relacionarse directamente con la comida, también pueden incidir otros factores como el estrés, la herencia y la presencia de otras afecciones. Y aunque ciertos alimentos pueden provocar síntomas de alergia y asma, también pueden hacerlo los alérgenos transportados por el aire, los cambios en la temperatura, el ejercicio físico, la contaminación atmosférica y muchos otros factores.

Sin embargo, los nutricionistas suelen estar de acuerdo en que seguir una dieta equilibrada contribuirá a mantener al cuerpo fuerte y en buen estado, haciendo que sea menos vulnerable a los efectos de los alérgenos ante los que normalmente reacciona. La evitación de conservantes y otros aditivos que se encuentran en los alimentos ayudará a impedir que se cargue al organismo con sustancias químicas que pueden hacerle incluso más hipersensible a los alérgenos. Además, algunos alimentos están asociados con los síntomas de asma y alergia, por lo que debería evitarse su ingestión cuando éstos se hallen presentes. Por ejemplo, los productos lácteos intensifican la producción de mucosidad y la congestión, y deberían evitarse si se tiene rinitis alérgica o asma. Los huevos se asocian con el eczema. Asimismo, dependiendo de su propia estructura física única, algunos alimentos pueden contribuir a su estado, mientras que no tienen ningún efecto en otra persona.

La dieta de eliminación

Las recomendaciones dietéticas específicas para diferentes tipos de alergias se tratarán cuando sea apropiado en capítulos individuales, en especial en el capítulo 10, que se centra en las alergias a alimentos. Sin embargo, con independencia de que la alergia esté siendo tratada, una de las herramientas básicas que se utilizan para determinar cuáles son los alimentos que actúan como alérgenos es la dieta de eliminación. Los naturópatas emplean la dieta de eliminación para descubrir las alergias a alimentos, y en los apartados sobre naturopatía, cuando fue oportuno, se habló de la dieta de eliminación. No obstante, la dieta de eliminación puede enfocarse desde diferentes perspectivas.

Como se dijo en el apartado de naturopatía, la dieta de eliminación es muy básica y consiste en un grupo escogido de alimentos que no suelen causar reacciones alérgicas. Esta dieta le mantiene nutrido mientras su cuerpo comienza a desintoxicarse de las sustancias químicas y conservantes, así como de los alimentos que provocan alergia que pueden acumularse en él. Al cabo de unos días de seguir esta dieta puede comenzar a introducir nuevos alimentos, uno a la vez, mientras observa atentamente cualquier reacción. Con la dieta de eliminación, comienza esencialmente desde el principio a desarrollar una alimentación adecuada. Una vez que comience a detectar alimentos que le provocan reacciones, sabrá cuáles debe evitar.

El mejor modo para empezar una dieta de eliminación es trabajar con un nutricionista que tenga experiencia en diseñar tales dietas para personas con afecciones alérgicas y asma. El nutricionista estará en condiciones de determinar qué alimentos debería comenzar a eliminar, y cómo debería estructurarse la dieta; asimismo, podrá darle ideas acerca de cuáles son los alimentos sustitutivos sin alterarla. También podrá sugerirle recetas a fin de que no resulte aburrida. Además, un nutricionsita también puede guiarle para llevar un registro de las reacciones que experimente en el proceso, y aconsejarle respecto de la introducción de nuevos alimentos y del momento adecuado para hacerlo.

El contenido específico de las dietas de eliminación varía según el profesional, y se basa también en la afección y en los gustos de la persona. A veces la dieta de eliminación se limita a unos pocos alimentos, incluidas las carnes, las frutas y las verduras y hortalizas. El nutricionista podría recomendarle en principio una dieta determinada y, si su estado no mejora, entonces probará otra.

Las dietas de eliminación no suelen ser severas en absoluto, al menos en las etapas iniciales. Por ejemplo, si su nutricionista sospecha que estimulantes como el café, el té o el chocolate contribuyen a sus síntomas de alergia, en primer lugar podría recomendarle que los elimine durante un mes, y que siga una dieta equilibrada y sana. Si sus síntomas remiten realmente, entonces puede adoptar una dieta sin estimulantes. Si sus sensibilidades son más complejas, tendrá que someterse a una dieta de eliminación más rigurosa, introduciendo los alimentos en forma gradual hasta que haya descubierto a los supuestos culpables.

En general, una dieta de eliminación incluirá carnes y pescados frescos, sin procesar; patatas, legumbres y cereales; hortalizas y verduras y frutas frescas; pan integral; cereales naturales; y beber agua mineral, zumos sin azúcar y té herbal.

Entre los alimentos prohibidos en una dieta de eliminación se contarán el café y el té; bebidas gaseosas y cualquier otro alimento o bebida que contenga azúcar; chocolate; licor; toda forma de colorante y conservante de alimentos, potenciador de sabores, emulsionantes o cualquier otra sustancia química; comidas preparadas como las salchichas; comidas picantes; y comida rápida o de restaurante. La evitación de estos alimentos elimina de la dieta las sustancias que tienen mayores probabilidades de contribuir a la producción de histaminas y añaden toxinas al organismo, que pueden hacerle más hipersensible y más propenso a los síntomas de alergia y asma.

Tenga presente que ante una dieta de eliminación puede experimentar una variedad de reacciones. Por ejemplo, puede sentirse peor porque ha desarrollado una dependencia de la cafeína. O las hortalizas y verduras que come pueden contener residuos de pesticidas; o si no está acostumbrado a comer muchos vegetales, tal vez su organismo no los tolere. También puede sentirse mejor y desear continuar esta dieta a largo plazo o reintroducir en forma gradual algunos de los alimentos prohibidos, como una taza de café de vez en cuando, y ver si los síntomas comienzan a reaparecer.

Puede recomendarse una dieta de eliminación más severa si la que se ha descrito no le hace sentirse mejor. Quizá tenga que eliminar otros alimentos, como cereales, arroz, frutos cítricos, levaduras, cacahuetes, carne de vaca u otros que ingiere en forma habitual y que sospecha pueden contribuir a sus síntomas de alergia o asma. En este punto, debería trabajar en estrecha colaboración con su nutricionista para asegurarse de que satisface sus necesidades nutricionales básicas. Tendrá que reintroducir los alimentos lentamente y en un cierto orden. Por ejemplo, los frutos cítricos deben reintroducirse en la dieta de uno a la vez.

La dieta de eliminación también se tratará en otros capítulos, en especial en el capítulo 10, dedicado a las alergias a alimentos.

El trabajo con el nutricionista

Todos podemos beneficiarnos de una dieta sana, con independencia de que la alergia o el asma sean o no un problema. Sin embargo, la nutrición no es una cura milagrosa. Los orígenes del asma y de la alergia se describieron anteriormente en este capítulo y lo que resulta evidente es que las respuestas no son claras. El asma y la alergia son causados por una gran variedad de factores y aunque una dieta mejor puede ayudar a eliminar algunos de los elementos que conducen a un recrudecimiento de los síntomas, no acabará con ellos. Es posible que llegue a sentirse mejor, pero seguirá padeciendo de alergia o asma.

Trabaje con su nutricionista en el diseño de una dieta que se adapte a su estilo de vida. No se obligue a ingerir alimentos que no le gustan cuando existen alternativas en la misma familia alimenticia. Evite pasarse horas en la cocina preparando platos exóticos, aunque nutritivos, cuando cocinar no suele ser una parte importante de su vida. Y asegúrese de que su dieta incluya alimentos que sean fáciles de preparar y asequibles a la vez. Para elaborar una dieta que satisfaga realmente sus necesidades, trabaje con su nutricionista. Sea sincero acerca de sus hábitos alimenticios actuales y de lo que no tendría dificultades en cambiar, pero también permanezca abierto a las sugerencias de cambios en su dieta que podrían ayudarle realmente a sentirse mejor. Siga las indicaciones de su nutricionista y lleve los registros necesarios de lo que come y de cualquier síntoma que experimente, aunque no le resulte divertido y hasta le parezca aburrido. En ese registro deberá consignar cada cosa que consume, la cantidad que ingiere y a qué hora del día, y los cambios que advierte en su estado. Todo esto será útil a la hora de hacer ajustes en su dieta.

Evite las dietas de moda que prometen resultados fantásticos, pero requieren comprar alimentos envasados y costosos. Estos alimentos pueden contener conservantes y muy pocas calorías y, si se convierten en la base de su dieta, quizá tengan efectos negativos sobre su salud. Todo lo que necesite para su dieta debería conseguirlo en la tienda de comestibles o de alimentos naturales de su barrio, y en el mercado de productos frescos.

No haga cambios radicales en su dieta sin hablar de ello primero con su médico, en especial si en la actualidad está sometido a tratamiento por una afección alérgica específica o asma. Algunas afecciones físicas, como la diabetes y las úlceras, también pueden requerir consideraciones dietéticas especiales. Lo más probable es que su nutricionista y su médico puedan trabajar en forma conjunta, pero lo importante es que se comunique con ambos.

Reflexología

La reflexología es una forma de masaje de zonas de los pies y de las manos llamadas puntos reflejos, que corresponden a órganos, glándulas y músculos del cuerpo. El objetivo de la reflexología es reducir la tensión por medio de esos puntos reflejos y, al mismo tiempo, aliviar los síntomas de dolencias específicas. La filosofía básica que subyace en la reflexología es que la energía del cuerpo fluye a través de canales que terminan en los puntos reflejos de las manos y de los pies. Cuando nos sentimos en nuestro mejor momento, la energía en estos canales fluye sin ninguna dificultad. Cuando la energía está bloqueada, debido a congestión o tensión, se produce la enfermedad. Así, al tratar los puntos reflejos se alivian los síntomas de la enfermedad y se recupera la salud.

En general, una sesión de reflexología dura menos de una hora. Durante ese tiempo el profesional coge un pie a la vez y utiliza las técnicas del pulgar y del índice para trabajar con los puntos reflejos sobre la planta del pie, a los lados y en la parte superior. Para hacer esto correctamente hace falta un alto nivel de habilidad, pues para obtener el resultado apropiado se requieren diferentes intensidades de presión. Y los pies pueden ser sumamente sensibles. La reflexología no conduce necesariamente al alivio inmediato. A menudo, el restablecimiento de un flujo de energía equilibrado a través de los puntos reflejos es un proceso gradual, que requiere una serie de sesiones.

Ante todo, la reflexología brinda una sensación intensificada de relajación. Pero la reducción del nivel de tensión también puede conducir a una circulación mejor, una función neuronal potenciada, y un mayor equilibrio entre los diversos aparatos y sistemas del organismo. La reflexología es también una atención sanitaria preventiva. Al favorecer la relajación y el equilibrio, promueve también la salud del sistema inmunológico, lo cual contribuye a aliviar la sensibilidad excesiva que puede traducirse en reacciones alérgicas.

Cómo funciona la reflexología

Igual que los profesionales de la acupuntura y del shiatsu, los reflexólogos creen que la energía fluye en zonas, o meridianos, a través del cuerpo. La reflexología trabaja con diez zonas de energía que recorren el cuerpo de la cabeza a los pies. Hay cinco de estas zonas a cada lado del cuerpo que van desde la punta de los dedos de las manos, avanzan por los brazos y terminan en los pies. Todos los órganos del cuerpo se hallan a lo largo de esas zonas.

Cada zona es un canal para la energía vital, llamada chi. El trabajo en una zona del pie, o su estimulación por medio de las técnicas de la reflexología, afectará a toda la zona correspondiente en el cuerpo. Por ejemplo, si se trabaja sobre la zona vinculada al hígado, se relajará y energizará a ese órgano.

Los reflexólogos consideran que el pie es una versión en miniatura del cuerpo, y los puntos presentan una disposición similar a la de sus distintos órganos y partes. La curva del pie es similar a la curva de la columna vertebral. Asimismo, puesto que los puntos de reflexología sobre el pie representan a todos los órganos importantes del cuerpo, constituyen una zona eficaz y accesible que puede utilizarse para llegar de inmediato a todas las partes del cuerpo. Debido a que están siempre cubiertos, los pies son más sensibles que otras partes del cuerpo, como pueden ser las manos. Además, los pies están lejos del corazón, donde se centra la circulación de la sangre. El trabajo con los pies lleva a la sangre fuera de las extremidades y aumenta la circulación en todo el cuerpo.

La buena salud requiere equilibrio entre todos los aparatos y sistemas del cuerpo. Las diversas fuentes de estrés en la vida cotidiana sirven para alterar ese equilibrio. El estado que resulta es un sistema inmunológico que se siente atacado y debe hacer frente a la respuesta de luchar-o-huir. Para aquellas personas que por otros factores, como los hereditarios por ejemplo, son proclives a reacciones alérgicas, el sistema inmunológico responde con hipersensibilidad a los alérgenos. Más tarde o más temprano, flotarán en el aire unos gránulos de polen y comenzarán los estornudos.

La reflexología comienza por tratar la alergia y el asma ayudando a sentirse como si se hubiese entrado a un lugar de seguridad. Esto se consigue a través de técnicas que relajan el sistema nervioso, prestando atención especial a los pulmones, los conductos nasales y el pecho. La circulación mejora y llega más oxígeno a las células, con lo cual disminuyen las tendencias del sistema inmunológico de luchar-o-huir. El organismo se normaliza y entonces cuerpo, mente y espíritu trabajan como si fueran uno.

El trabajo con el reflexólogo

La reflexología es un tratamiento excelente para brindar relajación, que, a su vez, puede aliviar los síntomas de alergia y asma. El reflexólogo hablará con usted de sus síntomas y de su estado físico general, le pedirá que se tienda de espaldas sobre una mesa de masaje y comenzará a trabajar con sus pies descalzos. Al principio esto puede parecer extraño, en especial si tiende a tener cosquillas en los pies. El profesional tendrá su propio estilo de tratamiento: puede comenzar la sesión con un masaje en todo el pie, o empezar a trabajar directamente con puntos reflejos específicos. Cuando experimente una sensación de alivio, sienta dolor o le haga cosquillas, no deje de comunicárselo al reflexólogo. Aunque esas zonas deberán ser manipuladas con cuidado, pueden haber otras que requieran estimulación adicional.

El desbloqueo de energía en los meridianos puede ser un proceso gradual, por lo que debería ser consciente de que tendrá que visitar al reflexólogo unas cuantas veces. El mejor modo de saber si la reflexología le ayuda o no es comprobar que comienza a experimentar una mayor sensación de relajación.

También puede aprender algunas técnicas de reflexología para practicar por su cuenta en casa. Sin embargo, tenga presente que la reflexología requiere una ubicación muy específica del pulgar y de los demás dedos de la mano. Aunque se haga una idea acerca de cómo funciona esto a partir de un libro, es más probable que utilice la reflexología con eficacia si pide ayuda a un profesional o toma una clase.

La reflexología funciona bien en combinación con la meditación y los ejercicios respiratorios. Quizá desee tener una lámpara de aroma para perfumar el ambiente, a fin de contribuir a crear una atmósfera de bienestar y relajación.

La reflexología puede aliviar algunos de sus síntomas como consecuencia de contribuir a disminuir el estrés. Sin embargo, no curará su dolencia. También debería consultar a un médico para asegurarse de que recibe el tratamiento más completo posible.

TRATAMIENTOS NATURALES ADICIONALES PARA EL ASMA Y LA ALERGIA

También ofrecemos alternativas adicionales como tratamientos potenciales para el asma y formas específicas de alergia, que se presentarán en los capítulos pertinentes. La lista siguiente incluye esos tratamientos naturales adicionales, con una breve descripción de cada uno de ellos.

Acupresión

La acupresión es un arte antiguo que, en cierta manera, combina la acupuntura con el masaje. Aunque en el tratamiento de acupresión no se emplean agujas, se utilizan los mismos puntos que en la acupuntura. Los profesionales de la acupresión consideran que el uso de los dedos de la mano para presionar esos puntos clave estimula la capacidad natural del cuerpo para curarse. Como otras ramas de la medicina china, la acupresión considera a los síntomas como el resultado de un desequilibrio de la energía que fluye a lo largo de los meridianos que conectan a los aparatos y sistemas del organismo. De este modo, la alergia o el asma se contemplan como el resultado de un desequilibrio que afecta a todo el cuerpo. La acupresión ayuda a equilibrar la energía del cuerpo, a la vez que contribuye a disminuir la tensión y mejorar la circulación.

Si bien sólo un profesional cualificado puede aplicar las agujas de acupuntura, usted puede aprender a utilizar las técnicas de acupresión por su cuenta para ayudarse a aliviar los síntomas de alergia y asma. No hay ningún peligro en emplear la acupresión en casa, siempre que se haga siguiendo atentamente las instrucciones.

Afirmaciones

Las afirmaciones, o autodiscurso, son mensajes que nos enviamos a nosotros mismos y describen nuestras expectativas en una situación determinada. Una afirmación puede consistir en unas pocas palabras, o en una o más oraciones, que se dice a usted mismo, o escribe en un papel, para expresar un resultado que espera obtener. Puede crear sus propias afirmaciones positivas para ayudarse a permanecer relajado y menos afectado por los factores que tienden a desencadenar sus síntomas de alergia y asma.

Ejercicio

El ejercicio físico practicado con regularidad brinda una multitud de beneficios. Mejora la apariencia y estimula los sentimientos de autoestima. Sirve para liberar tensión física y emocional. Desarrolla resistencia, incluida la de los pulmones. Y todos esos beneficios se traducen en una mayor capacidad de acción, pues la persona deja de sentirse víctima de las alergias. La regla básica para elaborar un programa de ejercicio es elegir una actividad que se adapte a sus limitaciones específicas y que resulte placentera. Elija una actividad que mantenga estimulado a su sistema cardiovascular durante media hora aproximadamente (por ejemplo, una caminata rápida). No se exceda en la práctica del ejercicio, en particular en la etapa inicial.

Masaje holístico

El masaje holístico difiere de las otras formas de masaje en que es meditativo y se centra en el desarrollo de una relación pausada y reconfortante entre el dador y el receptor. El masaje holístico puede resultar terapéutico porque favorece la relajación y la sensación de bienestar, brinda un vínculo humano necesario y ayuda a ser más consciente del cuerpo como un todo. Además, tonifica los músculos, mejora la circulación, aumenta el nivel de hemoglobina y estimula al sistema linfático. El resultado es más energía, acompañada de una sensación de mayor tranquilidad y autocontrol.

Llevar un diario

En un diario se registran las actividades cotidianas, las ideas que se tienen al respecto, lo que se siente por quienes intervienen en nuestra vida y lo que se aprende de las situaciones en que nos encontramos. Escribir un diario es un modo de explorar los pensamientos y sentimientos, y de resolver los conflictos y miedos sobre el papel, para generar una sensación de relajación y paz mental.

Macrobiótica

El enfoque macriobiótico de curación se basa fundamentalmente en una filosofía que enfatiza la relación de los seres humanos con la naturaleza y el universo. La curación se produce como resultado de restablecer la relación con la naturaleza, que se ha visto afectada como consecuencia de un estilo de vida y de una dieta antinaturales. Los profesionales de macrobiótica no sólo prescriben cambios en la dieta y en el estilo de vida, sino que también emplean una variedad de tratamientos naturales, muchos de los cuales se basan en plantas e hierbas.

Meditación

La meditación es útil para aliviar el estrés y generar paz y equilibrio interior. Esta paz interior también tiene un efecto calmante sobre el sistema inmunológico, lo cual, a su vez, ayuda a reducir la hipersensibilidad que puede conducir a la reacción alérgica. La mayoría de las técnicas de meditación se basan en religiones orientales, en las que la meditación se utiliza para alcanzar el éxtasis místico. Sea cual sea la técnica que elija aprender, lo que cuenta es el resultado, es decir, la capacidad de crear su propio estado de serenidad.

Psicoterapia

La psicoterapia ayuda a aprender a abordar el estrés de manera efectiva y a conseguir lo que desea en la vida, poniendo orden en el pasado y analizando el modo en que afecta en el presente. En este proceso se puede llegar a entender cómo las alergias y el asma concuerdan con los mecanismos para abordar problemas como la enfermedad, y comenzar a ver qué aspectos de ésta puede controlar. Permite descubrir que uno es capaz de controlar más de lo que piensa. La psicoterapia puede ser un proceso largo y lento, y requiere el compromiso serio de penetrar en algunas cuestiones dolorosas y a menudo confusas. Si no se está preparado para asumir este compromiso, existen formas breves de psicoterapia que pueden enseñar técnicas activas para salir adelante.

Shiatsu

El shiatsu es una forma de masaje que resulta útil en el tratamiento de los síntomas de asma y alergia. El shiatsu es una rama de la medicina oriental y se basa en el concepto de chi, la energía vital que fluye a lo largo de los meridianos que recorren el cuerpo y conectan a los órganos vitales. Este mismo concepto se emplea en acupresión y acupuntura, aunque el shiatsu aplica técnicas diferentes para los mismos puntos del cuerpo. Los profesionales de shiatsu utilizan sus manos para detectar anormalidades en la piel o en los músculos, y tomar decisiones respecto de la forma de tratamiento a aplicar. El shiatsu tiene también un carácter holístico en el sentido de que promueve la salud de la persona como un todo.

Visualización

La visualización se basa en la filosofía de que la vida es un reflejo de todo aquello en lo que creemos y de que ensayamos esas creencias en nuestra imaginación. Por consiguiente, cuando visualiza está usando el poder de su imaginación para crear imágenes mentales de aquello que quiere experimentar en la vida. La visualización es útil tanto para generar un estado de relajación interna como para promover la sensación de salud y de poder ante los síntomas de alergia y asma.

Yoga

Yoga es una palabra del sánscrito que significa «reunión» y se refiere a la armonía entre el cuerpo y la mente. Uno de los sistemas de yoga más populares, el hatha yoga, enfatiza la importancia de la conciencia del cuerpo y de la mente, y enseña varias técnicas de respiración y relajación para alcanzarla. Las técnicas del hatha yoga incluyen a la respiración profunda, que expande los pulmones reforzándolos y, además, contribuyen a la relajación del sistema inmunológico.

4. Rinitis alérgica y fiebre del heno

La rinitis alérgica y la fiebre del heno son, probablemente, las formas más comunes de alergia y la principal causa de incontables horas de padecimiento para quienes las sufren. En este capítulo se tratan las causas y los síntomas de la rinitis alérgica y de la fiebre del heno en los adultos, junto con una variedad de tratamientos naturales. Las alergias infantiles se describen en el capítulo 5.

UNA DEFINICIÓN DE LA RINITIS ALÉRGICA Y DE LA FIEBRE DEL HENO

Los términos «rinitis alérgica» y «fiebre del heno» suelen utilizarse en forma indistinta, pero hay una diferencia sutil entre una y otra dolencia. La fiebre del heno es provocada por el polen de ciertas flores. Sin embargo, no todo el polen provoca fiebre del heno; en general, la provoca el polen ligero de árboles, hierbas y malezas que aparece en primavera y es transportado por el aire, así como el de la ambrosía, que se presenta a finales del verano. Como resultado de esta pauta, la fiebre del heno tiende a ser una afección estacional, que atormenta a quienes la padecen durante la primavera y el otoño.

La rinitis alérgica difiere básicamente de la fiebre del heno, porque quienes padecen de esta afección pueden sufrir durante todas las estaciones del año. Aunque quienes padecen de rinitis alérgica son sensibles al polen, el moho y otras sustancias producidas por la naturaleza, también pueden serlo a alérgenos como el humo, los perfumes, los líquidos limpiadores de cristales, la contaminación industrial, los repelentes de insectos, los productos pesticidas para plantas, etc. La lista es prácticamente interminable. Lo que estos alérgenos tienen en común es que se aspiran.

La rinitis alérgica y la fiebre del heno son también similares en términos del tipo de síntomas que provocan. Los síntomas de la rinitis alérgica incluyen congestión nasal, estornudos, dificultad respiratoria, goteo nasal, secreción nasofaríngea y, con frecuencia, deterioro de la capacidad olfativa. La mayoría de las personas con rinitis alérgica comprueban que los síntomas se agravan por la mañana y cuando están al aire libre. Los síntomas de la fiebre del heno son similares. Incluyen ojos llorosos e irritados, goteo e irritación nasal, estornudos, picor en el paladar blando y en las orejas, y a veces sarpullido.

El principal culpable: El polen

Algo común a la mayoría de quienes padecen de rinitis alérgica y fiebre del heno es la alergia al polen. De hecho, la mayor parte de las alergias que afectan a la nariz, los ojos y los pulmones son provocadas por el polen de las plantas. Con el objeto de reproducirse, las plantas generan microscópicos granos de polen, de forma redonda u oval. En algunas especies, la planta utiliza el polen de sus propias flores para fertilizarse. Otros tipos requieren polinización cruzada, o que el polen sea transferido desde la flor de una planta a la de otra de la misma especie. Esta tarea podría ser realizada por insectos o por el viento.

El polen con mayores probabilidades de provocar una reacción alérgica es el producido por ciertas malezas, árboles e hierbas que carecen de flores vistosas. El polen producido por estas plantas tiene la forma de gránulos pequeños, ligeros, secos y fáciles de transportar. Se han recogido muestras de ambrosía en el mar, a seiscientos kilómetros de la costa, y a tres kilómetros de altura en el aire. Asimismo, estas plantas pueden producir enormes cantidades de polen, millones de granos de polen al día por unidad.

La estructura química del polen es el factor básico que determina si es probable que provoque fiebre del heno. Un polen pesado, como el del pino, cae directamente a la tierra y tiene menos probabilidad de ser inhalado por los seres humanos. Las flores silvestres llamativas o las de la mayoría de los jardines también suelen producir un polen pesado, menos apto para ser inhalado por los humanos. El polen más liviano, como el de la ambrosía, tiene mayor probabilidad de ser transportado por el aire. Otros tipos de polen que provocan alergia son los de la artemisa, el amaranto de raíz roja, el cardo ruso (planta rodadora) y el plátano inglés. Las hierbas que producen polen que causa alergia incluyen al fleo, la agróstide, el sorgo, la hierba forrajera y la hierba de Kentucky. Entre los árboles que tienen un polen que provoca alergia figuran el roble, el fresno, el nogal americano, la pacana, el arce y el cedro.

Es difícil escapar del polen, porque las partículas pueden ser transportadas a lo largo de distancias considerables. Por consiguiente, no sólo es importante conocer las características del entorno inmediato, sino también las de la zona más amplia de la provincia o región en que uno vive y trabaja.

Curas geográficas

Puesto que el polen es estacional, quienes sufren de fiebre del heno experimentarán reacciones sólo en determinadas épocas del año. Cada planta tiene una estación de polinización que es más o menos la misma todos los años, de acuerdo con su localización geográfica. La cantidad de polen presente en el aire se expresa en granos de polen por metro cúbico de aire reunidos a lo largo de veinticuatro horas. Los cómputos de polen son más elevados por la mañana temprano en los días calurosos, secos y con brisa, y son inferiores en los días húmedos y fríos.

¿Piensa en mudarse a regiones que le ayuden a evitar las reacciones alérgicas? Los profesionales de la salud no suelen recomendar a sus pacientes que se muden a otras zonas geográficas para evitar los alérgenos. Ninguna zona del país está verdaderamente libre de ellos. Quizá evite el polen de un lugar determinado y descubra una nueva alergia a la hierba de otro sitio. De todas maneras, a causa del fenómeno de los vientos cambiantes las sustancias inhalantes pueden ser transportadas hacia otras zonas. Quizá desee considerar la posibilidad de tomarse unas vacaciones durante las semanas en que su alergia empeora para escaparse a un desierto o a una playa.

Alergia al moho

El moho es una importante causa de rinitis alérgica durante ciertas estaciones del año, en general desde la primavera hasta finales del otoño, con un período máximo que va de julio al término del verano. Los mohos son plantas de la familia de los hongos. Las semillas de los hongos se llaman esporas. Toda especie produce esporas que difieren en tamaño, forma y color. Cada espora que germina produce nuevos mohos y, a su vez, cada uno de esos mohos a su vez es capaz de generar millones de esporas. Afortunadamente, aunque existen miles de tipos diferentes de mohos, sólo algunos causan alergia.

Las esporas del moho pueden provocar rinitis alérgica cuando se inhalan. Puesto que son de tamaño microscópico, consiguen superar con facilidad los mecanismos de protección de la nariz y del tracto respiratorio superior. Como consecuencia de ello, también pueden causar síntomas de asma con formación de mucosidad, fatiga y dificultad respiratoria.

El moho crece en todo lugar en que hay humedad, oxígeno y otras sustancias químicas que necesitan para prosperar. Predomina particularmente en otoño, cuando se desarrolla en los troncos podridos y en las hojas caídas. También se encuentra en el abono orgánico de los huertos, y puede atacar a cereales como el trigo y la cebada. En el interior de las casas, el moho crece en los sótanos húmedos y en los armarios, así como en los cuartos de baño. También se forma en las plantas de interior, en los humidificadores, en los acondicionadores de aire y en los cubos de basura. Como el polen, el moho es lo bastante liviano como para ser transportado por las corrientes de aire. En algunos casos, hasta puede predominar en el aire sobre el polen.

Los mohos son mucho más persistentes que el polen. Mientras el polen en general desaparece después de la primera helada de otoño, los mohos son capaces de persistir porque algunos pueden crecer en temperaturas casi por debajo de cero. Aunque la nieve puede reducir la cantidad de moho que se encuentra al aire libre, no lo mata. Y después del deshielo de primavera, los mohos prosperan sobre la vegetación que ha matado el frío invernal. En las zonas del país que se mantienen a una temperatura templada a lo largo de las cuatro estaciones, el moho puede causar síntomas de alergia todo el año.

Las personas con alergia al moho seria también pueden experimentar síntomas luego de comer ciertos alimentos como el queso, que contiene hongos. Los champiñones y los frutos secos, igual que los alimentos que contienen levadura, como la salsa de soja, también pueden provocar una reacción alérgica.

Alergia al polvo

La causa más común de rinitis alérgica de duración anual es el polvo doméstico. Por limpia que esté la casa, el polvo logra abrirse camino en ella. Y si tiene sensibilidad a este alérgeno doméstico, puede experimentar molestias tan serias en invierno como en las demás estaciones, pues los sistemas de calefacción por aire lanzan a la atmósfera ambiental partículas de polvo.

Polvo doméstico es un término genérico. En lugar de tratarse de una sustancia única, el polvo doméstico está formado por una amplia variedad de materiales, incluidas las fibras de diferentes tipos de telas como la pelusilla del algodón, y las plumas o el plumón, además de las bacterias y las partículas de la piel humana. También puede contener moho y esporas de hongos, partes de plantas y partículas de alimentos.

El polvo doméstico contiene también ácaros, que son criaturas microscópicas que viven en muebles tapizados, alfombras, colchones y edredones. Los ácaros pueden prosperar a lo largo del invierno si la casa se mantiene cálida y húmeda. Estos ácaros y sus productos de desecho, así como las cucarachas y sus excrementos, pueden exacerbar la rinitis alérgica.

Puesto que el polvo doméstico está formado por numerosas sustancias diferentes, varía muchísimo de una casa a otra. Y aunque una buena organización de la casa puede contribuir a mantenerlo a niveles mínimos, hasta la cantidad más insignificante puede provocar reacciones alérgicas en personas con sensibilidad al polvo doméstico. Además, en lo que respecta a los ácaros, por más que se pase la aspiradora y se quite el polvo nunca podrán eliminarse por completo los que viven en las alfombras.

Alergia a animales

¿El perro le hace estornudar? Los animales de compañía, por simpáticos y cariñosos que parezcan, pueden provocar violentas reacciones alérgicas en personas con alergias a animales. Durante mucho tiempo se creyó que el pelo del animal era la causa de las reacciones alérgicas a los animales. En la actualidad se cree que la causa de estas alergias es la saliva del animal. Los animales se lamen cuando se acicalan y al hacerlo depositan la saliva en su pelo. Una vez que la saliva se seca, es transportada por el aire junto con el pelo y de este modo es inhalada por los seres humanos alérgicos. Los gatos son los animales domésticos con mayor probabilidad de provocar reacciones, porque se lamen más que otros animales y, además, pasan más tiempo en la casa. Otros animales domésticos de pelo como las cobayas y los jerbos también pueden causar reacciones alérgicas, tanto por su saliva como por su orina.

Si recientemente ha adquirido un animal doméstico y aún no ha experimentado una reacción alérgica, ello no quiere decir que esté libre de desarrollarla. La alergia a un animal puede tardar hasta dos años en manifestarse. Y los alérgenos que liberan los animales pueden introducirse en el mobiliario y en las alfombras, permaneciendo activos durante meses. Por lo tanto, si decide buscar otra casa para su mascota, quizá deban transcurrir unos cuantos meses hasta que la suya quede libre de los alérgenos relacionados con el animal.

En realidad, nadie sabe con exactitud qué es lo que provoca la rinitis alérgica y la fiebre del heno. Como ocurre con otras otras formas de alergia, las causas son diversas y complicadas. A continuación se tratan algunos de esos factores.

Herencia

La rinitis alérgica y la fiebre del heno suelen ser afecciones hereditarias. La tendencia a ser alérgico a determinadas sustancias, por ejemplo al moho en lugar de serlo al pelo del gato, también puede ser hereditaria. Usted está en condiciones de saber de cuál de sus progenitores, o pariente cercano, es más probable que haya heredado su alergia. La herencia no sólo interviene en el desarrollo de alergias, sino que también es posible que usted sea el único miembro de su familia que no puede permanecer cerca de un perro sin estornudar.

El medio ambiente

Durante las últimas décadas la contaminación del medio ambiente ha ido en constante aumento. La inhalación de desechos industriales y otras sustancias químicas, así como del humo de tabaco, puede provocar a largo plazo lesiones al aparato respiratorio, entre ellas la susceptibilidad acentuada a la rinitis alérgica y a la fiebre del heno. Si ya tiene una predisposición genética, es probable que las condiciones medioambientales puedan empeorar la situación.

Aditivos alimenticios

Hay una estrecha relación entre dieta y alergia. Si sigue una dieta con fuerte presencia de aditivos alimenticios, incorpora a su organismo toxinas que pueden hacerle incluso más susceptible a la rinitis alérgica y a la fiebre del heno.

Emociones

Las emociones negativas fuertes, como la ira, la frustración y el estrés, pueden debilitar al sistema inmunológico, haciendo más probable el desarrollo de una afección como la rinitis alérgica, en especial si se tiene una predisposición genética.

Aunque no es mucho lo que puede hacerse con los genes, y la exposición al medio ambiente y a los aditivos alimenticios quizá haya intervenido ya en el desarrollo de sus alergias, todavía puede hacer algo al respecto. Y la primera acción a emprender es evitar los alérgenos que provocan sus síntomas de rinitis alérgica. La evitación comienza en casa.

Dónde comenzar: Expulsar la alergia de su casa

Con toda seguridad, conoce el viejo aforismo que dice que la «caridad comienza por casa». Lo mismo sucede con el tratamiento para las alergias. Si su casa está sucia, polvorienta y llena de alérgenos que provocan el recrudecimiento de su rinitis alérgica, ello será perjudicial para su salud. Puede complementar cualquier tratamiento que elija haciendo que el ambiente de su casa esté lo más libre posible de alergia. La lista siguiente indica algunos de los pasos que puede dar.

- Evite las alfombras, pues esconden el polvo doméstico y la caspa animal. Es mucho más fácil mantener limpios los suelos de madera desnuda o de mosaicos.
- Use sólo estores y cortinas lavables. Las persianas venecianas y las cortinas pesadas son lugares apropiados para esconder el polvo.
- Use almohadas de poliéster o de espuma y excluya las de pluma.
- Mantenga el dormitorio libre de muebles y estanterías que cojan polvo, así como de animales de peluche.
- Para evitar la recirculación de polvo, cambie con frecuencia los filtros de la caldera y del acondicionador de aire.
- Use mantas fáciles de lavar y lávelas con frecuencia. Los

edredones de plumón pueden retener el polvo y soltar diminutas plumas alergénicas.

- Prohíba fumar en la casa.
- Forre los colchones y las almohadas con fundas antialér- gicas para protegerlos del polvo, los ácaros y el moho.
- Asegúrese de que la conducción de aire de la secadora esté orientada hacia el exterior, a fin de que el polvo y el moho no queden dentro de la casa.

El polvo superficial puede exacerbar las alergias todo el año, pero es posible controlar los riesgos de alergia manteniéndolo al mínimo. Pase el aspirador con frecuencia y quite el polvo con un paño humedecido con agua o aceite. Cuando quite el polvo, póngase una máscara o, si es posible, pídale a una persona no alérgica que haga esta tarea por usted. Asimismo, elimine de su casa aquellos objetos que retengan el polvo. Por ejemplo, los muebles tapizados juntan y retienen polvo, mientras que los de madera o forrados de cuero no lo hacen. Prefiera las bibliotecas y los armarios con puertas a las estanterías abiertas donde el polvo puede acumularse.

Puesto que las alergias suelen empeorar por la noche, igual que el asma, el dormitorio merece una atención especial. Siga los consejos dados en los párrafos precedentes para mantener su dormitorio libre de polvo y otros alérgenos. Además de utilizar almohadas de espuma y de evitar edredones y colchas que retengan el polvo, mantenga cerradas las puertas de los armarios. El polvo puede acumularse sobre las ropas y demás objetos que se guardan en ellos, y este polvo puede terminar flotando en el aire que respira mientras duerme.

También puede controlar el ambiente de su casa. Use el acondicionador de aire para mantener el aire interior libre de la humedad que estimula el crecimiento de moho y ácaros. Si no tiene un acondicionador de aire en el dormitorio, piense en la posibilidad de poner uno. Además, limpie con frecuencia el filtro del acondicionador de aire y cambie los filtros de la caldera.

Y después de haber terminado con las medidas preventivas, incluida la limpieza de su casa, puede pasar a explorar modos de tratar sus síntomas.

EL TRATAMIENTO DE LA RINITIS ALÉRGICA Y DE LA FIEBRE DEL HENO CON MEDICINA NATURAL

Como sucede con otras alergias, el enfoque que hace la medicina natural de la rinitis alérgica y de la fiebre del heno es holístico, más que específico. Por ejemplo, un médico le hará pruebas para determinar si es alérgico a determinadas sustancias, como ciertos tipos de polen, moho y saliva animal. Luego, es probable que el tratamiento incluya vacunas para desensibilizarle a esos alérgenos específicos, complementadas con descongestivos y antihistamínicos para aliviar los síntomas. La medicina natural, por su parte, adopta un enfoque más amplio.

La mayoría de los profesionales de medicina natural admiten el papel de los factores hereditarios en la rinitis alérgica y en la fiebre del heno, y consideran que los síntomas tienen sus raíces en el sistema inmunológico. Sin embargo, más que centrarse en alérgenos específicos y en el modo en que afectan al organismo, el tratamiento de medicina natural se orientará hacia la conexión entre mente, cuerpo y espíritu. Esto podría incluir la curación por medio de tratamientos como la acupuntura y la medicina botánica de los desequilibrios orgánicos que provocan reacciones excesivas ante los alérgenos inhalados. El tratamiento también podría incluir el alivio del estrés que vuelve vunerable al sistema inmunológico a través de prácticas como la meditación y la visualización. Las alternativas de medicina natural también incluirán recomendaciones para mejorar la actitud ante la vida e introducir cambios en el estilo de vida, especialmente en lo concerniente a la dieta y al ejercicio.

La medicina natural ofrece una variedad de opciones para tratar la rinitis alérgica y la fiebre del heno. Muchas de esas opciones se describen en este capítulo. No obstante, no tome decisiones sobre tratamientos sin hablar con su médico. Y antes de disponerse a interrumpir alguna medicación para la alergia, hable con su médico y con su naturópata de las implicaciones potenciales de esa decisión.

Acupuntura

La acupuntura, que se trató en el capítulo 3, puede controlar, y también eliminar, la rinitis alérgica y los síntomas de fiebre del heno. Puede ser especialmente útil recibir tratamientos de acupuntura por parte de un profesional cualificado en la temporada previa a la aparición de los síntomas. Por ejemplo, los tratamientos durante los meses de invierno pueden reforzar el organismo antes de la arremetida del polen de primavera.

Acupresión

La acupresión es una forma de masaje, que se basa en la misma filosofía y utiliza los mismos puntos del cuerpo que la acupuntura. La acupresión emplea técnicas muy específicas al aplicar presión para estimular la capacidad natural del cuerpo para curarse. Esta estimulación hace que se liberen endorfinas, que son sustancias químicas que alivian el dolor y reducen el estrés. Esto contribuye a que el cuerpo recupere su equilibrio interno e intensifica la capacidad del sistema inmunológico para trabajar con eficacia.

Como los acupuntores, los profesionales de la acupresión consideran a los síntomas como el resultado de un desequilibrio de la energía que fluye a lo largo de los meridianos que conectan a los aparatos y sistemas del organismo. La rinitis alérgica se considera el resultado de un desequilibrio que afecta a todo el organismo. La acupresión contribuye a reequilibrar la energía del cuerpo, lo cual también alivia la tensión y mejora la circulación.

El tratamiento de acupresión sintomático sirve para aliviar la congestión y los estornudos que acompañan a la rinitis alérgica y a la fiebre del heno. Pueden utilizarse puntos de acupresión específicos para aliviar esos síntomas reconduciendo el flujo de energía y promoviendo la curación. Aunque este tipo de acupresión no ofrece curación, puede emplearse para reducir los síntomas antes de que lleguen a ser serios. Con práctica, la acupresión puede usarse incluso para ayudar a prevenir los síntomas de alergia. Para contribuir a resolver el desequilibrio energético subyacente sería más efectivo someterse a tratamientos de acupuntura con regularidad.

Pautas de la acupresión

Cuando practique la acupresión por su cuenta, el hecho de seguir en la medida de lo posible unas pautas básicas le ayudará a asegurarse un resultado provechoso. En primer lugar, use siempre ropa suelta y cómoda. Y siéntese, o acuéstese, según el tipo de tratamiento, en una habitación silenciosa en la que no le molesten. La música suave también ayuda a crear una atmósfera relajante.

Los puntos de acupresión están en la superficie de la piel, de modo que debe presionar con suavidad para no producirse magulladuras. Algunas técnicas pueden requerir que el punto de acupresión se presione con firmeza. Sin embargo, en general sólo se requiere un ligero toque. Lo más importante es seguir las instrucciones cuidadosamente para encontrar la localización exacta del punto de acupresión. La mayoría de los puntos de acupresión se localizan en unas leves hendiduras o depresiones debajo de la piel. Al localizar un punto puede experimentar un poco de dolor o una sensación de hormigueo. Cuando desarrolle su habilidad para aplicar acupresión, manténgase centrado en localizar los puntos de acupresión y estímulelos levemente. Una vez que llegue a dominar y madurar su técnica, estimular el punto adecuado será algo natural.

Alivio de los síntomas de rinitis alérgica con acupresión

A continuación se incluyen algunos ejercicios que pueden ayudar a aliviar los síntomas de la rinitis alérgica y de la fiebre del heno. Pruébelos en usted o pídale a una persona amiga que le ayude.

Estornudos y congestión nasal

El alivio de los estornudos, de la congestión nasal y del dolor de los senos frontales y malares comienza en la mano. Uno de los puntos antihistamínicos del cuerpo, que en la medicina china recibe el nombre de Valle de Confluencia, se localiza en el centro de la membrana entre los dedos pulgar e índice (el intestino grueso, punto número LI 4 del gráfico). Localice este punto y aplique una suave presión colocando el pulgar derecho sobre la parte superior del centro de la membrana de su mano izquierda. Presione suavemente sobre ese punto con el pulgar derecho, orientando la presión hacia el hueso que conecta con el dedo índice izquierdo. Haga respiraciones hondas y sostenidas mientras continúa presionando. Debería continuar con esto hasta completar un minuto. Repita el ejercicio con la otra mano.

Utilice también los dedos índices para presionar entre los huesos de la parte superior de sus pies en el punto que se encuentra entre el dedo gordo y el siguiente (el hígado, en el punto número Lv 3). Frote esta zona con firmeza, dirigiendo la presión hacia el hueso que conecta con el segundo dedo del pie.

Dolor de cabeza y ojos inflamados

Síntomas como el dolor de cabeza y los ojos inflamados pueden aliviarse aplicando presión en el punto que se encuentra aproximadamente a 1,25 cm por debajo de la base del cráneo, llamado Pilar. Columna Celestial (B 10). Esta zona se localiza en los músculos que se hallan a los lados de la columna vertebral. Use los pulgares y presione con fuerza sobre ambos lados durante un minuto.

Ojos llorosos y cabeza congestionada

Para aliviar los ojos llorosos y la cabeza congestionada, empiece por presionar el tabique nasal entre los dedos pulgar e índice. Presione hacia arriba en las depresiones de las cuencas oculares. Con la otra mano, use la punta de los dedos para coger ambos lados de la nuca. Utilice la punta de los dedos sobre el lado izquierdo y el pulpejo de la mano sobre el lado derecho para presionar con fuerza los músculos del cuello. Cierre los ojos y mantenga la presión sobre esos puntos durante al menos un minuto, mientras respira hondo.

El trabajo con un profesional de acupresión

La acupresión puede conducir al alivio de los síntomas de alergia. Sin embargo, no es algo mágico. Para lograr que funcione es necesario que siga atentamente las instrucciones del profesional y que realice los ejercicios según sus indicaciones. Si los síntomas de alergia no remiten, o si se desarrollan otros, debería comunicárselo al profesional a fin de que reajuste su tratamiento. Si no se produce un cambio positivo, quizá el tratamiento no sirva para su dolencia. La acupresión es un buen complemento de los remedios herbales y de la meditación.

Afirmaciones

Lo más probable es que cuando entre en contacto con un alérgeno, o sienta la inminencia de una reacción alérgica, comience a decir a su organismo que se prepare para el ataque. Por ejemplo, cuando escucha por la radio el informe sobre el tiempo anunciando que habrá un alto contenido de polen en el aire, usted se dice algo parecido a esto: «Hoy me pasaré todo el día estornudando». Aun cuando no sea consciente de estos mensajes, es probable que espere lo peor.

Las afirmaciones, o autodiscurso, son mensajes que nos damos a nosotros mismos y que definen nuestras expectativas en una situación determinada. El autodiscurso puede ser positivo o negativo, según lo que se espere. Cuando la alergia le moleste, puede utilizar el autodiscurso positivo, con afirmaciones que le recuerden que no tiene que ser víctima del polen, del pelo del gato o de cualquier otra sustancia que le haga daño. En realidad, mediante el uso de afirmaciones redefine a un alérgeno como una sustancia neutral e inofensiva, ante la que no debe reaccionar. La práctica de afirmaciones puede ayudarle a centrarse positivamente en sentirse mejor y, cuando se halle en medio de una reacción alérgica, producirle un efecto calmante que, a su vez, relaje al sistema inmunológico y reduzca los síntomas. Éstas son algunas afirmaciones a emplear para la rinitis alérgica y la fiebre del heno:

- El pelo del gato no es más que pelo de gato. No es una amenaza para mí.

- Me encanta la primavera y la renovación constante de la naturaleza. Disfruto con los árboles y las flores.
- Mis síntomas de alergia están desapareciendo. No tengo por qué ser alérgico.
- El mundo es un lugar seguro y afable. Me siento protegido.

Elija los alérgenos a los que es más sensible y genere afirmaciones para contrarrestar los efectos que tienen sobre usted. Escriba las afirmaciones en una hoja de papel o en tarjetitas, y téngalas a mano como recordatorios de autodiscurso positivo. Quizá prefiera pegarlas sobre el fregadero de la cocina o cerca del espejo del baño para mantenerse centrado en ellas.

El mejor momento para decir afirmaciones es durante la mañana, cuando la mente está fresca, así como por la noche antes de acostarse. Quizá desee también grabar sus afirmaciones y luego escucharlas mientras conduce o hace los trabajos de la casa.

Existe una amplia variedad de libros que describen el uso de afirmaciones y enseñan a escribir las propias.

Aromaterapia

Ésta es la clave de cómo puede ayudarle la aromaterapia a aliviar la alergia: Mientras aspira alérgenos que se traducen en reacciones de rinitis alérgica y fiebre del heno, también puede aspirar alivio utilizando técnicas de aromaterapia.

La aromaterapia puede administrarse por medio de compresas calientes. Esto no sólo favorece la relajación, sino que también ayuda a que los aceites penetren profundamente en los poros de la piel. Para usar este método, vierta unas gotas de aceite en un recipiente con agua caliente. Sumerja en el agua una toallita, estrújela y luego colóquela sobre la parte del cuerpo que quiere tratar. Cuando la compresa se enfríe, proceda a quitarla y, si lo desea, repita la operación con más agua caliente. Una compresa fría con menta o limoncillo puede aliviar el dolor de cabeza que acompaña a la rinitis alérgica y a la fiebre del heno. Los aceites esenciales aplicados directamente a la piel pueden resultar útiles para aliviar los síntomas de la rinitis alérgica y de la fiebre del heno.

A continuación se indican algunos aceites esenciales que pueden ser útiles para tratar los síntomas de estas dolencias. Asimismo, se sugieren alternativas para emplear estos aceites en la aplicación de la aromaterapia.

Angélica

La angélica es una planta de altura considerable, común en las regiones templadas. El aceite esencial se extrae de sus raíces. Para tratar la congestión y los problemas respiratorios, use dos o tres gotas de angélica en una lámpara de aromas tres veces al día. Cuando se emplea en un aceite de masaje, la angélica mejora también la circulación y favorece la salud general.

Melisa

La planta de melisa es un miembro de la familia de la menta y crece en todo el mundo, incluida América del Norte. Tiene una larga historia de uso para tratar la ansiedad, la depresión, el latido irregular y los problemas respiratorios. La melisa también es utilizada por los aromaterapeutas para tratar la rinitis alérgica y la fiebre del heno, pues ayuda a reducir los síntomas mediante de sus propiedades curativas. Si desea emplear la melisa para aliviar la alergia, añada unas gotas a una lámpara de aroma. También puede ingerir dos o tres gotas por vía oral.

Cedro

Se extrae de la corteza del cedro, que crece principalmente en Marruecos. El uso del cedro se remonta a los antiguos egipcios, que lo empleaban como repelente de insectos y para la momificación, y a lo largo de los siglos sus propiedades curativas también han llegado a ser evidentes. El cedro es útil para tratar las afecciones bronquiales y la tos que acompañan a la rinitis alérgica, pues contribuye a despejar los conductos y actúa también como un expectorante. Pueden ingerirse por vía oral hasta dos gotas de aceite de cedro diluidas en agua, dos veces al día. También pueden añadirse unas gotas de este aceite a una lámpara de aroma.

Siempreviva

La siempreviva es una planta con flores que crece en la América tropical. Su aceite es un tratamiento reconocido para dolencias crónicas, en particular aquellas que se relacionan con la piel, el sistema linfático y las membranas mucosas. Resulta benéfico para quienes padecen alergias, así como para aquellos afectados por irritantes medioambientales e industriales. Para el tratamiento de la rinitis alérgica y de la fiebre del heno hay que mezclar unas gotas de aceite de siempreviva con agua y verterlas en una lámpara de aroma. Este aceite también funciona bien en combinación con la angélica.

Según cuáles sean sus alergias, algunos aceites esenciales funcionarán mejor con otros. Pruebe algunos aceites diferentes, solos y en combinación, y descubra cuáles funcionan mejor en su caso. Si no observa ninguna mejoría después de inhalar estos aceites, y en particular si siente que pueden estar contribuyendo a sus alergias, debería interrumpir este tratamiento.

Medicina botánica

Muchas de sus dolencias, incluidas las alergias, tienen relación con el ambiente en que vive, e incluso son causadas por éste. Así como usted adopta las características de su entorno, lo mismo hacen las hierbas. De este modo, las hierbas que existen a su alrededor son las que tienen mayores probabilidades de ayudarle porque, aportan la energía curativa de su ambiente local. Por ello, el tratamiento de las alergias con las hierbas del entorno es algo similar a recibir vacunas que contienen los alérgenos que más le afectan.

La rinitis alérgica y la fiebre del heno, así como otras alergias, pueden considerarse de carácter frío o caliente. El profesional de medicina botánica hará este diagnóstico luego de examinar a fondo su estado general. Por ejemplo, el exceso de mucosidad puede ser el resultado de una afección fría, mientras que el dolor de garganta puede ser una dolencia caliente. Para tomar una decisión, el profesional examinará el estado de la lengua, la presencia o ausencia de sudor, el apetito y la digestión, y los factores relacionados. Luego elegirá hierbas con propiedades específicas a fin de reducir los síntomas y contribuir a fortalecer el cuerpo contra nuevos ataques.

Las hierbas son multifacéticas: una hierba individual puede tener una variedad de efectos positivos sobre los diversos aparatos y sistemas del cuerpo humano. Cuando se utilizan en combinación, estos efectos se multiplican. Y puesto que una afección individual, como la rinitis alérgica o la fiebre del heno, va acompañada tanto de una variedad de síntomas diferentes como de diversos factores debilitadores del cuerpo, un tratamiento bien enfocado con una variedad de hierbas puede resultar útil para tratar síntomas y fortalecer al cuerpo al mismo tiempo.

Cuando las hierbas se emplean para tratar alergias y afecciones relacionadas como la ansiedad, el cuerpo puede tener una variedad de respuestas. Una hierba determinada eliminará toxinas y esto podría implicar una acción laxante o que estimule la sudoración; otras tendrán un efecto fortalecedor. Es importante tener presente que si las alergias han desgastado su cuerpo, el empleo de una hierba laxante puede debilitar aún más su organismo. Por lo tanto, como con otros tratamientos naturales, es una buena idea asegurarse de que sabe cómo podría responder su cuerpo a una hierba determinada.

A continuación se incluyen ejemplos de hierbas que suelen utilizar los profesionales de medicina botánica para tratar la rinitis alérgica y la fiebre del heno. No obstante, no debería emprender ninguna terapia herbal sin consultar antes a su médico.

Astrágalo o tragacanto

Es una raíz de sabor dulce, que se emplea para fortalecer y energizar al cuerpo, y para tratar enfermedades como los resfriados y la gripe. Es particularmente efectiva para tratar problemas pulmonares y, por consiguiente, resulta útil para tratar los síntomas de alergia, en particular la congestión y la debilidad pulmonar. El astrágalo puede cocinarse en sopas o con cereales, o usarse para preparar un té.

Damiana

Las hojas de la planta de damiana, una hierba de sabor picante, son útiles para tratar la congestión que puede acompañar a una reacción alérgica. Para usar la damiana en un té herbal siga estas instrucciones:

1. Coloque 25 gramos de hierba de damiana en una tetera.
2. Hierba medio litro de agua en otro recipiente y luego viér tala en la tetera con la damiana.
3. Cubra la tetera y deje en infusión durante al menos quince minutos.
4. Cuele la infusión y bébala caliente o fría.

Cilantro

Se extrae de los frutos y de las hojas del árbol del cilantro, tiene un sabor amargo y puede resultar levemente tóxica. Es sumamente útil como expectorante; expulsa la mucosidad de los pulmones, además de aliviar la tos y la fatiga que acompaña al asma y a la alergia. El cilantro puede comprarse en forma de extracto, pero también es posible tomarlo como un té. Debido a su carácter potencialmente tóxico, en particular cuando se usan sus frutos, es mejor emplearlo bajo el asesoramiento de un profesional de medicina botánica.

Mostaza

El uso de semilla de mostaza tiene una larga historia como remedio popular. Es útil para estimular la circulación y aliviar la congestión. Cuando se emplea para tratar las alergias, la mostaza puede administrarse en la forma de una cataplasma que se coloca sobre el pecho. Para preparar la cataplasma, mezcle una cucharada de polvo de mostaza con cuatro cucharadas de harina, preferiblemente de trigo integral, y forme una pasta espesa añadiendo un poco de agua. Extienda esta mezcla sobre una tela de algodón y aplíquela sobre el pecho. Quizá desee colocarse una tela limpia sobre el pecho antes de aplicarse la cataplasma, a fin de proteger su piel del contacto directo con la mostaza. Quite la cataplasma cuando comience a experimentar una sensación de ardor.

Menta

La menta se ha utilizado durante mucho tiempo como hierba medicinal y resulta útil para tratar una variedad de dolencias, incluidas la congestión nasal y pectoral. Para preparar un té, use 25 gramos de hierba de menta y siga las instrucciones indicadas en párrafos precedentes. También puede verter unas gotas de aceite de menta en agua hirviendo y proceder a inhalar el vapor para despejar los conductos nasales.

La utilización de las hierbas es relativamente fácil y segura si se emplean externamente o en bolsitas de té. Y hay muchos libros excelentes que pueden guiarle en la elección y preparación de sus propias fórmulas herbales. Sin embargo, si quiere sacar el mayor provecho de las hierbas, es mejor que trabaje con un profesional.

Como se dijo anteriormente en este apartado, así como en el capítulo 2, un profesional de medicina botánica o un herbalista querrá entender sus alergias desde la perspectiva de la filosofía de la medicina herbal. Querrá saber si sus síntomas son el resultado de una afección caliente o fría, y esto requerirá conocer el estado general de su cuerpo, por dentro y por fuera, desde la cabeza a los pies, el tipo de alimentos que ingiere, el medio ambiente en que vive y su actitud emocional. Estos factores tienen una influencia directa sobre el modo en que se han desarrollado y se manifiestan sus alergias. Los tratamientos herbales prescritos por el profesional se centrarán tanto en tratar su afección como en equilibrar las energías de su cuerpo.

Mientras que las hierbas usadas externamente, bajo el asesoramiento de un profesional, se consideran seguras en general, la ingestión de hierbas (así como el uso de bolsas de té de hierbas) debe hacerse con suma cautela, en particular si se padecen alergias a alimentos. Hable con su médico antes de emprender un tratamiento con medicina herbal para asegurarse de que éste no interferirá con otros medicamentos que pueda estar tomando.

Masaje holístico

La hipersensibilidad que acompaña a la rinitis alérgica y a la fiebre del heno puede ser, en parte, el resultado de sentimientos como ansiedad, ira o soledad. Cuando estos sentimientos se instalan en nuestro organismo, nos mantienen nerviosos, y cuando finalmente se expresan, pueden traducirse en síntomas como estornudos y tos. El masaje holístico no es una cura para estos sentimientos, pero puede resultar útil para promover la relajación y la sensación de bienestar.

Cómo dar un masaje holístico

La persona que recibe el masaje suele estar desnuda, o al menos con el mínimo de ropas. La sesión comienza con la persona receptora tendida sobre su estómago, en un colchón cómodo encima del suelo, mientras quien va a dar el masaje le aplica aceite con suavidad. Para este fin puede emplearse aceite de coco o vegetal. Asimismo, los aceites adecuadamente diluidos pueden añadir una dimensión terapéutica adicional a este proceso, en particular los aceites de jazmín y de mandarina. Al principio el contacto es muy suave, acariciando la espalda con el aceite y desplazándose en forma gradual hacia la parte del cuerpo que será masajeada en primer término.

Hay cientos de toques que pueden usarse en masaje holístico. Algunos de los básicos incluyen toques largos y deslizantes, que se realizan moviendo la superficie de las manos hacia arriba y abajo a lo largo de las curvas del cuerpo. Otro toque, llamado cosquilleo, implica ligeros toques de la piel con la punta de los dedos, alternando las manos, para promover la relajación. Los toques que implican aplicar más presión incluyen un movimiento de amasado en el cual el masajista coge y aprieta una zona de carne, alternando las manos en un movimiento rítmico. Entre los toques particularmente buenos para estimular la circulación se cuentan el que emplea el lado o la base de los puños para golpear levemente la carne, siempre alternando las manos en forma rítmica. La secuencia de masaje holístico comienza en la espalda, pasando al dorso de las piernas, a los hombros, el cuello y el cuero cabelludo, a la cara, las manos y los brazos, y luego a la parte frontal del torso y de las piernas.

Quienes padecen de rinitis alérgica y de fiebre del heno suelen desarrollar tensión en el pecho y en los hombros, como resultado del estornudo constante y de la congestión del pecho. Preste especial atención a estas zonas dedicando más tiempo de masaje a la parte superior de la espalda, así como a la región del pecho y de los hombros. Esto incluye amasar los pectorales y utilizar los dedos para presionar entre las costillas. La estimulación de la relajación y del equilibrio en estas zonas puede ayudar a aliviar la hipersensibilidad.

Como se dijo antes, los aceites esenciales de aromaterapia pueden diluirse para emplearlos como aceites de masaje; asimismo, la utilización de una lámpara de aromas durante una sesión de masaje puede contribuir a generar un ambiente relajante. El masaje es universalmente compatible con otros enfoques naturales para tratar la rinitis alérgica y la fiebre del heno y, a menos que usted o la persona que le masajea tenga una afección física que impida que la toquen, por ejemplo una inflamación cutánea, presenta pocos riesgos.

Homeopatía

El objetivo de la homeopatía es ayudar al proceso de curación natural de manera que se rompa el ciclo estrés-enfermedad-síntomas. La concepción homeopática de la alergia responde a este enfoque. Los síntomas de rinitis alérgica, estornudos, tos y ojos llorosos, por ejemplo indican que el sistema inmunológico tiene problemas.

Cuando el sistema inmunológico trabaja en su nivel óptimo, es capaz de distinguir los gérmenes y sustancias más inocuos de aquellos que podrían traducirse en afecciones como el cáncer. Los homeópatas estarán de acuerdo con otros profesionales en que, en el caso de reacción alérgica, el sistema inmunológico también está defendiéndose contra sustancias normalmente inofensivas como el polen. Como prueba adicional de una causa subyacente, los síntomas también pueden desarrollarse en respuesta a los cambios en temperatura, después de hacer ejercicio, y ante un malestar emocional. Los homeópatas consideran a la rinitis alérgica y a otras alergias como un exceso de sensibilidad. Igual que los profesionales de la medicina convencional, los homeópa-tas no están en condiciones de determinar con exactitud por qué ese desequilibrio conduce a la rinitis alérgica, y no a otras alergias u otras dolencias en general. El enfoque homeopático de la rinitis alérgica y de la fiebre del heno se propone corregir los desequilibrios internos que provocan los síntomas alérgicos.

Si está siendo tratado por un médico, lo más probable es que le recete antihistamínicos y descongestivos para ayudarle a ganarle de mano a los estornudos y a la congestión. Los homeópatas tienen una opinión nada favorable de estos medicamentos, porque se limitan a ocultar los síntomas del desequilibrio interno y eliminan las defensas naturales del cuerpo. Además, si continúa usando esos medicamentos en forma indefinida su cuerpo puede desarrollar una tolerancia que hará que resulten menos efectivos. Y de acuerdo con los homeópatas, si el desequilibrio sigue sin tratarse, aunque se supriman los síntomas el cuerpo producirá otros síntomas, posiblemente más espectaculares.

La medicina convencional trata también la rinitis alérgica y la fiebre del heno mediante la inmunización, con alérgenos específicos que se inyectan con regularidad para desensibilizar o «rendir» a la alergia. Las vacunas para la alergia contienen alérgenos específicos, que se conocen como activadores. Las personas pueden ser alérgicas a una variedad de alérgenos que no se incluyen entre los que contiene la vacuna, por lo que, una vez más, el desequilibrio subyacente puede modificarse pero no curarse. Además, los alérgenos que se utilizan pueden conducir a más reacciones alérgicas en lugar de generar tolerancia.

Aunque el propósito de la medicina homeopática es curar los desequilibrios subyacentes, el diagnóstico se basa en los síntomas específicos que se manifiestan. Esto no significa que un médico homeopático vaya a aconsejarle que tome una variedad de medicinas, una para cada síntoma. En cambio, le tratará con una medicina homeopática específica a la vez. La medicina elegida guarda una estrecha relación con el grupo de síntomas que se manifiestan.

A continuación se incluye una lista de las principales medicinas homeopáticas utilizadas para tratar la rinitis alérgica y la fiebre del heno, en la que se indican también los síntomas que las acompañan. En general, estos medicamentos deberían ser proporcionados por un profesional cualificado y administrarse bajo su orientación. Sin embargo, puesto que estos preparados se basan en hierbas y otras sustancias naturales, también puede conseguirlos y utilizarlos por su cuenta, después de haberlo consultado con su médico. Más adelante en este apartado se ofrecen instrucciones para la utilización de estos remedios.

Sabadilla

Los síntomas comunes de la rinitis alérgica y de la fiebre del heno, incluidos el goteo nasal, los estornudos, y los ojos enrojecidos e irritados, se tratan con la medicina homeopática sabadilla, que se obtiene de la semilla de cebadilla. Mientras se toma esta medicina hay que pasar también algún tiempo al aire libre.

Wyethia

La wyethia puede hacer bien si los síntomas de alergia incluyen una intensa sensación de picor en el paladar blando o posnasal. Los síntomas también pueden incluir una sensación de sequedad en la garganta y en los conductos nasales, incluso cuando se tiene goteo nasal.

Arsénico album

El arsénico album, que se obtiene del trióxido de arsénico, puede ser una medicina útil si los síntomas incluyen fatiga. El arsénico suele utilizarse como un medicamento para el resfriado. Los síntomas que indican necesidad de arsénico incluyen estornudos violentos, una intensa sensación de ardor en los conductos nasales, dolor de cabeza, tos y vías respiratorias obstruidas, con algo de fatiga. Otras indicaciones de la necesidad de arsénico son el hecho de experimentar algún alivio de la tos después de beber un líquido caliente, y la sensación de ardor en el pecho.

Eufrasia

La eufrasia se obtiene de la hierba vulgarmente llamada murajes, y es útil para tratar la rinitis alérgica, que va acompañada por excesivo goteo nasal, tos con flema y ojos llorosos. En general, el goteo nasal empeora por la mañana y cuando se está acostado, y la tos se intensifica durante el día.

Cuando utilice alguno de estos medicamentos, pruebe primero una dosis y espere a ver la reacción. En general, el proveedor de medicinas homeopáticas le dará información acerca de la dosis, o encontrará en el envase la indicación de la dosis estándar. Si después de tomar una dosis de la medicina sus síntomas mejoran, espere a que éstos vuelvan antes de seguir con el medicamento. Si los síntomas no mejoran al cabo de cuatro horas, tome otra dosis y espere otras cuatro horas.

Una medicina homeopática no debe tomarse más de tres veces al día ni durante un período mayor a una semana. Si cumplido ese plazo no experimenta una mejoría en sus síntomas, lo más probable es que haya elegido el medicamento equivocado. Hable con su proveedor acerca de los síntomas que se supone que la medicina debe tratar y piense en probar otra. También es aconsejable consultar con un médico homeopático.

Si los síntomas se vuelven más serios y en especial si llega a tener dificultades para respirar, consulte a un médico de inmediato. Y si aparecen síntomas adicionales, y son molestos, es mejor interrumpir la administración de la medicina.

Tenga presente que la medicina homeopática trata a la enfermedad con un remedio que provoca síntomas similares a los que está experimentando. Una vez más, esto se basa en la filosofía de tratar a lo semejante con lo semejante a fin de restablecer el equilibrio del organismo. Si experimenta una nueva serie de síntomas, es probable que no haya elegido el medicamento adecuado pues, en circunstancias normales, los remedios homeopáticos funcionan con rapidez. Mantenga informado al profesional de estos cambios.

Aunque usted conoce sus propios síntomas mucho mejor que nadie y puede experimentar con las medicinas homeopáticas como quiera, un profesional puede ser de gran ayuda para conseguir que el tratamiento funcione.

Macrobiótica

El enfoque macrobiótico para la curación es fundamentalmente dietético; sin embargo, esta dieta se basa en una filosofía que pone énfasis en la relación de la especie humana con la naturaleza y el universo. Cuando se vive en armonía con la naturaleza, el resultado es salud y felicidad. Cuando se carece de armonía, debido a la dieta, al estilo de vida y a los pensamientos, el resultado es la enfermedad. Por consiguiente, la curación debe basarse en retomar el contacto con la naturaleza y restablecer la relación con ella. Los profesionales macrobióticos no sólo prescriben cambios en la dieta y en el estilo de vida, sino que también emplean una variedad de tratamientos naturales, muchos de los cuales se basan en plantas e hierbas, como el jengibre.

De acuerdo con la teoría macrobiótica, podemos alcanzar armonía con la naturaleza a través de la dieta y del pensamiento. La dieta macrobiótica procede de esta creencia. La alimentación adecuada ayuda a equilibrar las células, la sangre, los pensamientos y las emociones. Y por medio del proceso de pensamiento llegamos a saber cuáles son las acciones que deben emprenderse para mantener esa armonía, así como a desarrollar una actitud positiva hacia la naturaleza.

La dieta macrobiótica se basa en los conceptos de la medicina china del yin y el yang, que se describieron en el capítulo 2. La buena salud se basa en un equilibrio de los elementos yin y yang. Algunos alimentos tienen cualidades yin y otros, cualidades yang. La enfermedad, incluidas la rinitis alérgica y la fiebre del heno, resulta de un desequilibrio que se produce por carencia o exceso de uno u otro elemento. Gran parte de este desequilibrio se debe a una dieta deficiente.

Según la macrobiótica, los alimentos yang incluyen a los huevos y la carne, además de la sal. Los alimentos yin incluyen al azúcar, ciertas frutas y hortalizas y verduras. Un exceso de cualquiera de estos alimentos puede conducir a un desequilibrio del yin y del yang. La rinitis alérgica puede ser una consecuencia de este desequilibrio.

La dieta macrobiótica

Una concepción errónea generalizada acerca de la dieta macrobiótica es que resulta complicada; no obstante, en realidad es relativamente simple. Incluye los elementos básicos que deben estar presentes en cada comida, con opciones en términos de los alimentos específicos que pueden comerse, así como otros que pueden ingerirse con menor frecuencia. En una dieta macrobiótica, al menos la mitad de cada comida debe consistir en cereales integrales, incluidos el trigo, el arroz, la cebada, el maíz y otros. Las hortalizas deberían representar aproximadamente un tercio de cada comida, y algunas deberían cocerse y otras comerse crudas. La ingestión diaria debería incluir también legumbres cocidas, como garbanzos y lentejas, además de algas. También debería consumirse diariamente una pequeña cantidad de sopa, condimentada con aromatizantes naturales como el tamari, una especie de salsa de soja. Como bebidas se permiten los tés naturales y un poco de café.

Aunque éste es el régimen básico, la dieta macrobiótica incluye pautas para preparar los alimentos, los condimentos que pueden emplearse e incluso indicaciones acerca de cómo debe masticarse para mejorar la digestión. Los seguidores de la macrobiótica también se rigen por otras pautas referidas al estilo de vida. Por ejemplo, se recomienda una actitud de gratitud y cordialidad, que puede consistir en caminatas diarias para disfrutar de la naturaleza.

La dieta macrobiótica básica varía poco, con independencia de la enfermedad para la que se desee curación. La razón es que la macrobiótica se propone ser un estilo de vida, del cual la dieta es un componente importante, más que una moda que se adopta por unos días como un recurso para que desaparezcan los síntomas. Los seguidores de la macrobiótica creen que esta dieta no sólo liberará al organismo de toxinas que provocan síntomas como la formación de mucosidad y los estornudos, sino que también mantendrá a raya a la enfermedad y restablecerá la paz espiritual y la sensación de serenidad.

El tratamiento de la rinitis alérgica y de la fiebre del heno con macrobiótica

La rinitis alérgica y la fiebre del heno se consideran como el resultado de comer en exceso, en particular alimentos indigestos y que contienen aditivos químicos. Los culpables más probables de estas dolencias son los alimentos yin como los productos lácteos, en especial la leche fría. La fruta y el azúcar también pueden contribuir a generar el problema.

Cuando el alimento se acumula en el organismo, el cuerpo llega a estar tan sobrecargado que comienza a almacenar el exceso en lugar de eliminarlo. Este exceso puede aparecer en formas diversas, entre ellas la mucosidad que se acumula en los senos. Los alérgenos como el polen también son yin. Puesto que el cuerpo ya tiene un exceso de yin, cuando éste entra en contacto con el polen las membranas mucosas reaccionan tratando de eliminarlo. Esto se traduce en estornudos, goteo nasal y otros síntomas de rinitis alérgica.

Aunque la primera recomendación del profesional sería una dieta macrobiótica estricta para permitir que el organismo se desintoxique y recupere el equilibrio sin ser bombarbeado por otro exceso de comida, también se emplearían una variedad de otros remedios. Esto incluiría una compresa de raíz de loto y de jengibre, preparada y aplicada de manera similar a las compresas que se describieron en el apartado sobre homeopatía de este capítulo.

El trabajo con la macrobiótica

Reúna toda la información que pueda sobre macrobiótica, mientras evalúa cómo podría serle útil. Hay profesionales especializados en macrobiótica y también se dictan clases sobre el tema. Además, existe la posibilidad de unirse a un grupo de personas que hayan elegido la macrobiótica como modo de vida. Asimismo, pueden consultarse numerosos libros publicados al respecto. La macrobiótica es un complemento de la medicina oriental, incluidas la acupuntura y la acupresión, además de técnicas de relajación como la meditación.

Si decide seguir una dieta macrobiótica estricta, hable con su médico. Si padece de una enfermedad como la diabetes tendrá que asegurarse de que las restricciones dietéticas no interferirán con su dolencia.

Meditación

La meditación goza de amplio reconocimiento como un método excelente para aliviar el estrés al generar una sensación de paz interior. Y cuando se halle padeciendo una reacción alérgica, o sienta que ésta se avecina, la sensación de paz y relajación que le aportará la meditación también tendrá un efecto calmante sobre el sistema inmunológico. Esta teoría se basa en pruebas científicas, pues la investigación ha demostrado que la meditación puede bajar la presión sanguínea, y desacelerar los ritmos cardíacos y respiratorios. Es posible aprender una amplia variedad de técnicas de meditación, la mayoría de las cuales se basan en religiones orientales en las que se emplean para generar paz espiritual. Sea cual sea la técnica que elija aprender, lo que cuenta es el resultado, es decir, la capacidad de crear su propio estado de serenidad.

El mejor enfoque de la meditación es aprender una técnica y luego practicarla diariamente, aunque sólo sea unos minutos cada día, en general por la mañana. El resultado de esta práctica es una sensación de calma que le acompañará el resto del día. Además, con la práctica será capaz de utilizar la técnica de meditación para ayudar a alcanzar la serenidad cuando de repente se encuentre en una situación estresante, que es cuando se es especialmente susceptible a los alérgenos.

A continuación se incluye un ejemplo de una técnica de meditación para utilizar diariamente y cuando esté amenazado por una reacción alérgica:

1. Diríjase a una habitación silenciosa. Siéntese erguido en una silla de respaldo recto, o tiéndase de espaldas en el suelo.
2. Cierre los ojos y relaje conscientemente su cuerpo, desde la coronilla hasta la punta de los pies.
3. Aspire por la nariz escuchando su respiración mientras el aire entra en el cuerpo. Espire por la boca observando mentalmente el aire que sale. Continúe observando su respiración de esta manera. Puede ayudar decir una palabra o frase como «Estoy sereno» cada vez que espire.
4. Mientras sigue este proceso, los pensamientos entrarán y saldrán de su mente. Acéptelos, pero sin quedarse atrapado en ellos. Déjelos salir de su mente mientras espira. Céntrese en su respiración.
5. Al cabo de unos quince minutos, abra los ojos y siéntese en silencio. Piense en lo sereno y poderoso que se siente. Ha logrado esta serenidad por su cuenta, sin esperar a que se la diesen, y puede conseguirla cada vez que quiera empleando la misma técnica.

6. A medida que continúe practicando se aficionará más a relajarse y logrará hacerlo a un nivel más profundo.

Es posible consultar una gran variedad de libros que enseñan técnicas de meditación. También existe la posibilidad de asistir a clases en centros sociales, de educación holística, de yoga o de zen, etc. En general, no son costosos. Una clase puede ser particularmente útil si no ha probado antes la meditación, porque le permitirá contar con el apoyo de alguien que le guiará y responderá a sus preguntas.

Los resultados de la meditación pueden verse pronto, si no inmediatamente, después de la primera sesión práctica. Pero a veces obtener resultados requiere más tiempo. La meditación es una práctica estupenda, porque brinda la capacidad de llegar a estar más sereno y centrado en todas las áreas de la vida. Y también es útil cuando se utiliza en conjunción con otras prácticas, como el yoga.

Naturopatía

Los profesionales naturopáticos consideran que la rinitis alérgica, la fiebre del heno y el asma son similares en términos de los factores que los causan y de los tratamientos recomendados. El enfoque naturopático de la rinitis alérgica y de la fiebre del heno se tratará aquí, y del asma se hablará con más profundidad en el capítulo 6.

Los naturópatas analizan dos causas importantes para determinar los factores que conducen a los síntomas de rinitis alérgica y fiebre del heno. La primera de estas causas la constituyen las alergias a alimentos, que se traducen en síntomas como estornudos y congestión. Estos síntomas pueden ser inmediatos, y posiblemente están relacionados con sensibilidades a alimentos como el pescado, los huevos, los frutos secos y los mariscos; o pueden posponer su aparición y ser el resultado, con mayor probabilidad, de alergias a alimentos como el trigo, el chocolate, los productos lácteos y los colorantes. Un grado bajo de acidez estomacal es otro factor reconocido por los naturópatas en el desarrollo de la rinitis alérgica y de la fiebre del heno, pues los alimentos permanecen en el estómago más tiempo y generan desequilibrios que conducen a la alergia.

La alergia a alimentos y un grado bajo de acidez estomacal también se asocian al asma, igual que la exposición a aditivos, como los colorantes artificiales y los conservantes. Se hablará de esto en el capítulo 6.

El tratamiento de la rinitis alérgica y de la fiebre del heno con la naturopatía

El enfoque fundamental para tratar la rinitis alérgica y la fiebre del heno es la dieta. Con frecuencia, los naturópatas recomendarán una dieta vegetariana, evitando todo tipo de carne, pescado, productos lácteos y huevos. Sólo debe ingerirse agua mineral, excluyendo el café, la soda y otros estimulantes, así como el azúcar y la sal. La dieta del naturópata para la alergia incluye cantidades ilimitadas de hortalizas, entre ellas la lechuga, el brécol, el apio, las remolachas, el pepino, y la mayoría de las judías, con excepción de la judía de soja y la verde. Se permiten cantidades limitadas de patatas y la mayoría de las frutas, salvo las manzanas y los cítricos, y cantidades muy restringidas de cereales.

El beneficio de esta dieta es que elimina los alérgenos que se consumen con los alimentos, lo cual se traduce en una desintoxicación gradual.

Los naturópatas también recomendarán el uso de medicinas botánicas para tratar la rinitis alérgica y la fiebre del heno. Estas medicinas incluyen a la efedra, un remedio natural empleado durante miles de años para tratar los síntomas de alergia. La planta de efedra contiene componentes que actúan como agentes antiinflamatorios y antialérgicos; en muchos medicamentos prescritos para el asma y la fiebre del heno se emplea un compuesto sintético llamado efedrina, que se obtiene a partir de la efedra. La utilidad de la efedra disminuye si se usa repetidamente a lo largo del tiempo, y suele complementarse con otras hierbas como el regaliz, así como con vitamina C, vitamina B6 y otros complementos nutricionales.

La escutelaria es otra medicina botánica que suelen usar los naturópatas para tratar la rinitis alérgica y la fiebre del heno. Tiene una acción antiinflamatoria e inhibe los síntomas de alergia al combatir los efectos de las histaminas. La angélica, las cebollas y el ajo también figuran entre las hierbas medicinales a las que recurre un naturópata para tratar la alergia.

Como se señaló en el capítulo 3, los naturópatas adoptan un enfoque holístico para tratar la alergia. La modificación de la dieta, el ejercicio físico y las medidas preventivas, como evitar lo que se sabe que son alérgenos, serán aspectos importantes de su tratamiento. La desintoxicación también será importante para liberar al organismo de las toxinas que causan alergia. Los remedios herbales pueden, o no, ser parte de su tratamiento.

Hable con su médico sobre el plan que le propone el naturópata para tratar su rinitis alérgica y su fiebre del heno. Si en la actualidad está recibiendo vacunas de desensibilización o antihistamínicos, estos tratamientos pueden no ser compatibles con algunos de los remedios herbales que puede recomendarle su naturópata. Hable con ambos de las posibles consecuencias, en particular de las potenciales situaciones de emergencia, que pueden resultar de los síntomas de alergia. Quizá esté en condiciones de emplear los dos enfoques en forma combinada, o tal vez tenga que elegir entre uno u otro. En todo caso, no ponga en peligro su salud y su bienestar.

Nutrición

En general, se cree que la rinitis alérgica y la fiebre del heno son provocadas por las alergias a los alimentos, y por una dieta con abundancia de conservantes y otros aditivos, y de grasa animal. El trabajo con un nutricionista para desarrollar una dieta equilibrada puede ayudar a reducir la sensibilidad excesiva que contribuye a la reacción alérgica.

Muchos nutricionistas consideran que ciertos alimentos pueden contribuir a la rinitis alérgica y a la fiebre del heno. Por ejemplo, si tiene una alergia al polen del abedul, puede reaccionar a alimentos como la avellana, pues el abedul y la avellana pertenecen a la misma familia. La ingestión de levadura, que se encuentra en las bebidas alcohólicas fermentadas y en el pan, puede contribuir a la rinitis alérgica si la levadura es un alérgeno en su caso. En general, los síntomas de rinitis alérgica no aparecerán de inmediato; en cambio, pueden comenzar muchas horas después de consumida y digerida la comida.

De este modo, suele resultar difícil ver la asociación entre lo que se ha comido y la aparición de síntomas.

Su nutricionista no va a inventar una dieta milagrosa para liberarle de los síntomas de rinitis alérgica y fiebre del heno. Sin embargo, en tanto persona alérgica, su organismo reacciona de manera excesiva ante sustancias presentes en el entorno, como el polen y el moho. Si no sigue una dieta equilibrada y consume alimentos preparados con abundancia de conservantes, se pone en desventaja al cargar a su organismo con toxinas. Una dieta equilibrada le ofrece la ventaja de resistir a los alérgenos que respira.

Lo más probable es que un nutricionista le dé pautas para una dieta equilibrada que se adapte a su estilo de vida, mientras también le ayuda a evitar los síntomas de rinitis alérgica y de fiebre del heno. Quizá quiera considerar la posibilidad de probar la dieta de eliminación, que se describió en el capítulo 3, para descubrir si el uso de estimulantes o ciertos alimentos están contribuyendo también a sus síntomas. Lo más probable es que no lo sepa hasta que pase por ese proceso y someta a prueba a los alimentos que acostumbra comer.

Los médicos son cada vez más conscientes de la importancia de una dieta adecuada y suelen remitir a sus pacientes a nutricionistas. En todo caso, asegúrese de que su médico es consciente de que está trabajando con un nutricionista. Suministre a su nutricionista una lista de los sustancias a las que sabe que es alérgico a fin de que, si es necesario, los alimentos relacionados con ellas se coloquen en su lista de alimentos prohibidos.

Psicoterapia

La conexión entre las emociones y la alergia puede ser complicada. Por ejemplo, aunque quizá no sea consciente de ello, el hecho de tener la nariz congestionada y estornudar puede servirle de excusa para no asumir un papel activo en la vida, o protegerle de tener que correr riesgos. Sus ataques de fiebre del heno también pueden impedir a los demás hacer cosas que les gustan, como ir de campamento, lo cual le da la sensación de tener cierto control sobre sus vidas. Y en los días en que le atacan los síntomas, recibe mimos y atenciones por parte de quienes le rodean. En otras palabras, tener síntomas de alergia puede ser un medio negativo para obtener lo que quiere.

Pero ¿no existen modos más sanos para conseguir satisfacer nuestras necesidades? Sí, pero el único modo de averiguar qué lugar ocupa la alergia en nuestra estructura psicológica es trabajar con un terapeuta para descubrir dónde comenzó esta conexión, y llegar a saber cómo sustituirla por comportamientos más positivos. Esto puede significar volver a los primeros años de la infancia y hurgar en la etapa en que se desarrollaron sus conflictos y los comportamientos a que dieron lugar. En algún momento durante su proceso de crecimiento quizá haya descubierto que enfermarse le servía para conseguir lo que quería. O quizá haya aprendido a asociar a determinadas personas, o situaciones, con los estornudos y la congestión. ¿Alguna vez ha estado en una discusión con alguien y de repente se encontró debilitado por la congestión nasal y los estornudos violentos?

La psicoterapia no sólo ayuda a esclarecer el pasado y a ver cómo todavía le afecta en el presente; es también un modo de descubrir comportamientos nuevos y más sanos. Nuevos modos de hacer frente al estrés. Técnicas para mantenerse relajado, y menos irritable durante la estación de la fiebre del heno. Estrategias para decir lo que quiere decir, y obtener lo que desea sin tener que enfermarse primero.

La psicoterapia puede requerir cierto tiempo. Asegúrese de que trabaja con un terapeuta con quien se siente cómodo y que tiene experiencia con pacientes que sufren dolencias físicas. También podría considerar una situación de terapia de grupo, tal vez con otros que, como usted, padecen de rinitis alérgica o fiebre del heno. En un grupo aprenderá de otras personas que han tenido experiencias similares con la alergia y las emociones, y obtendrá apoyo cuando aborde su propia dolencia.

Quizá descubra que su fiebre del heno no es más que fiebre del heno. Sin embargo, la psicoterapia puede ayudarle a adaptarse a su afección y a abordar de manera efectiva sus sentimientos antes de prepararse para los síntomas que podrían evitarse.

Reflexología

Además de estimular la relajación y la reducción del estrés, la reflexología también puede resultar útil para tratar la rinitis alérgica fortaleciendo zonas del cuerpo que son más susceptibles a esa afección. Una de esas zonas la constituyen los senos malares y frontales. El polen que causa la fiebre del heno puede irritar las membranas de los senos y hacer que se inflamen, lo cual se traduce en molestias. La contaminación atmosférica y los resfriados también pueden irritar los senos.

La reflexología trata a los senos de dos maneras. En primer lugar, ayuda a mantener a las membranas de esta zona sanas y libres de desechos. La reflexología también puede emplearse para aliviar los síntomas de la alergia en esa zona, aliviando la congestión y desbloqueando las vías respiratorias.

Los puntos reflejos para los senos se hallan en las manos y en los pies. En las manos, los puntos se localizan en la parte superior de las articulaciones, y en los nudillos de los pulgares y de los demás dedos. En los pies, los conductos nasales y los puntos de los senos se encuentran en la parte superior de las articulaciones y en los nudillos de los dedos de los pies. Estas zonas, tanto en las manos como en los pies, incluyen las puntas, los pulpejos y las uñas. Los puntos sobre el lado izquierdo guardan correspondencia con el lado izquierdo de los senos y viceversa.

Cuando trabaje con los puntos reflejos de los senos sobre la mano, comience con la articulación de la parte superior del pulgar. Cójala entre los dedos pulgar, índice y medio de la otra mano y presione con fuerza, utilizando un suave movimiento rotatorio. Pase del pulgar a cada dedo de la mano. Cuando haya trabajado cada dedo, vuelva a la mano, esta vez presionando un poco más fuerte. Repita esta secuencia siete veces y luego haga girar suavemente cada dedo. Repita la secuencia completa con la otra mano.

Cuando trabaje los puntos reflejos de los pies, coloque los dedos índice y medio de una mano sobre el dedo del pie que va a trabajar. Ponga el pulgar de la otra mano sobre la parte de abajo del dedo del pie, de modo de quedar sosteniendo el pie con ambas manos. Presione con fuerza, realizando un movimiento rotatorio. La secuencia debería comenzar con el dedo gordo y luego desplazarse hacia los otros dedos, uno a la vez. Repita esta acción siete veces, aumentando ligeramente la presión en cada serie. Después de la séptima serie, haga girar ligeramente a cada dedo del pie.

Aunque un profesional de reflexología está mejor cualificado para tratar sus síntomas de alergia, usted puede aprender a utilizar las técnicas de reflexología por su cuenta, o con una pareja. Cuando aplique la reflexología, puede trabajar las zonas generales en que se localizan los puntos reflejos, en lugar de tratar de localizar el punto específico. Masajee esas zonas suavemente pero con firmeza, trabajando una zona en una mano o en un pie, para pasar luego a la misma zona en la otra mano o en el otro pie. Cuando presione sobre una zona, aspire hondo y lentamente. Luego espire mientras libera la presión.

Shiatsu

El shiatsu, que se trató brevemente en el capítulo 2, es una forma de masaje terapéutico que se originó en Japón. Difiere del masaje holístico en que, aunque estimula la relajación, se basa en técnicas destinadas a brindar alivio para síntomas específicos, incluidas varias formas de dolor crónico y de enfermedades temporarias. El shiatsu también es útil en el tratamiento de los síntomas de rinitis alérgica y de la fiebre del heno.

El shiatsu combina el diagnóstico y la terapia en el sentido de que un profesional experto está en condiciones de usar sus manos para detectar anormalidades en la piel o en los músculos, y de tomar decisiones respecto de la forma de tratamiento a aplicar. Mientras se aplican los tratamientos pertinentes, el shiatsu es también holístico en la medida en que favorece la salud de todo el cuerpo.

El shiatsu se basa en la creencia en el chi, que es una fuerza vital que fluye a través de todos los canales conectados, o meridianos, que recorren el cuerpo. Cada uno de estos meridianos está conectado con un órgano o un aspecto de la personalidad. El contacto con el chi asociado a un meridiano puede establecerse en puntos específicos, los mismos que se utilizan en acupresión y acupuntura. Cuando la salud está en su nivel óptimo, la energía que fluye a lo largo de los senderos entre los meridianos del cuerpo se halla en equilibrio. Pero cuando usted no se siente bien, debido al estrés, a una enfermedad, a una acumulación de toxinas o a alguna otra afección, el flujo se desequilibra. Hay exceso de chi en algunas zonas e insuficiencia en otras. El exceso de chi recibe el nombre de *jitsu* y la deficiencia, el de *kyo*.

Debido al estrés de la vida moderna, a la contaminación en el ambiente y a la presencia de aditivos en los alimentos, la mayoría de nosotros debe desenvolverse con organismos que al menos en cierta medida están desequilibrados, con independencia de lo bien que podamos sentirnos. No obstante, cuando estos desequilibrios siguen sin tratarse el resultado pueden ser afecciones como la alergia.

El tratamiento de la rinitis alérgica y de la fiebre del heno con shiatsu

Las manos son los instrumentos del profesional de shiatsu, quien está entrenado para utilizar cada una de sus partes aplicando diferentes tipos de presión. El pulgar es particularmente importante para aplicar presión a puntos específicos del cuerpo. El modo en que se aplica la presión y la parte de la mano que se emplea es una decisión que toma el profesional basándose en el diagnóstico, en el meridiano al cual debe aplicarse presión y en el efecto que se desea obtener. A diferencia de lo que sucede en el masaje holístico, en shiatsu no se utiliza ningún aceite y la persona que lo recibe no está desnuda, sino que usa ropas sueltas y cómodas.

El shiatsu es útil para tratar los síntomas de alergia y otras enfermedades. Sin embargo, puesto que también corrige desequilibrios en el organismo, los profesionales cualificados pueden curar dolencias. La clave aquí es «cualificado». El hecho de ser capaz de identificar los diversos meridianos del cuerpo, de hacer un diagnóstico y de emprender la acción correctiva requerida es el resultado de años de preparación, tanto en medicina oriental como en técnicas de shiatsu específicas.

Aunque el shiatsu es un arte, es posible aprender algunas técnicas básicas que puede usar con una pareja a fin de obtener alivio para algunos de sus propios síntomas, e incluso practicar sobre usted mismo. La siguiente es una técnica que puede emplear en otra persona, o enseñar a alguien para que la aplique en usted.

La persona que recibe el masaje debería estar acostada sobre su lado izquierdo, con la pierna derecha cruzada sobre la izquierda. La cabeza debería estar ligeramente elevada. La persona que da el masaje masajea la zona del bulbo raquídeo, en la parte posterior de la nuca, así como en la nuca. Esta acción hace que los vasos sanguíneos de la membrana nasal se contraigan, aliviando así la congestión y permitiendo respirar por la nariz.

Otra técnica para tratar la congestión de la cabeza comienza con la persona receptora tendida de espaldas. La persona que hace de masajista utiliza suavemente los pulgares para masajear el meridiano frontal, que se localiza en el centro del rostro, justo encima de la nariz. A continuación, con los dedos índice y medio de ambas manos aplica una presión suave sobre ambos lados de la nariz.

La congestión del pecho y la tos pueden aliviarse mediante la aplicación de las técnicas del shiatsu a la parte posterior de los hombros. La persona receptora se tiende boca abajo. Quien da el masaje presiona con una mano sobre el omóplato derecho, mientras coloca el pulgar extendido de la otra mano a lo largo de la parte superior del hombro derecho. Luego, el masajista presiona suavemente hacia afuera, desde el cuello hasta la muesca que hay en la articulación del hombro. Esto se repite sobre el otro hombro.

Otra técnica para aliviar la congestión del pecho requiere que quien masajea se siente detrás, ponga sus pies sobre los hombros de la persona receptora y presione suavemente como si caminase encima de ellos.

El trabajo con un profesional de shiatsu

Como se dijo anteriormente, para sacar el máximo provecho del shiatsu hay que trabajar con un profesional cualificado. Es muy probable que pueda encontrar a personas que practiquen esta especialidad en una guía de terapeutas masajistas de la región en que vive, o consultando en una tienda de alimentos naturales o en un centro de salud holístico. Y cuando establezca contacto con un profesional, indague acerca de su preparación y titulación.

El profesional que escoja obtendrá más información sobre su dolencia haciéndole un tratamiento de shiatsu completo, empezando con la espalda, pasando luego a las caderas, la parte posterior de las piernas, la parte posterior de los hombros, la parte frontal de los hombros, la cabeza y el rostro, los brazos y las manos, la parte frontal de las piernas, y luego el pecho y el abdomen. Durante este proceso, el profesional localizará varios meridiandos y hará un diagnóstico respecto del lugar en que hay exceso o deficiencia de chi. Las sesiones de tratamiento comenzarán a partir de este momento y cada una durará entre treinta minutos y una hora.

Aunque el shiatsu es una práctica relativamente libre de riesgos, igualmente deben hacerse algunas advertencias. No debería recibirse un tratamiento de shiatsu si se está sufriendo un esguince, o un traumatismo cervical, o si se tiene un disco herniado. También debería evitarse si se está embarazada, se padece una enfermedad contagiosa, o dolencias internas como apendicitis, úlceras, obstrucciones intestinales, cáncer o leucemia. Considere al shiatsu fundamentalmente como un medio para aliviar los síntomas de rinitis alérgica y de fiebre del heno, y continúe con los medicamentos que pueda estar tomando por indicación de su médico. Asimismo, quizá desee que su médico verifique su estado físico general y le advierta de cualquier factor de riesgo antes de someterse al shiatsu.

Lo más probable es que el profesional haga algo más que brindarle los tratamientos de shiatsu. Puede recomendarle ejercicios respiratorios, además de una dieta equilibrada. Suele recomendarse ejercicio físico con la utilización de enfoques complementarios como el yoga o la meditación.

Visualización

Cuando visualice, use el poder de su imaginación para lograr el resultado que busca, en este caso, mayor relajación y menor sensibilidad al polen y a otros alérgenos que activan sus síntomas de alergia.

La visualización comienza con relajación, porque no es posible centrar la mente hasta que no se ha ordenado el caos. Las técnicas de meditación pueden ayudar a hacerlo. Una vez que la mente esté relajada, comience a introducir gradualmente los resultados deseados a través de imágenes. Un sistema inmunológico fuerte podría parecerse a una rosa que comienza siendo un pimpollo diminuto y va haciéndose más grande y más resistente hasta florecer. O podría visualizarse sentado en una playa, oliendo la brisa marina, escuchando el rumor de las olas, y respirando el aire puro y libre de alérgenos. Visualícese como una persona que controla sus reacciones ante el medio ambiente y no es una víctima de éste.

La siguiente es una visualización que puede practicar por su cuenta:

1. Busque un lugar tranquilo, en el que nada pueda distraerle. Siéntese erguido en una silla de respaldo recto. Coloque ambos pies sobre el suelo y relaje las manos a los lados del cuerpo.
2. Aspire hondo y siéntase expulsar todos sus pensamientos y sentimientos estresantes cuando espire.
3. Mientras se concentra en su respiración, relaje conscientemente cada músculo de su cuerpo, comenzando con los músculos faciales, descendiendo hacia el pecho, los brazos y las manos, la parte superior de las piernas, la parte inferior de las piernas, y los pies.
4. Escoja una visualización semejante a las que se describieron en párrafos precedentes, por ejemplo, ésa en que el sistema inmunológico es como una rosa. O visualícese en una situación potencialmente amenazante, pero libre de síntomas. O simplemente visualícese en un lugar reconfortante y feliz, sintiéndose sereno, cómodo y amado.

La visualización ayuda de muchas maneras. Ante todo, es un modo de entrenarse para experimentar reacciones positivas ante situaciones que normalmente le provocan síntomas alérgicos. La visualización ayuda a relajarse, y la relajación es una de las mejores defensas cuando se hace frente a los alérgenos. Utilice la visualización para aprovechar sus propios poderes curativos naturales.

Existen numerosos libros que enseñan técnicas de visualización. También se organizan talleres de trabajo de visualización en centros de educación y formación holística. En un taller se aprenden técnicas para relajarse, que es la clave para una visualización eficaz, así como para generar imágenes de salud y esclarecimiento y centrarse en ellas. Asimismo, en un taller de trabajo estará circundado por la energía positiva de las personas que le rodean y esta energía potenciará sus esfuerzos cuando practique el uso de técnicas de visualización.

Hacen falta años de práctica para crear las imágenes negativas que todos llevamos con nosotros, y contrarrestarlas con imágenes positivas también requerirá tiempo y práctica. No se sorprenda si al principio se siente incómodo con el proceso e incluso le parece que es incapaz de hacer una visualización. Céntrese en aprender a relajarse, luego comience a imaginar situaciones de su pasado en las que se sintió seguro y feliz. Una vez que haya aprendido a relajarse bien y a generar visualizaciones positivas, puede empezar a dirigirlas hacia nuevas situaciones que quiere crear en su vida.

5. Alergias infantiles

Se ha calculado que uno de cada cinco niños que visita a un pediatra lo hace debido a algún tipo de alergia. Los niños sufren muchas de las alergias que padecen los adultos, y con los mismos síntomas. Las alergias infantiles suelen comenzar con reacciones a ciertos alimentos, en especial la leche, y no es infrecuente que un niño sufra de una variedad de alergias, desde fiebre del heno a eczema. Empero, los niños alérgicos a menudo difieren en el modo en que responden a un alérgeno; por ejemplo, dos niños pueden estar expuestos al polen y uno estornudará mientras el otro tendrá dificultades respiratorias.

Las opciones de tratamiento para las alergias infantiles son en muchos casos las mismas que para los adultos, aunque con algunas modificaciones. En este capítulo se habla de tratamientos naturales para afecciones entre las que se cuentan la rinitis alérgica y la fiebre del heno, la alergia cutánea y la alergia a alimentos.

LAS RAÍCES DE LAS ALERGIAS INFANTILES

Los niños pueden desarrollar alergias por varias razones. La herencia es un factor; si una persona es alérgica, es muy probable que al menos uno de sus hijos también lo sea. La exposición a sustancias químicas y a contaminantes medioambientales que la madre ha tocado, comido o inhalado también pueden aumentar el potencial de un niño de llegar a ser alérgico. La lactancia puede ser un factor, si la madre transmite antígenos al niño en sus primeros meses de vida. Las enfermedades de la infancia pueden volver vulnerable al sistema inmunológico. Medicamentos como la hidrocortisona también pueden provocar una reacción alérgica, lo cual es un buen motivo para explorar la medicina natural a fin de tratar las alergias de los niños.

El sistema inmunológico de un niño es mucho más sensible que el de un adulto. Debido a esta sensibilidad, los niños tienen mayores probabilidades de contraer diversas alergias; incluso los bebés sufren de dermatitis del pañal, resfriados, tos e irritabilidad, que pueden ser causados por alergias.

Lo importante es que las alergias se detecten en su estadio inicial y se proceda a tratarlas. Aunque los expertos no se ponen de acuerdo acerca de si las alergias son o no «curables», lo cierto es que una intervención temprana puede hacer mucho más fácil la vida de su hijo, y la suya, y minimizar cualquier otro problema que pueda aparecer.

¿Cómo saber si se trata de una alergia?

El sistema inmunológico de los niños está en fase de desarrollo y no siempre se halla en condiciones de combatir a la enfermedad con eficacia. En consecuencia, los niños se enferman con frecuencia. Y cuando entran en contacto con otros niños, suelen contagiarse resfriados y virus unos a otros y, a veces, los transmiten a sus padres. Por lo tanto, ¿cómo sabe si esos síntomas son causados por una alergia?

Los síntomas de alergia son crónicos, lo cual significa que aparecen con frecuencia y persisten durante un tiempo. No son como los resfriados o los virus, que siguen su curso y luego de- saparecen. Además, son bastante predecibles. A continuación se enumeran las zonas que resultan afectadas por las alergias infantiles, junto con los síntomas que las acompañan:

Piel: Una erupción con picor, que puede parecer urticaria; ronchas rojas y ampolladas; o una erupción con manchas o escamas supurantes, como el eczema.

Nariz: Goteo nasal, con descarga acuosa y transparente (en lugar de la descarga más densa que resulta de un resfriado), en general acompañada de estornudos. Un goteo nasal alérgico puede durar semanas, y la nariz suele irritarse y picar.

Ojos: Ojos enrojecidos, irritados y llorosos, con párpados hinchados.

Oídos: Picor en los oídos, que pueden comenzar a supurar. Suelen llegar a estar taponados y el niño puede quejarse de problemas auditivos.

Boca: Picor, a veces extremo, en el paladar blando.

Pecho: Una tos continua, a menudo acompañada por insuficiencia respiratoria y fatiga. Esta congestión del pecho también puede traducirse en dolor en las costillas y en los músculos pectorales.

Tracto gastrointestinal: Náuseas, gases, inflamación, diarrea y vómitos.

En muchos casos, las alergias infantiles no son tan fáciles de clasificar como las de los adultos. Por ejemplo, cuando entra en contacto con un alérgeno, un adulto con rinitis alérgica en general experimenta una serie específica de síntomas, mientras que un adulto con alergias a alimentos tiene otra. Los niños con alergias pueden responder a un alérgeno con una variedad de síntomas mucho más amplia, desde estornudos a náuseas, hasta eczema. La razón que explica esta variedad de síntomas es que el sistema inmunológico de un niño está aún en desarrollo y por ello es mucho más susceptible a los efectos de los alérgenos. Asimismo, las alergias infantiles suelen evolucionar desde alergias a alimentos al eczema, pasando por la rinitis alérgica hasta llegar al asma; de acuerdo con el modo en que progresan las alergias, un niño podría presentar una serie de síntomas.

Alergias a alimentos

Una de las cosas que más temen los padres es que su bebé sufra de alergia a la leche, afección que puede provocar síntomas como diarrea y vómitos, erupciones, asma y vulnerabilidad a numerosas infecciones. Como ocurre con otras alergias, es difícil predecir dónde comienza la alergia a la leche de un niño. Sin embargo, entre los factores que la provocan se incluyen un progenitor alérgico a la leche, el hecho de pasar a ingerir alimentos sólidos demasiado pronto y la lactancia con leche de vaca.

Muchas madres con niños alérgicos a la leche tuvieron el mismo problema que sus hijos. Esto puede ser el resultado de la carencia de una enzima, llamada lactasa, que participa en la digestión de la leche. La lactancia con leche de vaca, en lugar de leche materna, también puede ser un factor determinante. La madre transmite al niño sus propios anticuerpos, incluido uno que protege contra proteínas extrañas. Aunque la leche de vaca también contiene anticuerpos, no es rica en aquellos que necesitan los seres humanos. La leche de vaca también contiene proteínas difíciles de ser desintegradas por el estómago del bebé.

En los niños, el vínculo entre la alergia a alimentos y otras alergias es complejo y misterioso a la vez. Los niños son más susceptibles a los alimentos que ingieren. Esto puede resultar en una variedad de síntomas, que pueden incluir a aquellos normalmente asociados con otros tipos de alergia. Por ejemplo, el trigo y el maíz pueden provocar no sólo los síntomas más típicos de alergia a alimentos, como náusea y diarrea, sino también irritaciones cutáneas y congestión nasal. Aunque en los niños una variedad de alimentos puede causar reacciones alérgicas, los aditivos alimenticios figuran entre los primeros en una lista que incluye además a los colorantes, el glutamato de sodio y los sulfitos.

El mejor modo de tratar este tipo de alergias en los niños es evitar los alimentos que las causan y adoptar una dieta equilibrada que reduzca al mínimo la cantidad de aditivos. Este tratamiento comienza con la dieta de eliminación, que se describe en los capítulos 3 y 10. Los síntomas de alergia a alimentos también pueden tratarse con remedios herbales y técnicas de relajación.

Irritaciones cutáneas

La razón por la cual los niños desarrollan irritaciones cutáneas, como urticaria y eczema, es tan misteriosa como el motivo por el que desarrollan cualquier otra alergia. Hay miles de sustancias potenciales, tanto naturales como químicas, que pueden afectar al sistema inmunológico de un niño. Además, la aparición real, la localización y la duración de las irritaciones cutáneas, en particular de la urticaria, no son predecibles.

Irónicamente, la urticaria suele ser causada por medicaciones que supuestamente curarían, lo cual constituye otro punto a favor de la medicina natural. Drogas como la penicilina y otros antibióticos, la insulina y la sulfa pueden causar urticaria. Los aditivos y los colorantes son otra causa, igual que alimentos como los tomates, los frutos secos y los mariscos. La urticaria también puede ser provocada por infecciones, contacto directo con agentes químicos y cambios repentinos de temperatura.

La dieta de eliminación, que se describe en el apartado de Naturopatía del capítulo 10, puede ser útil para tratar las alergias relacionadas con los alimentos. Otros tratamientos naturales incluyen lociones y cremas que alivian el picor y la irritación cutánea sin añadir más sustancias químicas al organismo, así como métodos de relajación para reducir el estrés que puede causarla.

Rinitis alérgica y fiebre del heno

La rinitis alérgica y la fiebre del heno en los niños se parecen y actúan en forma muy parecida a como lo hace la fiebre del heno en los adultos. Los síntomas aparecen durante las estaciones críticas de polen y moho. En los niños, la fiebre del heno puede asemejarse a un resfriado, con síntomas que nunca desaparecen. La fiebre del heno es relativamente fácil de detectar, con síntomas que incluyen:

- Descarga nasal acuosa y transparente
- Ojos llorosos e irritados
- Accesos de estornudos
- Respiración por la boca

- Picor en los oídos y en la boca
- Ojeras durante las estaciones críticas

Para complicar las cosas, los niños suelen no ser capaces de manifestar cómo se sienten, por lo que sufren sin pedir ayuda, y se muestran irritables, lánguidos y malhumorados.

La profesión médica trata a la rinitis alérgica y a la fiebre del heno por medio de una amplia variedad de opciones, incluidas la inmunización, o las vacunas, y varios medicamentos como los antihistamínicos y los descongestivos. La inmunización trata la causa de la alergia inyectando al niño pequeñas cantidades de alérgenos, con el objetivo de «rendir» a la alergia con el tiempo. Los antihistamínicos y los descongestivos tratan los síntomas de la alergia, entre ellos los estornudos y el goteo nasal. Estos medicamentos pueden tener efectos secundarios, como mareos y nerviosismo, aunque son eficaces para brindar alivio instantáneo.

Sin embargo, los profesionales de medicina natural consideran que estos enfoques agravan el problema. Los medicamentos incorporan más sustancias químicas al organismo, y esas sustancias pueden ser tóxicas y conducir a otras enfermedades y alergias. Los medicamentos también interfieren con el desarrollo de las defensas naturales del cuerpo.

Asimismo, si sólo se tratan los síntomas físicos de la alergia se está descuidando el cuadro general. La personalidad y las emociones también intervienen.

Las alergias infantiles y las emociones

El hecho de ser alérgico puede suponer para los niños toda una variedad de presiones. Pueden sentirse distintos a sus compañeros, en especial si las alergias les impiden participar plenamente en las actividades escolares, o si experimentan síntomas que les hacen parecer o sentirse diferentes. El eczema, o los ojos enrojecidos y el goteo nasal, pueden apartar a los niños de sus semejantes, y atraer las miradas y suscitar comentarios crueles. Problemas similares pueden surgir también en casa. Los gastos médicos y el equipamiento especial que se requiere, humidificadores por ejemplo, pueden poner a la familia en apuros económicos. Quizá los padres y los hermanos tengan que trabajar más para mantener la casa libre de polvo. Tal vez deban evitarse las vacaciones en el campo a causa de las alergias de un miembro de la familia. Quizá haya que desprenderse del animal de compañía de la familia. Aunque se les asegure que no es así, los niños alérgicos suelen sentirse como extraños en sus propias casas.

Estas situaciones pueden traducirse en sentimientos de estrés para los niños alérgicos, según el grado de apoyo emocional que reciban por parte de los adultos que les rodean. El hecho de sentirse acomplejados y de tener que mantenerse en guardia por micdo a la desaprobación de los demás se traduce en estrés. Cuando los niños experimentan estrés, su sistema inmunológico también se pone en alerta, y el resultado es una tendencia más acentuada hacia la reacción alérgica.

¿Medicina convencional o medicina natural?

Los niños no pueden tomar sus propias decisiones respecto de su salud y, por lo tanto, se hallan a merced de sus padres y de la profesión médica. Si tiene un hijo alérgico, esto le coloca en la posición de tomar decisiones que pueden ser, en todo el sentido de la palabra, de vida o muerte. Muchos profesionales naturistas le dirán que los médicos prescriben medicamentos, cortisona, antihistamínicos y descongestivos, por ejemplo, que son demasiado fuertes para el organismo de un niño. Por otra parte, los médicos le dirán que sin medicamentos el estado de su hijo no mejorará y que, en realidad, podrá empeorar. ¿En quién confiar?

Debido a la posibilidad de shock anafiláctico, que se describió en el capítulo 3, se recomienda estar en condiciones de brindar al niño atención médica inmediata. Esto es especialmente necesario si las alergias del niño son lo bastante serias como para que exista la posibilidad de un shock anafiláctico.

No experimente con los tratamientos. Hable con su médico acerca de la posibilidad de utilizar métodos de tratamiento natural. Elija los que puedan hacer bien a su hijo, sin interferir con el tratamiento principal. Puede aprovechar las ventajas de algunos remedios naturales sin privar a su hijo de las maravillas de la medicina moderna.

TRATAMIENTOS NATURALES PARA LAS ALERGIAS INFANTILES

Acupresión

El tratamiento de acupresión puede ser sumamente provechoso para las alergias infantiles. Con la supervisión de los progenitores, los niños son capaces de aprender a localizar y usar los puntos de acupresión que pueden brindarles alivio de sus síntomas de alergia. Aunque algunos ejercicios pueden resultar demasiado complicados para que los niños los entiendan por su cuenta, otros son tan simples que les permiten comenzar a aliviar sus síntomas sin la ayuda de los padres.

Si decide buscar un tratamiento de acupresión para niños, diríjase a un profesional que tenga experiencia en tratar alergias infantiles. Tendrá que implicarse en cada paso, observando e incluso colaborando en las sesiones a fin de trabajar en equipo con su hijo en el aprendizaje de los ejercicios. Asegúrese de que su hijo entienda el objetivo de los ejercicios de acupresión y de que manifieste cómo se siente durante los ejercicios y después de ellos. Si dice que experimenta dolor o cualquier otro efecto negativo, el profesional tendrá que hacer ajustes.

El costo de una sesión de acupresión para un niño es el mismo que para un adulto. La mayoría de los profesionales programará sesiones frecuentes al principio para hacer un seguimiento de los avances, pero más adelante pasarán a ser esporádicas.

Algunos de los ejercicios de acupresión útiles para las alergias de los adultos pueden resultar molestos para los niños pequeños, porque son más sensibles a la presión firme que suele requerirse para obtener resultados óptimos. No deje de manifestar sus preocupaciones a su profesional e infórmele también de cualquier molestia que sienta el niño.

Afirmaciones

Los niños aprenden pronto, a través de la experiencia, que cuando entran en contacto con determinados alérgenos a continuación experimentarán síntomas de alergia. Sus cuerpos están preparados para el ataque. La experiencia también se compone de lo que oyen de sus padres y de otros adultos. Si tuvo alergias de niño, quizá recuerde a su madre diciéndole cosas como: «Aléjate de los gatos. Comenzarás a estornudar y a respirar con dificultad» o «No bebas leche, te sentará mal». Aunque estas advertencias contribuycron a impedir que le atacasen los síntomas, también se convertieron en mensajes que usted internalizó y le dejaron huellas.

No debería estimularse a los niños a que se expongan a alérgenos. Sin embargo, puede animárseles a no sentirse víctimas o personas enfermas y a centrarse en cambio en llegar a estar mejor. Las afirmaciones también pueden ayudar cuando los niños se hallan padeciendo una reacción alérgica, pues producen un efecto relajante que, a su vez, calma al sistema inmunológico. Los adultos pueden contribuir a este proceso generando afirmaciones simples que se centren en lo positivo y practicándolas con sus hijos.

Éstas son algunas informaciones para usar con niños alérgicos.

- No debo estar asustado.
- Soy sano y fuerte.
- Cada día estoy mejor.
- Puedo ocuparme de mis alergias y seguir divirtiéndome.

El uso de afirmaciones puede llegar a ser un juego, en el que padres y niños trabajan juntos para elaborarlas. Puede ser útil escribirlas en hojas de papel para colgar en una pared del dormitorio, e incluso dibujar imágenes que las ilustren. Pruebe a practicar afirmaciones con su hijo antes de que vaya a la escuela, quizá durante el desayuno, y nuevamente antes de que se acueste por la noche.

Aromaterapia

La aromaterapia, que se describió en el capítulo 4, es un excelente tratamiento natural para niños con alergias. Por ejemplo, puede colocarse una lámpara de aroma en la habitación de un niño para impregnarla de fragancias que estimulen la salud y ayuden a acabar con los síntomas de alergia. Aunque debería evitarse tener una llama encendida en la habitación de un niño, las lámparas con bombillas eléctricas pueden resultar divertidas y servir de luz de noche. A los niños les encanta oler fragacias frescas. Las lociones y los ungüentos basados en aceites esenciales pueden contribuir a curar los efectos del eczema.

Los niños tienen un sentido del olfato muy desarrollado. En realidad, al cabo de unas semanas del nacimiento un bebé puede reconocer el olor de su madre y responder a él. Los olores vinculan a una madre con su hijo, y las progenitoras suelen ser capaces de detectar cuándo un niño está enfermo a partir de la percepción de un cambio en su olor. Las fragancias pueden ayudar a desarrollar creatividad, realzando la inteligencia y estimulando una actitud positiva; también pueden utilizarse fragancias para curar las enfermedades infantiles.

La aromaterapia ayuda a reducir los efectos de las alergias infantiles causadas por inhalantes del mismo modo que lo hace con los adultos. Los aromas de los aceites esenciales contrarrestan los efectos de los inhalantes al estimular a los neurotransmisores del sistema nervioso central, que brindan alivio y refuerzan la salud. Los ungüentos también sirven para aliviar el eczema.

Si lo desea, visite a un aromaterapeuta para hablarle de las alergias específicas de su hijo y pedirle que le ayude a elegir los aceites esenciales que podrían ser más útiles para aliviar sus síntomas de alergia. Por lo general, los organismos de los niños son más sensibles que los de los adultos y no requerirán tantas gotas del aceite que se utilice. Asimismo, algunos aceites pueden ser demasiado fuertes para los niños y un aroma- terapeuta puede decirle cuáles evitar. Quizá encuentre parte de esta misma información en un libro completo sobre aromaterapia.

Entre los aceites esenciales a los que los niños parecen responder mejor se cuentan los de mandarina, naranja, canela, miel y vainilla. Una de estas fragancias en la habitación de un niño potenciará la sensación de calma y bienestar, y la buena salud en general. Quizá quiera leer a su hijo un cuento determinado mientras esos aromas impregnan la habitación.

A continuación se sugieren algunas aplicaciones de aromaterapia para aliviar las alergias infantiles:

Congestión

Los aceites esenciales usados en una lámpara de aroma pueden aliviar la tensión al actuar como expectorantes y descongestivos. Los aceites eseciales a usar incluyen a los de eucalipto, pino, hierba doncella, naiouli y limón. Basta con utilizar dos gotas de estos aceites, que es casi la mitad de la dosis adulta.

Piel sensible

La piel sensible, que se irrita con facilidad, es más susceptible a las reacciones alérgicas. Para mantener sana y suave la piel de su hijo añada unas gotas de aceites esenciales al agua de su baño. Una buena mezcla para el baño consiste en cinco gotas de manzanilla y dos gotas de neroli, mezcladas con unas cucharadas de miel y salvado.

Problemas estomacales

La descompostura de estómago y los retortijones que suelen resultar de la alergia a la leche y a otros alimentos a veces pueden aliviarse utilizando los aceites esenciales de hinojo y de coriandro. Para los niños, use una o dos gotas, con miel si lo desea, diluidas en agua o té caliente.

Tenga presente que los aceites esenciales pueden tener efectos secundarios tóxicos, que quizá resulten más pronunciados en los niños. Mantenga siempre los aceites esenciales fuera del alcance de los niños.

Medicina botánica

Como se señaló en el capítulo 4, el uso de hierbas para tratar las alergias infantiles puede resultar muy útil. Esto es particularmente cierto cuando los preparados herbales se utilizan para aliviar la congestión y la producción de mucosidad que suele acompañar a una reacción alérgica, la náusea y la diarrea que puede seguir a una alergia a la comida, y la urticaria y el eczema provocados por una alergia cutánea. El enfoque de la medicina botánica de las alergias infantiles es similar al de las alergias de los adultos, en el sentido de que el tratamiento se inicia con una desintoxicación del organismo para liberarlo de impurezas, continúa abordando los síntomas específicos y luego se ocupa de fortalecer las áreas debilitadas.

La mayoría de las hierbas comunes son relativamente benignas y seguras cuando se utilizan externamente o en tés suaves. Cuando las hierbas se utilizan internamente, los niños requieren precauciones especiales. El tratamiento de los síntomas de los adultos puede requerir una gran cantidad de una hierba, pero no ocurre lo mismo con los niños. En realidad, los niños necesitan una cantidad mucho menor de una hierba para ser afectados por ella. Algunas hierbas, en particular aquellas con un sabor fuerte o picante, pueden resultarles desagradables. Las hierbas pueden activar nuevas alergias. Además, todo efecto tóxico secundario de una hierba puede acentuarse en gran medida cuando se da a un niño.

Cuando trabaje con niños, use las hierbas con cuidado. Utilice la dosis adulta estándar bien diluida. No las use internamente sin trabajar con un profesional que tenga experiencia en tratar niños. Tenga presente también que el uso de hierbas puede afectar al tratamiento médico que el niño pueda estar recibiendo, ya que muchos medicamentos derivan de hierbas. Consulte a su pediatra para asegurarse de que esté al tanto del tratamiento y lo apruebe.

En cantidas muy diluidas, los niños pueden beneficiarse del uso de hierbas en el tratamiento de sus síntomas de alergia. Las hierbas estimulan las propias defensas naturales de un niño, además de fortalecer su organismo sin añadirle sustancias químicas artificiales, alcohol, azúcar, colorantes alimenticios u otros aditivos. Un preparado herbal puede utilizarse como un antiácido suave para aliviar una descompostura de estómago. Las hierbas con propiedades antibióticas pueden aliviar una infección de oído. Las hierbas carminativas, como sería el caso de un té de menta suave, pueden aliviar el dolor intestinal. Las hierbas emolientes pueden ofrecer un tratamiento suave para un brote de eczema. Una cataplasma con aceite de mostaza o eucalipto podría aliviar la congestión y la producción de mucosidad que resulta, por ejemplo, de la exposición al gato del vecino.

Las hierbas también pueden tener efectos fortalecedores y reconstituyentes sobre los niños. Es posible emplearlas para hacer más sano el aparato respiratorio al ayudar al niño a resistir los efectos de las reacciones alérgicas, además de afecciones relacionadas como el asma. Las hierbas también pueden fortalecer al aparato digestivo para contribuir a reducir los síntomas de alergia a alimentos, o incluso prevenirlos. Las hierbas que purifican la sangre pueden reducir los efectos de todas las reacciones alérgicas, incluidas las afecciones cutáneas.

Cuando trate a sus hijos con hierbas, debe tener en cuenta algunas reglas generales. Ante todo, como se dijo anteriormente, trabaje con un profesional y con la aprobación de su pediatra. Use cantidades muy reducidas de cada hierba. Si el profesional le ha recomendado utilizar una hierba internamente y su hijo se queja de su sabor, no le obligue a ingerirla. Trate de diluirla en una cucharada de miel o de nocilla. Observe atentamente cualquier reacción, así como toda mejoría. Si los síntomas de su hijo empeoran, interrumpa de inmediato el uso de la hierba y busque atención médica si la reacción es de cierta seriedad. Y si no advierte ninguna mejoría en el estado de su hijo al cabo de unos días, consulte al profesional. A menos que la finalidad de la hierba fuese fortalecer y nutrir las defensas naturales del niño en forma gradual, es probable que no esté dando resultado.

La medicina botánica no debería emplearse en combinación con la aromaterapia o con la homeopatía, porque todas ellas se basan en hierbas y los enfoques pueden interferir entre sí.

A continuación se indican algunos tratamientos herbales para la alergia infantil que puede probar en casa.

Congestión

La congestión y la producción de mucosidad a veces pueden aliviarse con una compresa de jengibre. Mezcle unas gotas de tintura de jengibre, que puede comprarse en una tienda de alimentos naturales, con cuatro cucharadas de harina de trigo integral y agua suficiente para formar una pasta. Extienda la pasta sobre un trozo de tela de algodón y colóquela sobre el pecho del niño. Déjela durante al menos una hora.

Irritaciones cutáneas

La consuelda procede de la raíz y de las hojas de la planta de consuelda, y es conocida por estimular el desarrollo de las células y aliviar las inflamaciones cutáneas. Es especialmente útil en el tratamiento del eczema infantil. Para preparar un ungüento de consuelda siga estos pasos:

1. Frote entre sus manos 50 gramos de hierba de consuelda y viértalos en una jarra de vidrio. Añada 50 gramos de aceite de oliva o de sésamo, y cierre la jarra herméticamente.
2. Agite la jarra cada día durante al menos dos semanas.
3. Cuele el contenido para quitar los fragmentos de hierba. El resultado es un aceite herbal.
4. Coloque este aceite colado en un recipiente y déjelo hervir a fuego lento durante unas horas.
5. Derrita 25 gramos de cera de abeja en baño de maría y luego viértala en el aceite.
6. Deje hervir a fuego lento la mezcla hasta que tenga la consistencia de un ungüento. Para comprobar la consistencia, coja una cucharada del ungüento caliente y déjelo enfriar en la nevera durante un momento. Pruébelo con el dedo para comprobar si puede extenderse sobre la piel.
7. Añada unas gotas de aceite de vitamina E.
8. Vierta el aceite espesado en una jarra pequeña.

Frote el ungüento directamente sobre la dermatitis, urticaria o eczema, y úselo cuando sea necesario para reducir los síntomas, incluido el picor. El mejor momento para aplicar el ungüento es antes de que el niño se vaya a la cama.

Descompostura de estómago

Un té de jengibre puede ser eficaz para tratar los síntomas de alergia a alimentos, incluidos la indigestión y los gases. Para preparar un litro de té de jengibre siga estas instrucciones:

1. Ralle unos cinco centímetros de raíz de jengibre fresco.
2. Colóquelo en una tetera.
3. Hierva un litro de agua y luego viértala sobre el jengibre.
4. Cubra la tetera y deje reposar el líquido quince minutos.
5. Bébalo caliente o frío.

Haga que el niño beba el té de jengibre unas pocas veces al día, o hasta que desaparezcan los síntomas.

Homeopatía

La homeopatía, que se trató con todo detalle en los capítulos 2 y 4, puede funcionar bien cuando se aplica a las alergias infantiles. Las alergias infantiles, como las de los adultos, son causadas por un sistema inmunológico desequilibrado: el sistema inmunológico reacciona ante sustancias inocuas como si fuesen alérgenos.

Los niños son particularmente sensibles a los medicamentos. El uso excesivo de medicamentos puede empeorar las situaciones y, además, interferir con la capacidad natural para la autocuración. No sólo vuelven los síntomas, sino que el desarrollo del sistema inmunológico puede hacerse más lento por la presencia de drogas. Asimismo, los medicamentos, incluidos aquellos que se utilizan para tratar alergias, así como los antibióticos, sólo enmascaran los síntomas y acortan el proceso curativo. Los medicamentos también contienen sustancias químicas capaces de provocar efectos secundarios que, a su vez, pueden ser un factor causante de síntomas.

Si se permite a la enfermedad que siga su curso, las defensas naturales del niño suelen ser capaces de combatirla mientras se fortalecen en el proceso. La utilización de remedios homeopáticos basados en sustancias naturales en el tratamiento de las alergias infantiles brinda ese estímulo adicional que las defensas del niño necesitan para completar el ciclo curativo y favorece el desarrollo del sistema inmunológico.

La aplicación de la homeopatía a las alergias infantiles

Igual que con los adultos, los remedios homeopáticos para niños se eligen de manera que reproduzcan, en la medida de lo posible, los síntomas que presentan. Una vez más, el tratamiento se basa en elegir una medicina individual que imite los síntomas. Como con otros tratamientos homeopáticos, los niños sólo reciben una medicina a la vez.

Los siguientes son los principales remedios homeopáticos que se utilizan para las alergias infantiles, dispuestos por grupo de alergia. Tenga presente que puede obtener y usar esas medicinas por su cuenta. Sin embargo, los niños son más sensibles que los adultos y tal vez haya que emplear alguna precaución al aplicarlas. Esas precauciones se tratan más adelante en este apartado. Antes de dar a su hijo un remedio homeopático o de otra índole, consulte siempre a su pediatra.

Alergias respiratorias

Los remedios homeopáticos que se emplean para tratar el aparato respiratorio de un niño reproducen también el conjunto de síntomas que éste experimenta. Estos síntomas incluirán no sólo a los indicadores de alergia más comunes, sino además síntomas como inquietud, irritabilidad e incapacidad para dormir.

La sabadilla, de la semilla de cebadilla, es un remedio común para la rinitis alérgica y la fiebre del heno cuando los síntomas comprenden goteo nasal, estornudos y ojos enrojecidos e irritados. Cuando los síntomas incluyen una intensa sensación de picor en el paladar blando y en la zona posnasal, puede necesitarse un medicamento llamado Wyethia. Otro síntoma que indica igualmente la necesidad de Wyethia es el goteo nasal, acompañado de una sensación de sequedad en la garganta y en los conductos nasales.

El arsenicum album, derivado del trióxido de arsénico, también puede administrarse en caso de alergias infantiles, en especial cuando los síntomas incluyen fatiga, estornudos violentos, sensación de ardor en los conductos nasales, dolor de cabeza, tos y vías respiratorias obstruidas. El arsénico también es indicado si la tos del niño se alivia algo después de beber un líquido caliente o si experimenta una sensación de ardor en el pecho. La eufrasia, derivada de la hierba murajes, se utiliza cuando los síntomas de alergia incluyen también goteo nasal excesivo y tos con flema, acompañados por lágrimas irritantes.

Antes de comenzar a utilizar una medicina homeopática en el tratamiento de alergias respiratorias, consulte a un profesional cualificado y utilícela bajo su orientación (siguiendo además el consejo de su pediatra), en particular cuando se trate de niños muy pequeños. En general, el profesional podrá indicarle cuál es la dosis estándar, que quizá también esté indicada en el envase. Si una dosis de la medicina hace que los síntomas del niño mejoren, espere hasta que los síntomas vuelvan antes de repetirla. Si los síntomas del niño no mejoran al cabo de cuatro horas, administre una nueva dosis y espere otras cuatro horas. La medicina homeopática debe administrarse no más de tres veces al día, y durante no más de una semana.

Administre también dosis que sean de sentido común. En la medida de lo posible, evite los alérgenos conocidos. Dé al niño abundante agua para mantener su organismo limpio de los alérgenos que pueda acumular. La utilización de un humidificador también puede ayudar a aliviar los conductos respiratorios inflamados.

Alergias cutáneas

La medicina homeopática ofrece una variedad de remedios para el tratamiento de las alergias relacionadas con la piel. El diagnóstico de estas dolencias se centra en el aspecto de la irritación cutánea, asociada a sensaciones corporales como sensibilidad al calor, y también en el modo en que apareció. Para tratar las alergias cutáneas la medicina homeopática ofrece remedios que pueden ingerirse o aplicarse a la piel. Los homeópatas no estimulan el empleo de hidrocortisona, un remedio de venta sin receta de uso común, porque consideran que es una droga demasiado potente que es absorbida por el aparato circulatorio y puede conducir a desequilibrios hormonales. Asimismo, no recomiendan el uso de loción de calamina, porque enmascara los síntomas. Como en otras dolencias, los síntomas cutáneos deben manifestarse plenamente a fin de que pueda resolverse el desequilibrio subyacente.

Los homeópatas suelen aconsejar a sus pacientes que traten de averiguar qué fue lo que causó la reacción alérgica y procuren evitarlo durante una semana o dos para ver si los síntomas desaparecen solos. Sin embargo, las causas subyacenntes de los síntomas también pueden tratarse, en especial si éstos son lo bastante serios como para interferir con el sueño y otras actividades del niño. Uno de los remedios más usados para las alergias cutáneas es *Rhus toxicodendron*, derivado de la hiedra venenosa. Su uso es indicado para la dermatitis de contacto, que incluye ampollas que pican, escuecen y presentan ampollas; este estado parece empeorar por la noche y al aire libre. Las sensaciones de inquietud e irritabilidad también indicarían que el *Rhus toxicodendron* podría servir para tratar este conjunto de síntomas.

Una reacción alérgica en la que la piel está inflamada y con ampollas, pero no escuece, podría requerir aceite de ricino, derivado del *croton tiglium.* Un niño con un sarpullido que requiere aceite de ricino podría aliviarse el picor rascándose un poco. Sin embargo, esta acción haría que el sarpullido llegue a inflamarse tanto que hasta un leve roce provocaría dolor.

Otros remedios homeopáticos también son útiles para tratar la dermatitis de contacto, y cada prescripción se basa en las diferencias de aspecto y en los síntomas asociados a esta dolencia. Por ejemplo, para un sarpullido que incluye la aparición de protuberancias acompañadas de sensaciones de irritabilidad se prescribe Bryonia. Cuando los síntomas incluyen ampollas que contienen un líquido amarillento se utiliza anacardo.

El tratamiento homeopático de la urticaria también varía de acuerdo con su aspecto, el modo en que aparece y el hecho de que los síntomas cambien debido a la exposición a condiciones como el calor y el frío. La medicina más comúnmente utilizada para el tratamiento de la urticaria es apis, que deriva del veneno de las abejas. El *apis* es efectivo en el caso la urticaria que produce mucho picor y empeora, por ejemplo, con la exposición al calor, con el ejercicio o debido a un cambio en las condiciones climatológicas. Aunque *apis* es el medicamento de uso más generalizado, también puede ser útil el *urtica urens,* que procede de la ortiga.

El eczema, que suele acompañar a los síntomas respiratorios, por lo general se trata con medicinas destinadas a curar los problemas respiratorios. Los homeópatas podrían tratar el eczema con sabadilla, arsénico o Wyethia, de acuerdo con la variedad específica de síntomas respiratorios que lo acompañen.

Las alergias cutáneas son difíciles de tratar para una persona lega, porque la selección de medicina homeopática se basa en diferencias sutiles entre grupos de síntomas relacionados. Por ejemplo, es difícil para un lego distinguir entre varios tipos de ampollas o protuberancias. Por lo tanto, es mejor trabajar bajo el asesoramiento de un profesional cualificado.

Alergias a alimentos

Según la homeopatía, lo que parece ser una alergia a alimentos puede ser el resultado de toxinas que se han acumulado en el aparato digestivo y produjeron un desequilibrio. El tratamiento se propone reproducir síntomas como vómitos, náuseas y diarrea con una medicina homeopática que los imite y ayude al cuerpo a recuperar su equilibrio. Además, los remedios homeopáticos pueden ser útiles para sustituir a los líquidos corporales que se pierden con los vómitos o la diarrea, con lo cual propician la curación.

Para los niños, los remedios homeopáticos suelen ser una alternativa segura a los medicamentos basados en sustancias químicas que, además de añadir toxinas al organismo, enmascaran los síntomas e interfieren con los procesos naturales digestivos y curativos. Por otra parte, los síntomas reaparecerán en cuanto se suspenda el medicamento. Muchos remedios de venta sin receta se desarrollan para personas adultas y son demasiado fuertes para utilizar en niños.

También es importante tener presente que a veces un médico homeopático recomendará dejar que los síntomas de alergia a alimentos sigan su curso sin realizar ninguna intervención específica. Por ejemplo, es probable que sólo haya que mantener al niño alejado de los alimentos que le provocan reacciones alérgicas, compensar con agua la pérdida de líquido inducida por la diarrea y mantenerle caliente y cómodo hasta que pasen los síntomas. Asimismo, puesto que los aparatos digestivos de los niños están aún en desarrollo, vomitan con mayor facilidad que los adultos. Esto pasa particularmente con los bebés, en quienes la válvula que cierra la base del esófago no está todavía plenamente desarrollada, lo cual se traduce en una tendencia a arrojar con facilidad. El vómito no es necesariamente una situación de emergencia, a menos que sea frecuente y se traduzca en pérdida de peso y deshidratación.

Aun cuando se sospeche que el vómito y la diarrea están relacionados con una alergia a alimentos, deberían tratarse sin medicinas. Lo más probable es que las paredes del estómago se inflamen, tal vez como resultado de la alergia, y la comida y el líquido les irriten todavía más. En primer término, consulte a su pediatra. En general, se recomienda dar al niño una cantidad mínima de líquidos durante las primeras seis horas y esperar que los síntomas remitan. Luego puede comenzarse a compensar la pérdida de líquido con cantidades mínimas de caldo vegetal, zumo o agua mineral sin gas. Hay que evitar la leche y los productos animales.

Al cabo de uno o dos días, aumente en forma gradual los líquidos y empiece a introducir alimentos sólidos como tostadas y yogur. Advertencia: No debería dejarse de dar líquido a los bebés y a los niños muy pequeños, aunque sea una cucharadita de té cada vez. Los niños son mucho más susceptibles a la deshidratación porque tienen un metabolismo más acelerado y sus riñones están aún en fase de desarrollo. Vigílelos cuando experimenten estos síntomas y esté preparado para contactar a un médico si persisten durante más de un día o dos.

Tanto en adultos como en niños, los síntomas de deshidratación incluyen sequedad de boca y ausencia de lágrimas. Cuando la deshidratación continúa, los síntomas incluyen ojos hundidos, pérdida de elasticidad cutánea y un punto blando hundido en la cabeza de los niños muy pequeños. Si advierte cualquiera de estos signos, lleve al niño de inmediato a un médico o a la sala de urgencias.

Las alergias a alimentos en los niños también pueden provocar dolor abdominal, que se trata con descanso y comidas poco abundantes, consistentes en líquidos y alimentos livianos. Esto permitirá que los síntomas desaparezcan solos. Asimismo, sirve para tratar otros síntomas relacionados, como vómitos. El dolor abdominal puede deberse a una apendicitis, más que a una alergia a alimentos, y cuando este dolor se da sin otros síntomas, y continúa o empeora, se requiere atención médica.

Síntomas como dolor abdominal, vómitos y diarrea también pueden tratarse con medicinas homeopáticas, en general administradas una vez por hora hasta que empiecen a remitir. Las medicinas deberían administrarse cada doce horas si los síntomas son menos graves. Cuando se utiliza una medicina homeopática para posibles síntomas de alergia a alimentos, deberían observarse mejorías con bastante rapidez. Si no es así, recurra a otra medicina homeopática. Y como siempre, si los síntomas se vuelven serios, busque asistencia médica.

El arsenicum album es una de las medicinas homeopáticas más empleadas para tratar dolencias del aparato gastrointestinal. Los síntomas incluyen vómitos, diarrea y dolor estomacal o intestinal. Otros síntomas que indican la necesidad de arsénico incluyen temor, agotamiento e inquietud, así como mucha sed y escalofríos. Estos síntomas empeoran por la noche y, además, se vomita todo lo que se come o bebe.

Si el síntoma principal es náusea, con o sin diarrea o vómitos, entonces puede administrarse otra medicina homeopática llamada ipecacuana. Es probable que un niño que necesita ipecacuana no esté tan gravemente enfermo como uno que requiere arsénico. La coloquíntida, que deriva del pepino amargo, es indicada si el síntoma principal son calambres abdominales que empeoran al comer o beber. Este tipo de calambres pueden aliviarse con una presión suave sobre el abdomen, y también con calor. La belladona puede ser igualmente útil en la fase inicial de los problemas gastrointestinales, si los síntomas aparecen de repente.

Los remedios homeopáticos que se mencionaron en los párrafos precedentes son sólo una selección de aquellos que pueden ser útiles para aliviar los síntomas de alergia a alimentos. Las causas y los síntomas de la alergia a alimentos son únicos para cada persona y en la mayoría de los casos no pueden atribuirse a una sola fuente. Las medicinas homeopáticas pueden contribuir a aliviar los síntomas, además de ayudar a brindar equilibrio al organismo y liberarlo de toxinas.

No obstante, la «cura» homeopática real para la alergia a alimentos incluye una dosis sana de evitación: si se sabe cuál es el alimento que provoca una reacción, debería orientarse al niño para que lo evite.

También hay que tener presente que algunas de las medicinas homeopáticas que elija pueden suscitar reacciones alérgicas, aun cuando deriven de sustancias naturales.

El trabajo con un médico homeopático

Una de las dificultades para hacer su propio diagnóstico de las alergias de su hijo y elegir una medicina homeopática, es que, como mucho, estará realizando una conjetura con cierta fundamento. Su hijo puede estar en condiciones de manifestar con precisión lo que siente, pero en la mayoría de los casos usted tiene que basarse en sus propias observaciones. Aunque puede interrumpir una medicina si le parece que no sirve de nada, quizá pierda tiempo y dinero con medicamentos que no funcionan.

Un médico homeopático puede ayudarle a evitar estos errores. Comenzará por someter a su hijo a un examen minucioso, mientras formula a usted y al niño una lista detallada de preguntas sobre cómo y cuándo se producen los síntomas, y acerca de las condiciones que rodean a esas situaciones. Se le pedirá que brinde información detallada sobre los gustos y aversiones del niño, su estructura emocional, su estado mental y la historia de sus enfermedades hasta la fecha. Asimismo, deberá llevar un registro del comportamiento del niño en los días previos y siguientes a un ataque de alergia, incluyendo los alimentos ingeridos, las horas de sueño y los síntomas específicos. El profesional homeopático utilizará esa información para determinar el curso inicial del tratamiento.

Como se dijo anteriormente, una amplia variedad de remedios homeopáticos puede ser útil para tratar las alergias infantiles, puesto que las reacciones alérgicas son síntomas de desequilibrios subyacentes. Tendrá que trabajar en equipo con el facultativo. Observe cómo reacciona su hijo a la medicina e informe de cualquier cambio o mejoría en su estado. Si los síntomas empeoran, o aparecen otros nuevos, comuníqueselo de inmediato al profesional.

Si el profesional homeopático no es también un médico cualificado, haga saber a su médico habitual que su hijo está siguiendo un tratamiento homeopático. Su médico debe estar al corriente de ello para evitar la prescripción de medicamentos que puedan interferir con el enfoque homeopático. Y en caso de cualquier emergencia médica, póngase en contacto con su médico para contar con un tratamiento de urgencia y disponer la hospitalización en caso de que sea necesario. En la actualidad muchos médicos aceptan la validez de los enfoques naturales y estarán dispuestos a trabajar con usted y con el homeópata.

Naturopatía

Los naturópatas consideran a la rinitis alérgica, a la fiebre del heno y a otras alergias en los niños como brotes de enfermedad y respuestas alérgicas que se inician en la primera infancia. Estas alergias empiezan en el aparato digestivo o intestinos. Los naturópatas ponen énfasis en la importancia de la lactancia materna durante los primeros seis meses de vida, porque el aparato digestivo del niño no está preparado para las sustancias químicas y los conservantes que recibe a través de la leche de vaca y el preparado para biberones; los niños tienen muy poca protección contra ellos. Sus intestinos aún no están desarrollados y, por consiguiente, el tracto digestivo resulta agredido por estos ingredientes artificales. La misma situación se produce si los bebés son destetados demasiado pronto y se comienza a nutrirlos con alimentos sólidos que también introducen alérgenos en sus organismos. El cuerpo trata a estos ingredientes como si fuesen sustancias extrañas y entonces se desarrollan reacciones alérgicas.

El desarrollo de estas alergias va acompañado de una mayor susceptibilidad a las enfermedades infantiles. Por ejemplo, las infecciones de oídos pueden ser el resultado de síntomas alérgicos que se han instalado en ellos. Las infecciones suelen tratarse con antibióticos, que se convierten en un problema añadido. Los antibióticos afectan también al equilibrio del tracto digestivo al interferir con los procesos naturales de desintegración y eliminación de los alimentos y, por consiguiente, empeoran las alergias. Como consecuencia de esas alergias de los niños a determinados alimentos a menudo se producen rinitis alérgica, fiebre del heno y asma.

Los profesionales naturópatas consideran a la alergia como un activador del asma y los tratamientos son similares para ambas dolencias. En este apartado hablaremos del enfoque naturopático para el tratamiento de la alergia juvenil. Los tratamientos para el asma se tratarán con más detalles en el capítulo 7.

El tratamiento del niño con la naturopatía

El enfoque básico para el tratamiento de la alergia infantil consiste en la dieta, además de incluir el empleo de complementos nutricionales, vitaminas y medicinas herbales. En el caso de los niños, el tratamiento comienza con una dieta de eliminación basada en alimentos que contengan pollo, cordero, patatas, plátano, arroz, manzanas, y verduras como brécol y repollo. Estos alimentos no tienen probabilidades de provocar reacciones alérgicas y resultarán nutritivos, mientras que las toxinas generadas por otras comidas irán eliminándose gradualmente del organismo. Por lo general, un niño sigue esta dieta durante una semana o más, momento en el cual comienzan a introducirse otros alimentos, uno nuevo cada uno a dos días. Debe observarse al niño por si presenta alguna reacción a estos alimentos. Si aparecen síntomas alérgicos, deberá suprimirse el nuevo alimento. Esto requiere llevar un registro minucioso, pero es un modo excelente de diseñar una dieta específica para su hijo.

A continuación se describen tratamientos naturopáticos para las principales alergias infantiles.

Eczema

Como ya se dijo, el eczema en los niños suele estar relacionado con las alergias a alimentos. Por lo tanto, una primera defensa prescrita por el naturópata será utilizar la dieta de eliminación para descubrir la causa del eczema y entonces proceder a suprimirla de la alimentación del niño. Los productos lácteos son uno de los alimentos más comunes causantes de alergia y podrían ser uno de los primeros en evitarse.

En el tratamiento del eczema también se emplean complementos nutritivos. Por ejemplo, los niños con eczema suelen tener una deficiencia de ácidos grasos esenciales, lo cual se traduce en una disminución de la capacidad para combatir la inflamación; para compensar esa deficiencia y aliviar los síntomas podría darse al niño hierba del asno. También podría recomendarse comer pescado o utilizar un complemento de aceite de pescado, debido a sus efectos antialérgicos y antiinflamatorios, así como tomar bioflavonoides. La vitamina A ayuda a mejorar la salud general de la piel.

El eczema también se trata con medicinas botánicas. El vaccinium myrtillus, derivado de la hoja de arándano, y la prunus spinosa, que se obtiene del endrino, se emplean para inhibir la producción de histaminas y sirven como antiinflamatorios. La raíz de bardana tiene un efecto curativo directo sobre el eczema, pues corrige las deficiencias en el sistema inmunológico de quienes padecen esta afección. El regaliz y la manzanilla pueden usarse en preparados que ofrecen el mismo alivio temporario que la cortisona.

Los naturópatas creen que la cortisona tiene efectos negativos sobre el cuerpo a largo plazo. La utilización de cortisona para el eczema continúa el efecto cascada que se inicia con los antibióticos. Mientras que los antibióticos para dolencias como infecciones de oídos pueden interferir con el aparato digestivo y, por último, provocar el envío de histaminas hacia la piel, la cortisona envía las histaminas a los pulmones, donde el resultado puede ser rinitis alérgica y asma.

Los naturópatas también recomiendan el empleo de ungüento de zinc no oleoso para aliviar el picor asociado al eczema y utilizar sólo jabones neutros.

Rinitis alérgica y fiebre del heno

El tratamiento naturopático para niños con rinitis alérgica y fiebre del heno comienza con la dieta. Aunque la dieta de eliminación incluye carne, es probable que el naturópata le recomiende una dieta vegetariana para su hijo, evitando la carne, los productos lácteos y los huevos. Sólo puede beberse agua mineral y hay que evitar el agua con gas y otros estimulantes, así como el azúcar y la sal. La dieta naturopática para la alergia incluye cantidades ilimitadas de verduras y hortalizas, incluidos el bróquil, la lechuga, el apio, la remolacha, el pepino y la mayoría de las judías, con excepción de la soja y de las judías verdes. Se permiten cantidades restringidas de patatas y la mayoría de frutas, con excepción de manzanas y frutos cítricos, y cantidades muy limitadas de cereales.

Los productos animales pueden provocar síntomas de alergia infantil. La dieta vegetariana altera el metabolismo y disminuye la tendencia a la inflamación nasal y pulmonar. Otro beneficio es la eliminación de cualquier alérgeno que se consuma a través de la comida, lo cual se traduce en una desintoxicación gradual. Es importante que trabaje con su hijo en el cambio de su dieta. El hecho de obligar al niño a adoptar una dieta que parece poco atractiva y es radicalmente diferente a la de sus compañeros de escuela puede llevarle a sentirse distinto a los demás, lo cual se traduce en mayor estrés.

Las medicinas botánicas también se emplean para tratar la rinitis alérgica y la fiebre del heno. La efedra es un remedio natural que se ha utilizado durante miles de años para tratar los síntomas de alergia. La planta de efedra contiene componentes que actúan como agentes antiinflamatorios y antialérgicos. La utilidad de la efedra disminuye si se utiliza repetidamente a lo largo del tiempo, y suele complementarse con otras hierbas, como el regaliz, así como con vitamina C, vitamina B6 y otros complementos nutricionales.

La escutelaria es otra medicina botánica que los naturópatas emplean a menudo para tratar la rinitis alérgica y la fiebre del heno. Tiene una acción antiinflamatoria e inhibe los síntomas de alergia al combatir los efectos de las histaminas. La angélica, el regaliz, las cebollas y el ajo figuran también entre las medicinas herbales a las que recurrirá un naturópata para el tratamiento de la alergia.

Alergia a alimentos

Como se dijo antes en este apartado, los naturópatas consideran que la mayoría de las alergias tienen sus raíces en la alergia a alimentos. El tratamiento suele comenzar con la dieta de eliminación. Esto funciona especialmente bien con las alergias a alimentos específicos, porque el tiempo que transcurre desde que un alimento entra al organismo y seguidamente conduce a una reacción alérgica suele ser relativamente corto. Como consecuencia de ello, descubrir las alergias a alimentos de su hijo puede ser un proceso bastante simple.

Los naturópatas tambien recomiendan la dieta diversificada rotatoria para las alergias a alimentos. Esta dieta ayuda a mantener al mínimo los síntomas de la alergia a alimentos del niño al minimizar la exposición a las alergias conocidas, así como a prevenirlas. Los naturópatas creen que si los alimentos tolerados se ingieren con regularidad, no se inducirán nuevas alergias. En la dieta diversificada rotatoria los alimentos que se toleran se ingieren a intervalos específicos, cada cuatro a siete días. Con esta rutina firmemente establecida pueden ir introduciéndose en forma gradual aquellos alimentos conocidos por haber causado síntomas de alergia. De este modo, el niño puede comenzar a disfrutar nuevamente los alimentos que anteriormente le estaban prohibidos.

Debido a la posibilidad de reacciones provocadas por ingerir alimentos del mismo grupo, esta dieta requiere cierta rotación de grupos alimenticios. Esto puede resultar un poco complicado hasta llegar a desarrollar una pauta. Los naturópatas que no se especializan en nutrición pueden solicitar la colaboración de otro profesional para elaborar una dieta.

Con frecuencia, la alergia a alimentos se asocia a una disfunción del sistema inmunológico. Los naturópatas suelen prescribir complementos nutricionales, como el selenio, el zinc y las vitaminas del complejo B, que fortalecen al sistema inmunológico. La vitamina C puede recomendarse como un antihistamínico.

El trabajo con el naturópata

Los niños son criaturas sensibles y por ello los naturópatas evitan las medicaciones fuertes que podrían interferir con su proceso de desarrollo natural. Preste mucha atención a lo que come su hijo, elimine el azúcar, la harina refinada y los conservantes, y elija alimentos de los principales grupos nutricionales , pues ello puede resultar muy provechoso para la salud del niño. Los complementos de vitamina pueden realzar la vitalidad, y los preparados herbales, en especial aquellos utilizados en lociones, pueden ser un buen sustituto para los que se venden sin receta.

No obstante, si su hijo está siguiendo un tratamiento con un médico, no introduzca cambios en su alimentación sin consultar primero al facultativo. Como se dijo antes, los cambios repentinos en la dieta pueden resultar estresantes. Y si los síntomas de alergia de su hijo llegan a ser serios o ponen en peligro su vida, tendrá que poder contar con ayuda médica.

Hable con su médico acerca del plan del naturópata para tratar las alergias de su hijo. Si en la actualidad el niño recibe vacunas de desensibilización o toma antihistamínicos, estos tratamientos quizá no sean compatibles con algunos de los remedios herbales que puede recomendar un naturópata. Hable con ambos de las posibles consecuencias, en particular de las situaciones de emergencia potenciales que pueden resultar de los síntomas de alergia. Quizá pueda utilizar ambos enfoques en forma conjunta, o tal vez tenga que elegir entre uno u otro.

Nutrición

Los alimentos de los niños tienen que elegirse con sumo cuidado. Aquellos niños con alergias a alimentos son incluso más susceptibles al uso de especias, azúcar y conservantes. Los nutricionistas tratan a las alergias infantiles con una dieta equilibrada, que incluye la evitación de alimentos que las activan.

Algunas alergias a alimentos son especialmente comunes en los niños. Por ejemplo, la alergia a la leche de vaca es bastante común durante los primeros dos años de vida, y se trata evitando ese alimento y reemplazándolo por leche de soja y otros sustitutos. Los niños también pueden desarrollar alergias a determinados cereales y esto también se trata evitando los productos que contienen trigo, avena o maíz.

Si su hijo tiene una alergia a alimentos, es probable que usted sea consciente de ello. Sin embargo, quizá deba realizar alguna labor detectivesca para conocer las diversas alergias de su hijo. Cuando decida controlar las alergias a alimentos de su hijo con un enfoque nutricional, tendrá que trabajar en estrecha colaboración con el nutricionista. Este trabajo comenzará llevando un diario de alimentos en el cual tendrá que registrar todo lo que vaya a la boca del niño, desde la comida hasta la pasta dentífrica. Este diario debe llevarse día y noche, indicando horas y cantidades, durante una semana o más. Luego, su nutricionista trabajará con usted para encontrar pautas, alimentos, horas del día y síntomas específicos que indiquen la reacción alérgica.

El paso siguiente en este tratamiento será una dieta de eliminación, que supone colocar en una lista prohibida a los alimentos bajo sospecha y reemplazarlos por una combinación equilibrada de otros que es más probable que su hijo tolere. Su trabajo no se detiene aquí. Tendrá que volver a empezar a llevar un diario de alimentos, esta vez durante una semana o dos, a fin de seguir el progreso de su hijo con la nueva dieta. Esto significará registrar todos los alimentos, las cantidades y las horas del día, así como cualquier síntoma nuevo que pueda aparecer. Si la dieta funciona, los síntomas deberían remitir o desaparecer.

A la eliminación sigue la reintroducción. Puede obsequiar a su hijo con cantidades diminutas de los alimentos que se sospecha causan reacciones alérgicas, uno a la vez. Esto podría significar un trocito de chocolate, o unos frutos secos, o un vasito de leche. Si el niño sufre otra reacción, entonces puede estar seguro de que ese alimento debe continuar en la lista prohibida, al menos en el futuro inmediato.

Tenga presente que si su hijo tiene una reacción a un alimento específico, lo más probable es que también sea alérgico a todos los alimentos de esa misma familia. Además, algunos alimentos pueden trabajar juntos para provocar nuevas reacciones alérgicas y quizá no descubra esto hasta que no los combine por accidente. El nutricionista puede ayudarle a controlar estas posibilidades suministrándole una tabla que enumere los diversos grupos de alimentos para asegurarse de que evita los prohibidos. También está en condiciones de aconsejarle respecto de los alimentos que pueden combinarse para provocar síntomas adicionales.

Hay que estar preparado para hacer sustituciones a la hora de cocinar. Por ejemplo, si su hijo es alérgico al huevo, tendrá que saber con qué puede sustituirlo. Lo mismo se aplica para el trigo, que suele reemplazase con avena o cebada. Una alergia al maíz puede requerir no sólo la sustitución de este alimento en una receta, sino también vigilar la presencia de almidón en productos como el polvo de hornear.

Los niños también son susceptibles a los aditivos alimenticios como los colorantes y los conservantes; estas sustancias químicas artificiales no sólo pueden provocar reacciones alérgicas, sino también afecciones crónicas como la hiperactividad y el asma. Un colorante llamado tartracina, que se conoce como Amarillo Número 5, puede provocar dificultades respiratorias y dolores de cabeza en los niños. El glutamato monosódico puede causar dolores de pecho y dificultad respiratoria. Los sulfitos, que suelen emplearse como conservantes en comidas preparadas, en algunos mariscos y en las comidas de bar, también pueden provocar asma. El nutricionista puede ayudarle a saber a qué aditivos alimenticios debe estar atento y cómo debe leer las etiquetas de los alimentos a fin de evitarlos.

Trabaje en estrecha colaboración con su hijo cuando introduzca modificaciones en su dieta. Los cambios repentinos en la dieta pueden ser sólo molestos para un adulto, pero resultar traumáticos para un niño. Pueden producir trastornos alimenticios capaces de llegar a ser tan devastadores como las alergias. Y cuando los niños se ven obligados a ingerir alimentos diferentes a los que comen sus compañeros de escuela, esto les hace sentirse distintos y puede traducirse en una lesión a su autoestima. Deje que su hijo tenga algún control sobre su dieta y tomen decisiones juntos acerca de los alimentos sustitutivos a elegir.

Los médicos suelen considerar a la nutrición como un tratamiento fundamental para las alergias infantiles a los alimentos. Ellos saben lo suficiente sobre nutrición como para supervisar la dieta de su hijo y brindar recomendaciones específicas. Sin embargo, cada vez más los médicos trabajan con nutricionistas en la administración de dietas, al reconocer que el diseño de una dieta adecuada es un proceso complicado que requiere la preparación especializada y la experiencia de estos especialistas. Si es posible, pida a su médico que le recomiende a un nutricionista; en cualquier caso, no deje de hacerle saber que está buscando el consejo de un profesional de esta especialidad. Y haga que el nutricionista efectúe un control periódico de la dieta de su hijo a fin de introducir ajustes cuando cambie su estado.

Como siempre, mantenga abiertos los canales de tratamiento médico de urgencia. Algunas alergias a alimentos, como la sensibilidad a los mariscos, los frutos secos y los sulfitos, pueden resultar fatales, y el período de tiempo entre la reacción inicial y el estado que pone en peligro la vida es corto.

Psicoterapia

El papel que desempeñan las emociones en la alergia infantil se trató anteriormente en este capítulo. Los niños alérgicos a menudo no se sienten bien con ellos mismos. Sus síntomas les hacen distintos a sus hermanos y compañeros de clase, y su autoestima sufre. Por ejemplo, los demás niños pueden reírse de sus ojeras o del modo en que se sorben los mocos o se suenan la nariz. Con frecuencia, los niños no saben manifestar cómo se sienten y quizá tampoco quieren confiarse a sus padres por miedo a ser considerados como un fracaso.

Un psicoterapeuta que tenga experiencia en el trabajo con niños ayudará a su hijo a explorar los sentimientos que experimenta por el hecho de ser alérgico y cuando está rodeado de otra gente, además de analizar el modo en que los síntomas de alergia afectan a su aceptación por parte del grupo de compañeros y, por consiguiente, a su autoestima. A veces estos niños usan sus alergias como un mecanismo de defensa, como un medio de «desquitarse» de sus padres o de otras personas que les han hecho rabiar, o como una manera de llamar la atención. El terapeuta de su hijo no sólo será una buena caja de resonancia, sino que también le enseñará modos de abordar las emociones y de satisfacer sus necesidades sin tener que ponerse enfermo.

Busque a un psicoterapeuta que tenga experiencia en trabajar con niños alérgicos. Si el niño tiene dificultades para hacer frente a las situaciones cotidianas, quizá le recomiende sesiones semanales, pero tal vez no haga falta este nivel de intensidad. El terapeuta también puede recomendar un grupo de apoyo con otros niños alérgicos. Asegúrese de elegir un terapeuta con quien usted y su hijo se sientan cómodos.

6. Asma adulta

El asma es una enfermedad de las vías respiratorias de mayor tamaño y de tamaño medio de los pulmones, llamadas bronquios. Los bronquios sanos son suaves y dilatados, con las paredes de las membranas de color rosa. En el interior de los bronquios sanos los cilios, que parecen diminutos cabellos en movimiento, se encargarán de desplazar la mucosidad. El aire entra y sale sin producir ruido.

Las personas con asma tienen bronquios que se irritan con facilidad. Durante un ataque de asma los bronquios pueden entrar en espasmos, y las membranas que los recubren interiormente se inflaman y enrojecen. Además, se produce una cantidad excesiva de mucosidad.

La respiración puede volverse difícil debido a la inflamación y a la mucosidad adicional, mientras el pecho se expande con violencia para coger aire y el diafragma empuja hacia afuera. Este esfuerzo se traduce en un ruido respiratorio que recibe el nombre de fatiga.

Los científicos no saben qué es lo que hace que algunas personas tengan asma, mientras que a otras no las afecta en absoluto. Como siempre, la genética puede ser una causa.

Los síntomas de asma

A diferencia de las alergias, que presentan una amplia variedad de síntomas, los del asma son simplemente insuficiencia respiratoria, fatiga y, en menor medida, tos.

La mayoría de los asmáticos experimenta más problemas a las últimas horas de la tarde y/o de la mañana. Esto se debe a que respiran mejor cuando están sentados, pues la posición decúbito prono no es propicia para una respiración sin dificultades. Asimismo, mientras un asmático duerme la mucosidad tiende a acumularse, en parte porque los cilios de los bronquios no se mueven con rapidez. También puede notar que la fatiga es más intensa en algunos momentos que en otros. La intensidad de la fatiga depende del lugar en que se produzca. La fatiga apenas audible se produce en las vías respiratorias de menor tamaño, mientras que la fatiga enérgica se produce en las vías respiratorias superiores, que son más grandes.

Otro síntoma de asma es la tensión muscular en las zonas que rodean al cuello y a las costillas. Esta tensión es una consecuencia del esfuerzo para coger aire. La dificultad respiratoria también puede traducirse en labios azulados y sopor.

Es posible comenzar a prevenir el asma siguiendo la pista de los estados que lo provocan y, en la medida de lo posible, tratando de evitarlos. Esto es particularmente útil si el asma es causada por alérgenos, como la caspa animal.

¿Qué sucede durante un ataque de asma?

Cuando una persona experimenta síntomas de asma, en general se dice que padece un ataque de la enfermedad. Aunque a menudo se supone que los asmáticos tienen dificultad para tomar oxígeno, las personas con asma no tienen tanto problema para aspirar como para espirar.

Durante la respiración normal, el aire entra por la nariz o por la boca, pasa por la tráquea y llega a los bronquios. Uno baja el diafragma y expande las costillas para permitir que los pulmones se llenen de aire. Esto también es así en los asmáticos. La espiración es mucho más pasiva. Cuando se deja de aspirar, se espira automáticamente.

Aquí es dónde comienza el problema para los asmáticos. Cuando hay síntomas de asma, la espiración no es tan automática. Si tiene asma, en el instante en que relaja las costillas y deja que el diafragma se deslice hacia arriba, las vías respiratorias obstruidas bloquean el flujo de aire. El aire no puede salir. Como consecuencia de ello, el aire estancado queda atrapado en los pulmones y la persona termina respirando al máximo de sus pulmones. Esta dificultad para exhalar es provocada por tres factores: exceso de secreción de mucosidad, inflamación de las vías respiratorias y espasmo muscular.

Para los asmáticos, el síntoma más perceptible es la fatiga.

Qué pasa en el interior del organismo durante un ataque de asma

Las vías respiratorias a través de las cuales pasa el oxígeno durante la respiración normalmente se hallan despejadas. Están revestidas con células ciliadas, parecidas a diminutos cabellos que mantienen a la mucosidad en movimiento. Debajo de los cilios hay una membrana, que recubre al tejido muscular.

En un acceso de asma, las vías respiratorias se llenan de una cantidad excesiva de mucosidad pegajosa, además de otros desechos, incluidas dos clases de glóbulos blancos. Asimismo, algunas de las células que deberían recubrir y proteger a las vías respiratorias se desprenden y se amontonan en ellas. Como consecuencia de esto, las vías respiratorias presentan puntos sin protección, que llegan a estar irritados y doloridos como la piel que ha sufrido un arañazo.

Con todos estos materiales adicionales en las vías respiratorias, la membrana que se halla debajo de las células ciliadas se vuelve muy espesa. Además, esta membrana llega a estar llena de células inflamadas, que reciben el nombre de eosinófilos y neutrófilos. La capa muscular se espesa y se produce la contracción. Las glándulas mucosas se expanden y secretan activamente más mucosidad, que agrava la obstrucción de las vías respiratorias.

Como resultado de esta constricción e irritación en las vías respiratorias se producen fatiga, tos e insuficiencia respiratoria, que constituyen los síntomas típicos de un ataque de asma.

Activadores de un ataque de asma

Un ataque de asma puede ser provocado por una variedad de factores, entre los que figuran la rinitis alérgica, el estrés y la contaminación ambiental, que se describen a continuación.

Alergia

No todas las personas que sufren de alergias tienen también asma, y no todos aquellos que padecen de asma son alérgicos. Sin embargo, la alergia es el factor con mayores probabilidades de activar un ataque de asma, en particular en los niños (esto se analizará más en detalle en el capítulo 7). En realidad, el 90 por ciento de los niños con asma también tiene alergias. El 70 por ciento de aquellos que sufren de asma y tienen menos de 30 años es alérgico. Aproximadamente el 50 por ciento de quienes tienen más de 30 años y padecen de asma, también sufren alergias. Es particularmente probable que los alérgenos que se aspiran, como el polvo, el moho, la caspa y el polen, conduzcan a un ataque de asma. En menor medida, las alergias a alimentos también pueden activar un ataque de asma, aunque esto es raro. Además, muchos asmáticos también experimentaron eczema de niños.

En el capítulo 4 se describió qué es lo que sucede durante una reacción alérgica. Los mastocitos se concentran en abundancia en las membranas mucosas. Estas células contienen muchos anticuerpos IgE, que son proteínas fabricadas por el cuerpo como protección frente a las bacterias y los virus. En las personas alérgicas, estos anticuerpos también atacan a sustancias inofensivas como el polvo y el moho. Y lo hacen liberando histamina, lo cual conduce a una reacción alérgica. La histamina puede interactuar con las vías respiratorias y producir las alteraciones que provocan los síntomas de asma.

Puesto que la fiebre del heno es una afección estacional, si su asma es activada por esta afección sus problemas asmáticos también serán estacionales. Será más probable que las dificultades respiratorias se le presenten a una hora avanzada de la noche, cuando se despierta por la mañana o después de haber estado al aire libre. Una vez terminada la temporada, es probable que la incidencia del asma también disminuya. El asma que resulta de alergias a animales, polvo doméstico o humo es más difícil de controlar. Los ataques activados por estos alérgenos pueden producirse en cualquier momento, en especial cuando su concentración es más elevada. De este modo, si está encerrado en su casa con un animal doméstico los ataques pueden darse en mitad de la noche.

No siempre la alergia es un activador del asma, pero puede serlo si está presente uno de los factores siguientes:

- El asma comenzó en la infancia.
- Los síntomas de asma se producen en otoño o en primavera, o empeoran en esas estaciones.
- También se producen otros síntomas alérgicos, incluidos goteo nasal, fiebre del heno o eczema.
- Un familiar, que puede ser un progenitor, un hermano o una hermana, una tía o un tío, también tiene alergias.

Si los alérgenos son activadores del asma en su caso, tiene que estar atento al polen, el moho, la caspa animal, el polvo doméstico y los excrementos de cucarachas.

Infección

Las infecciones respiratorias son otro activador común del asma. Las infecciones virales producen una irritación adicional en la garganta, los pulmones y los senos. Un resfriado puede empeorar y convertirse en una infección de los pulmones, y provocar tos y fatiga. Los senos también pueden drenar mucosidad hacia el tracto respiratorio inferior.

Actividad

La actividad extenuante, en particular el ejercicio físico, también es un importante activador del asma. Las personas difieren en términos de su capacidad para tolerar la actividad; algunas con una historia de asma pueden hacer ejercicios enérgicos durante un tiempo y no experimentar síntomas, mientras que otras pueden comenzar a tener fatiga después de unos minutos de hacer gimnasia. Hasta el 85 por ciento de los asmáticos alérgicos experimentan fatiga durante o después de hacer ejercicio. Empero, no es infrecuente que algunos asmáticos sin ninguna historia de alergias tengan síntomas como fatiga y tos después de hacer ejercicio. Otros síntomas de asma relacionados con el ejercicio son ritmo cardíaco acelerado, tos y tensión en el pecho.

Éstos son los ejercicios que tienden a causar fatiga:

- Correr en una pista o al aire libre.
- Correr siguiendo una rutina.
- Andar en bicicleta.
- Gimnasia aeróbica.

La natación es el ejercicio que tiende a ser mejor para los asmáticos. Puede practicarse todo el año en una atmósfera cálida y húmeda. La posición de natación horizontal ayuda al desplazamiento de la mucosidad desde la base de los pulmones. Y la natación mantiene tonificados los músculos de la parte superior del cuerpo. También se recomiendan otros deportes que sólo requieren breves derroches de energía, incluidos el béisbol, el fútbol, la lucha, el golf y la gimnasia.

Las diferencias estacionales también afectan a las respuestas al ejercicio, siendo más probable, por ejemplo, una reacción asmática después del ejercicio durante la estación del polen primaveral y cuando el aire es frío. La exposición al aire frío y a la humedad baja puede empeorar los síntomas de asma, porque ambos estados aumentan la pérdida de calor de las vías respiratorias. Y la práctica de ejercicio en una atmósfera que no haya sido humidificada y calentada puede hacer que las vías respiratorias sufran bloqueos. Debido a los efectos combinados del ejercicio extenuante con el aire a bajas temperaturas, los deportes de frío como el esquí y el hockey sobre hielo no son recomendables para los asmáticos.

Estrés y emoción

El estado emocional puede tener un efecto importante sobre el asma, aunque es más difícil evaluar el papel de la emoción como activadora de un ataque de asma. Algunos profesionales consideran al asma como el resultado de los estados emocionales, mientras que otros están menos convencidos de esa conexión. En cualquier caso, no es infrecuente que los síntomas de asma sean más severos cuando hay estrés. También puede argumentarse que es posible tener una respuesta emocional a un ataque de asma, con sensaciones de miedo y pánico.

Medio ambiente

La cualidad del aire también puede activar un ataque de asma, o al menos empeorar un estado asmático.
Entre los irritantes potenciales que pueden activar el asma figuran:

- Olores fuertes y pulverizadores, incluidos perfumes, productos de limpieza, humos de la cocina, pinturas y barnices
- Contaminantes atmosféricos
- Humo del tabaco
- Sustancias químicas como el polvillo del carbón y de la tiza, y el del polvo de talco

Estas sustancias suelen hallarse en el ambiente escolar y laboral, y el asma puede empeorar debido a los vapores, polvos, humos y gases presentes en estas situaciones, así como durante el viaje de ida y vuelta al trabajo.

Otros factores químicos

El asma puede ser activado por las sustancias químicas que se ingieren. La aspirina, el ibuprofeno y otras drogas no esteroideas eliminan el dolor interfiriendo con la formación de agentes llamados prostaglandinas. Una alergia a la aspirina puede traducirse en un serio ataque de asma y también puede provocar problemas de senos.

La ingestión de sulfitos también puede activar el asma. Los sulfitos se emplean fundamentalmente como un conservante en el vino, pero se encuentran igualmente en algunos alimentos preparados. Los sulfitos se tratarán en el capítulo 10.

En general, los médicos alopáticos centran sus esfuerzos en el tratamiento de los síntomas de asma y, puesto que esos síntomas pueden poner en peligro la vida, ello constituye su primera línea de defensa. Si sus síntomas de asma son activados también por la rinitis alérgica, quizá su médico le trate con vacunas de desensibilización. La medicina natural adopta un enfoque más holístico del asma.

Los enfoques alternativos para el tratamiento del asma a través de la medicina natural se proponen aliviar los síntomas, así como tratar las causas subyacentes. Por ejemplo, la acupresión y la acupuntura ayudan a corregir cualquier desequilibrio que pueda provocar asma. La homeopatía ayuda a eliminar las toxinas del cuerpo. Las prácticas orientadas a la relajación, como la meditación, ayudan a aliviar el estrés que puede contribuir al asma.

Cuando tome decisiones acerca de las alternativas de medicina natural que elija probar, tenga presente la diferencia entre curar la dolencia y tratar los síntomas. Consulte siempre con su médico todo plan de tratamiento para asegurarse de que es apropiado para usted.

Acupresión

Se ha demostrado que la acupresión tiene mucho éxito para ayudar a las personas con asma a respirar mejor centrándose en relajar los músculos de los bronquios. La acupresión se ha descrito con más detalle en el capítulo 3.

Un profesional de acupresión utilizará una amplia variedad de técnicas para tratar el asma, poniendo énfasis en fortalecer las defensas naturales y en aliviar los síntomas. Éstos son algunos ejercicios que puede probar en casa:

Fatiga y tos

El resuello y la tos pueden aliviarse presionando justo debajo del extremo superior del omóplato, cerca de la columna vertebral. Lleve la mano derecha por encima del hombro para localizar el punto entre el extremo del omóplato y de la columna vertebral. Presione en esa zona con la punta de los dedos, mientras hace respiraciones hondas y prolongadas. Luego use la otra mano para repetir el ejercicio en el otro lado de la columna vertebral.

Dificultades respiratorias y congestión

Las dificultades respiratorias y la congestión del pecho se alivian usando un punto de presión debajo de la clavícula. Presione con los pulgares en las depresiones que se hallan directamente debajo de la clavícula. En forma gradual, aplique presión sobre ambos lados mientras respira hondo y lentamente. Continúe esto durante cinco respiraciones.

Tos

Para aliviar la tos que acompaña al asma, comience por presionar la depresión del pliegue de la muñeca, debajo de la base del pulgar, con el pulgar de la otra mano. Haga unas respiraciones hondas mientras mantiene la presión, y luego presione en el centro de la base del pulgar con el dedo índice de la otra mano. Mientras presiona, haga algunas respiraciones profundas más. Ahora cierre la otra mano en un puño y estimule esos dos puntos frotando el puño contra la mano. Continúe esta acción durante un minuto, y después repita el ejercicio con la otra mano.

Tensión y estrés emocional

Para aliviar la tensión y el estrés emocional que pueden contribuir a los síntomas de asma, comience por llevar delante del pecho las manos cerradas en puños, con los pulgares apuntando hacia arriba. Coloque los pulgares sobre la zona externa del pecho y presione sobre los músculos que se extienden horizontalmente debajo de la clavícula. Localice el punto sensible sobre los músculos del pecho y presione en él con los pulgares. Mientras presiona, relaje el cuello y permita que la cabeza cuelgue hacia adelante cayendo sobre el pecho. Relájese en esta posición mientras continúa presionando los puntos de acupresión, y respire hondo durante un minuto o más.

Como se dijo en el capítulo 4, trabajar con un profesional de acupresión cualificado puede ayudarle a obtener mejores resultados.

Acupuntura

La filosofía de la acupuntura, y su uso como tratamiento, se describió en los capítulos 2 y 3. Los acupuntores consideran al asma como el resultado de un desequilibrio del chi. En un estado de buena salud, el chi debería fluir de manera uniforme en todos los órganos del cuerpo. Los bloqueos de este flujo pueden conducir a desequilibrios que se traducen en enfermedad. Este desequilibrio puede ser provocado por una variedad de factores, entre ellos una dieta con abundancia de grasa animal y aditivos alimenticios, el estrés y la falta de ejercicio físico.

El asma se considera fundamentalmente como un exceso de agua que se concentra en la zona de los pulmones. Los pulmones no sólo participan en la respiración, sino que también ayudan a proteger al resto del cuerpo de factores como el aire húmedo. En los asmáticos esta deficiencia en la energía de los pulmones es el resultado de una insuficiencia en el yang de los riñones, lo cual se traduce en sensaciones de miedo que se ocultan detrás de una excesiva calma exterior. Esto puede explicar las fuertes emociones que suelen acompañar a los síntomas de asma. Esta combinación de yang de los riñones deficiente y de exceso de agua en los pulmones se diagnostica examinando la lengua y el pulso. La lengua suele estar recubierta por un musgo blancuzco, mientras que el pulso es intermitente.

El tratamiento para este estado comenzará con la eliminación de los bloqueos en los riñones para reequilibrar el yin y el yang en estos órganos. Una vez que los riñones vuelven a estar en equilibrio, el suministro excesivo de líquido que es enviado hacia los pulmones también debería recuperar este estado. Los síntomas de asma deberían desaparecer.

El tratamiento de acupuntura no es un proceso de la noche a la mañana, aunque es posible empezar a experimentar algún alivio con bastante rapidez. Lo más probable es que tenga que acudir al acupuntor con regularidad, a fin de permitir que el tratamiento repare lo que podría ser el resultado de años de daño acumulado a su organismo. Como siempre, debería comunicar a su médico que ha decidido someterse a un tratamiento de acupuntura, pues seguirá necesitando poder disponer de medicación y atención en caso de emergencia.

Afirmaciones

Las afirmaciones son útiles para reducir el estrés y estimular una actitud de curación. El uso de afirmaciones se describió con más detalle en el capítulo 3.

Éstas son algunas afirmaciones para usar en caso de asma:

- Mis pulmones son fuertes y sanos. Puedo respirar profunda y libremente.
- El universo me ofrece la capacidad de respirar sin ninguna dificultad.
- Mis pulmones están descongestionados.

Diga sus afirmaciones por la mañana, cuando tenga la mente despejada, y por la noche antes de acostarse. Quizá desee también escribir sus afirmaciones sobre una hoja de papel y colocarlas en el dormitorio y en el cuarto de baño para acordarse de tener pensamientos positivos.

Aromaterapia

El uso de inhalantes naturales para tratar los síntomas de asma tiene una larga historia y los antiguos tratamientos para el asma incluían la inhalación de fragancias extraídas de plantas como el eucalipto. Así, muchos de los aceites esenciales que se emplean en aromaterapia pueden ser útiles para el tratamiento del asma adulta. Como muchos otros tratamientos naturales, la aromaterapia puede aliviar algunos de los síntomas del asma, además de fortalecer las defensas naturales del cuerpo. De la aromaterapia se habló en el capítulo 3.

Igual que sucede en otras dolencias, determinados aromas afectan a partes subconscientes del cerebro, que producen una descarga de energía positiva que contrarresta los síntomas del asma. Puesto que el asma involucra a los pulmones, el hecho de respirar aceites esenciales puede ayudar a eliminar la congestión en ellos, lo cual hace más fácil la respiración y reduce la fatiga. Otros aceites tienen un efecto calmante, que alivia la sensación de miedo y pánico que suele acompañar al asma.

El mejor modo de comenzar a aprovechar la sabiduría de la aromaterapia es con un aromaterapeuta cualificado, que le escuchará cuando describa sus síntomas y los estímulos que le provocan un ataque dc asma. El aromaterapeuta también le formulará preguntas acerca de su entorno doméstico y de su rutina normal. Luego hará recomendaciones sobre los aceites esenciales que podrían ser más útiles, indicando cómo y cuándo usarlos. Puesto que el asma afecta a los pulmones, la lámpara de aroma formará parte del tratamiento. Además, las compresas calientes, cuando se colocan directamente sobre los pulmones, también pueden resultar útiles para eliminar la congestión.

Son varios los aceites esenciales que sirven para aliviar los síntomas de asma, incluidos la congestión, la dificultad para respirar, la tos y la fatiga. A continuación se incluye un breve apartado sobre algunos de estos aceites.

Melisa

El aceite de melisa se extrae de la hierba del mismo nombre, que durante siglos ha estado asociada al tratamiento de la ansiedad, la tensión, la circulación y los trastornos cardíacos, así como del asma. Para utilizar aceite de melisa en el tratamiento de los síntomas de asma, vierta unas gotas en una lámpara de aroma. La melisa tiene un aroma agradable que impregnará la casa. Recuerde que el mejor modo de conseguir un aceite de melisa auténtico es a través de un aromaterapeuta y, además, que es costoso. De lo contrario, corre el riesgo de comprar un aceite derivado del limoncillo. Tenga presente también que la melisa no debería ingerirse.

Cedro

El aceite esencial de cedro, en particular del que crece en Marruecos y Argelia, ofrece una acción vivificadora y calmante. El aceite de cedro tiene efectos provechosos sobre los bronquios y es un buen expectorante que ayuda a aliviar la tos. Para el asma, coloque unas gotas de aceite de cedro en una lámpara de aroma. Si lo desea, puede mezclar el cedro con los aceites de limón o hisopo.

Ciprés

El aceite de ciprés actúa en armonía con el sistema nervioso central al brindar serenidad y fortalecer los tejidos conectivos. El ciprés es un antiguo remedio para la tos, incluida la tos convulsa asociada con el asma. Se sabe que detiene el exceso de flujos y, como tal, es un excelente expectorante que alivia la congestión pulmonar. Coloque unas gotas de aceite de ciprés en una lámpara de aroma, o pida al aromaterapeuta un ungüento que contenga este aceite y frótelo directamente sobre la espalda y el pecho.

Eucalipto

Los poderes curativos del eucalipto han sido, y continúan siendo, ampliamente conocidos como un tratamiento para las dificultades respiratorias. En realidad, muchos medicamentos para la tos que se venden en las farmacias contienen eucalipto, igual que varios preparados tropicales para el tratamiento del dolor. El eucalipto ayuda al proceso respiratorio en su conjunto, porque contribuye a regenerar el tejido pulmonar, además de actuar como un expectorante y descongestivo. Coloque unas gotas de eucalipto en una lámpara de aroma para aliviar la tos y la fatiga. Quizá también desee solicitar al aromaterapeuta un ungüento natural que pueda frotarse en el pecho por la noche.

Romero

De todos los aceites esenciales que se emplean en la práctica de aromaterapia, el romero es uno de los más comunes. Se cree que fortalece y estimula la conciencia debido a su efecto sobre el sistema nervioso central. Como tal, es especialmente útil en conjunción con la meditación y la visualización. Para el tratamiento de los síntomas de asma en general, coloque unas gotas de aceite esencial de romero en una lámpara de aroma. El romero también puede ingerirse, pero, como siempre, consulte antes a un aromaterapeuta.

La aromaterapia puede resultar útil en conjunción con la meditación y el yoga, pues ayuda a crear un entorno calmante y favorecedor de la salud. Tenga en cuenta que el asma puede reaccionar negativamente a algunos aromas, y si empieza a experimentar síntomas de asma como consecuencia de usar un aceite esencial, quítelo de su presencia de inmediato. Además, si los síntomas persisten, póngase en contacto con un médico. Hágalo de inmediato si tiene dificultades para respirar.

Medicina botánica

Algunos de los primeros tratamientos con que se contaba para el asma se basaban en la medicina botánica, con preparados herbales que se usaban para aliviar la fatiga, la tos, la dificultad respiratoria y la producción excesiva de mucosidad. El enfoque de la medicina botánica para el asma incluye la prevención y el tratamiento de los síntomas. El tratamiento debe iniciarse con una desintoxicación del organismo para limpiarlo de impurezas. A continuación, debe procederse a tratar los síntomas específicos y luego hay que fortalecer las zonas debilitadas. La medicina botánica se describió en los capítulos 2 y 3.

Cuando utilice hierbas para tratar sus síntomas de asma, debería seguir algunas pautas generales. La mayoría de las hierbas son relativamente suaves y deberían emplearse en dosis bastante grandes para obtener los resultados deseados. Será conveniente seguir las instrucciones atentamente y consultar con el profesional. Tenga presente también que algunas hierbas pueden ser tóxicas, y que otras no deberían utilizarse durante el embarazo o la lactancia, o si se tiene diabetes u otras afecciones. No sólo debería hablar con el profesional de medicina botánica sobre estas cuestiones, sino que también tendría que consultar al médico antes de tomar cualquier remedio herbal. Una hierba puede poseer muchas propiedades, lo cual quiere decir que puede tener una amplia variedad de efectos positivos sobre su cuerpo que exceden al alivio de los síntomas de asma. Algunas hierbas actúan como expectorantes o descongestivas, otras tienen un carácter antihistamínico, y otras rejuvenecen el aparato respiratorio y otros sistemas. Las hierbas también pueden emplearse en una mezcla, que algunas personas toman para tratar síntomas y otras utilizan por sus efectos rejuvenecedores y fortalecedores. Es mejor realizar la utilización de una combinación de hierbas bajo la orientación de un profesional.

Para tratar el asma, las hierbas puedan usarse de diversos modos. Las compresas y aceites hechos con hierbas pueden colocarse sobre el pecho durante un breve período de tiempo, o incluso toda la noche, para ayudar a aliviar la congestión y la producción de mucosidad. También pueden ingerirse en tés o consumirse de otras maneras. Cuando ingiera hierbas, hágalo con cuidado. Asegúrese de haber comprado la hierba en una forma que permita su consumo y lea atentamente las indicaciones en un libro de medicina botánica, o trabaje con un profesional. Tenga en cuenta también que el uso de hierbas puede afectar al tratamiento médico que pueda estar recibiendo, ya que muchos medicamentos derivan de plantas. Consulte con su médico para ponerlo al tanto de este tratamiento y obtener su aprobación.

A continuación se indican algunas de las hierbas de uso más común para el tratamiento del asma y las maneras en que pueden emplearse en casa:

Jengibre

La congestión y la producción de mucosidad pueden aliviarse utilizando una compresa hecha con jengibre. Mezcle unas gotas de tintura de jengibre, que puede comprar en una tienda de alimentos naturales, con cuatro cucharadas de harina de trigo integral y agua suficiente para formar una pasta. Extienda la pasta sobre un trozo de tela de algodón y luego colóquela sobre el pecho. Déjela durante al menos una hora, o incluso toda la noche.

La congestión y la tos también pueden aliviarse con un té preparado con raíz de jengibre fresco. Para preparar el té de jengibre, siga estas instrucciones:

1. Ralle unos cinco centímetros de raíz de jengibre.
2. Póngalo en una tetera.
3. Hierva un litro de agua en otro recipiente.
4. Vierta el agua en la tetera sobre el jengibre rallado.
5. Cubra la tetera y deje en infusión durante al menos quince minutos.
6. Bébalo caliente o frío.

Beba el té de jengibre unas pocas veces al día, o hasta que los síntomas desaparezcan.

Para aliviar la congestión y la sequedad excesiva de las mucosas, pruebe una mezcla de los polvos de jengibre deshidratado, pimienta negra y anís. Combine pequeñas cantidades de cada uno de estos polvos y luego mézclelas con leche caliente o en una cucharadita de miel. Esta mezcla debe ingerirse.

Angélica

La angélica es una hierba amarga que, cuando se toma en un té caliente, fortalece los pulmones y alivia la congestión. Para preparar este té utilice 25 gramos de raíz de angélica en medio litro de agua, y siga las mismas instrucciones que se dieron para el té de jengibre. Beba una taza tres veces al día. La angélica puede aumentar el nivel de azúcar en la sangre, por lo que los diabéticos deberían evitarla.

Eucalipto

Una pequeña cantidad de aceite de eucalipto adecuadamente diluido, frotada directamente sobre el pecho, debería contribuir a aliviar la tos que acompaña al asma.

También puede tratar la tos con la receta siguiente: Mezcle 25 gramos de cada uno de los siguientes aceites esenciales: canela, eucalipto, tomillo, alcanfor y mejorana. Añada unas gotas de aceite de oliva para diluir la mezcla, que pondrá en una botella. Extiéndala sobre el pecho a la hora de acostarse y comprobará que tiene una acción curativa y calmante, que ayudará a aliviar una tos muy fuerte y la congestión que la acompaña.

Pimienta negra

La pimienta negra se ha usado durante mucho tiempo como expectorante, para aliviar la producción excesiva de mucosidad y la tos intensa. La pimienta negra puede ingerirse con las comidas. O combinarse con una pizca de anís y raíz de jengibre, y con miel para formar una pasta de sabor relativamente agradable. Mezcle una cucharadita de la pasta con agua caliente para preparar un té y tómelo hasta tres veces al día.

Fárfara

La hierba de fárfara se obtiene de las hojas y de las flores de la planta de fárfara; es una hierba amarga, con una larga historia de uso en el tratamiento de la tos y en el alivio de la fatiga y de la respiración dificultosa. Debido a su carácter curativo, resulta útil no sólo para el alivio ocasional de los síntomas, sino también utilizada diariamente para fortalecer el aparato respiratorio y prevenir los ataques de asma. Trátese con fárfara preparando un té con 25 gramos de esta hierba deshidratada en medio litro de agua. Siga las instrucciones dadas para preparar el té de jengibre. Beba hasta tres tazas por día cuando experimente síntomas. Asimismo, como medida preventiva quizá desee beber una taza cada día e incorporar la costumbre a su rutina matinal. La fárfara no se recomienda a las mujeres embarazadas o que están amamantando, ni para los niños pequeños.

Cilantro

El cilantro es una hierba de sabor amargo que se obtiene de los frutos y de las hojas del árbol de cilantro. Puede ser ligeramente tóxica (debe utilizarse bajo la orientación de un profesional). El cilantro se ha utilizado durante mucho tiempo como un expectorante, y alivia la tos y la fatiga asociadas al asma. Para ingerirlo en un té, utilice 25 gramos de hierba de cilantro (que se obtiene de las hojas del árbol, y no de los frutos) en medio litro de agua, siguiendo el mismo método utilizado para preparar té de jengibre. Beba el té de una a tres veces al día.

El trabajo con el profesional de medicina botánica

Puede experimentar los beneficios de la medicina botánica en el tratamiento del asma probando los remedios descritos en los párrafos precedentes. Hay muchos libros en el mercado que ilustran el modo en que pueden usarse las hierbas para tratar una variedad de enfermedades. Sin embargo, si quiere tomarse las hierbas en serio y experimentar con un plan de tratamiento completo, lo mejor es comenzar a trabajar con un profesional. Los profesionales de medicina botánica pueden ser difíciles de localizar, de acuerdo con el lugar en que se viva. Consulte a las tiendas de alimentos naturales de su zona, donde es posible que los profesionales compren los productos que emplean, además de anunciarse.

El profesional reconocerá los síntomas de asma como exclusivamente suyos, por ser el resultado de una combinación de factores que pueden incluir la herencia, la dieta, el estilo de vida y el medio en que vive. Lo más probable es que, al seleccionar el mejor curso de tratamiento, se centre en las hierbas disponibles en su entorno. Y el tratamiento puede incluir no sólo remedios herbales para síntomas específicos como la fatiga, sino también hierbas para eliminar toxinas del organismo y aumentar el vigor físico. No se sorprenda si también se le pide que introduzca cambios en su dieta.

Siga las indicaciones del profesional que le trata. No obstante, no deje de consultar a su médico, pues algunos preparados herbales, en especial los que se ingieren, pueden interactuar con los medicamentos del asma. Si los tratamientos no demuestran ayudarle, o si sus síntomas parecen darse con mayor frecuencia o con una seriedad acentuada, comuníqueselo al profesional que le atiende, quien tendrá que introducir cambios en el plan de tratamiento.

La medicina botánica puede emplearse en combinación con tratamientos como la acupresión y la acupuntura. No se combina bien con la aromaterapia o la homeopatía, porque muchas hierbas y aceites esenciales derivan de la misma planta, y los dos enfoques pueden no funcionar bien juntos.

Ejercicios respiratorios

Un modo de mantener la respiración lo más fuerte posible es a través de ejercicios que impliquen a los pulmones, el diafragma y los músculos abdominales.

Al aspirar, el diafragma se desplaza hacia abajo para agrandar la cavidad pectoral y permitir que los pulmones se llenen de aire, mientras los músculos abdominales se relajan. Cuando se espira, el diagrama se desplaza hacia arriba y empuja el aire hacia afuera. Por consiguiente, aunque los músculos del pecho son importantes, es realmente el diafragma el que trabaja mucho.

Una buena respiración resulta del trabajo coordinado del diafragma con los músculos abdominales. Los ejercicios siguientes le ayudarán a fortalecer la respiración. Antes de hacer cualquiera de estos ejercicios, asegúrese de llevar ropas cómodas que no le aprieten el pecho o el abdomen, y despeje sus conductos nasales sonándose la nariz.

Ejercicio 1

1. Siéntese erguido y coloque las manos sobre la parte superior del abdomen.
2. Haga una respiración profunda mientras relaja los músculos abdominales y permite que su estómago se expanda.
3. Presione sobre su estómago y espire. Lleve hacia adentro los músculos abdominales, de modo que queden lo más planos posible.
4. Repita este ejercicio hasta diez veces.

Ejercicio 2

1. Tiéndase boca arriba, con una mano apoyada sobre la parte central del pecho y la otra en el abdomen.
2. Relaje los músculos y luego aspire hondo por la nariz. Deje que su estómago se expanda mientras llena sus pulmones.
3. Espire lentamente, presionando sobre su abdomen hacia adentro y arriba. Siga presionando sobre su abdomen hasta que haya expulsado todo el aire de sus pulmones.
4. Repita este ejercicio hasta diez veces.

Ejercicio 3

1. Tiéndase boca arriba, con las piernas levantadas y los brazos rodeándolas.
2. Aspire lentamente.
3. Cuando espire, levante los pies del suelo llevando las piernas hacia el pecho. Use los brazos para ayudarse.
4. Repita este ejercicio hasta diez veces.

Siga estas instrucciones atentamente para tener la seguridad de que hace los ejercicios correctamente. Y practíquelos con frecuencia, incluso diariamente, pero avance a su propio ritmo. Por ejemplo, quizá quiera hacer sólo una o dos series de cada ejercicio el primer día, e ir aumentando gradualmente hasta poder ejecutar series de diez. Quizá encuentre que los ejercicios le hacen toser o expectorar. Si se trata de una simple tos, no se preocupe. Si es una tos fuerte y le hace sentirse cansado, quizá desee hablar con su médico.

Ejercicio

Si fue un niño asmático, es probable que haya evitado la actividad física en la escuela. El ejercicio no sólo empeoraba sus síntomas de asma, sino que quizá le hacía sentirse mal por el hecho de no poder estar a la altura de los otros niños. Pero el ejercicio era y sigue siendo un ingrediente importante para el mantenimiento de la salud. Los beneficios del ejercicio son fisiológicos y psicológicos. El ejercicio físico regular desarrolla los pulmones, fortalece al cuerpo y da más energía. Asimismo, acrecienta la sensación de control sobre la vida y mejora la autoestima. Y también favorece el aspecto.

La regla básica para establecer un programa de ejercicio es escoger una actividad que se adapte a sus propias limitaciones específicas y que también le resulte placentera. Si no está acostumbrado al ejercicio, no empiece intentando correr ocho kilómetros al día, en especial si odia correr. Otra regla general es hacer ejercicio con regularidad; tres veces por semana es lo que suele recomendarse. Elija una actividad que estimule el sistema cardiovascular, como nadar o pedalear en una bicicleta estática durante media hora aproximadamente.

Hasta una caminata enérgica puede servir para lograr esto. No se exceda en la práctica de ejercicio, en particular al principio, y evite alérgenos como el polvo y el polen, y el aire excesivamente frío que puede activar su asma.

Antes de iniciar un programa de ejercicio, consulte al médico para saber si se lo recomienda. Asegúrese de tomar todas las precauciones necesarias en términos de disponibilidad de medicación y de asistencia de emergencia, y siga las instrucciones de su médico para comenzar lentamente e ir avanzando en forma gradual. Entonces comprobará que su vigor y su autoestima empiezan a crecer.

Masaje holístico

La ansiedad, la frustración, la ira, el miedo y otros sentimientos relacionados con el estrés pueden acumularse en el organismo y manifestarse en forma de síntomas físicos. Y si sufre de asma, lo más probable es que esos sentimientos se traduzcan en síntomas como respiración congestionada y fatiga. El masaje holístico, con énfasis en restituir una sensación de relajamiento, equilibrio y control, puede ayudarle a prevenir la sobrecarga de estrés que conduce a los síntomas de asma, así como a volver a un estado de distensión cuando los síntomas están en marcha.

El masaje holístico se describió en un apartado del capítulo 4, que quizá quiera repasar. Tenga presente que las partes del cuerpo trabajan juntas como un todo y que es importante centrar los esfuerzos del masaje en todas ellas, desde la cabeza a los pies, para estimular un estado de relajación completa. Sin embargo, como en el tratamiento de la rinitis alérgica y de la fiebre del heno, preste atención a la relajación del pecho y de los hombros, porque como consecuencia de las dificultades respiratorias puede estar dirigiendo gran parte de su tensión hacia esa zona.

Aunque puede programar una sesión con un profesional de masaje holístico y recibir muchos de los beneficios de esta práctica, es mejor hacerlo con una pareja, que puede ser un amigo íntimo o un ser querido. Ambos pueden utilizar el masaje para estimular el conocimiento y la confianza mutuos, lo cual también realzará la sensación de bienestar.

Homeopatía

Los médicos homeópatas enfocan el tratamiento del asma con suma cautela. Cuando la respiración se vuelve congestionada y dificultosa, el asma puede llegar a ser una dolencia que pone en peligro la vida. Por esta razón, los facultativos homeopáticos reconocen la necesidad de los medicamentos convencionales y el cuidado de un médico para tener la seguridad de que se dispone de asistencia de emergencia en caso de un ataque de asma serio.

Sin olvidarse de estas advertencias, la homeopatía ofrece asistencia para quienes padecen asma con remedios que ayudan a fortalecer el sistema respiratorio, así como a brindar alivio para una congestión leve acompañada de fatiga. Cuando la fatiga relacionada con el asma es poco importante, y la respiración no resulta muy dificultosa, lo primero que le recomendará un homeópata es beber mucho líquido. La respiración rápida vacía al cuerpo de líquidos y beber mucha agua contribuye a su reposición, a la vez que ayuda también a aflojar la mucosidad que bloquea las vías respiratorias. Pruebe también alguno de los ejercicios respiratorios que se describen más adelante en este capítulo, para contribuir a fortalecer los pulmones y ayudarse a relajarse.

Para obtener alivio, quizá quiera también probar una medicina homeopática.

El tratamiento del asma con la homeopatía

Puesto que el asma es el resultado de una variedad de factores, incluida la predisposición genética, la homeopatía puede resultar limitada en algunos casos como cura completa. Sin embargo, aun cuando sufra de asma crónica, lo más probable es que experimente períodos en los cuales está relativamente libre de los síntomas de esta dolencia. Por ejemplo, si su asma está relacionada con la alergia, quizá sufra menos en el invierno. O tal vez sufra menos cuando no está sometido a estrés. La homeopatía puede ayudarle a ampliar esos períodos de mejor salud desarrollando su constitución, además de ofrecerle alivio de los síntomas de menor importancia.

Arsenicum album

El medicamento más usado por la homeopatía para el asma es el arsénico. Los síntomas que indican la necesidad de arsénico incluyen sensaciones de miedo e inquietud, a menudo relacionadas con el pánico que muchos asmáticos llegan a experimentar cuando no pueden respirar en forma adecuada. Lo más probable es que los síntomas de asma empeoren por la noche, cuando la fatiga y la congestión aumentan, hasta el punto de que la persona asmática debe incorporarse en la cama para poder respirar mejor. Otro indicio que señala la conveniencia del arsénico es la sensación de debilidad. Estos síntomas suelen ir acompañados de tos, escalofríos y sed. Si sufre estos síntomas, aunque no empeoren en forma perceptible por la noche, igualmente puede beneficiarse del alivio que proporciona el arsénico.

Pulsatilla

La pulsatilla, derivada de la anémona, es una medicina alternativa para el asma. El recurso a esta opción se basa no sólo en los síntomas de asma, sino también en el comportamiento. Por ejemplo, si se siente demasiado sensible, con ganas de llorar y temeroso de quedarse solo, estos son síntomas que señalan la conveniencia del tratamiento con pulsatilla. Otros indicadores son: la fatiga, que comienza, o empeora, durante la tarde y la noche; la tos, acompañada por la necesidad de expulsar la flema que se ha acumulado en el pecho; y el agravamiento de los síntomas después de comer.

Ipecacuana

Si los síntomas de asma incluyen gran cantidad de flema en el pecho, la medicina homeopática recomendada es la ipecacuana. Los síntomas asociados a la necesidad de ipecacuana pueden incluir fatiga más intensa, acompañada por un ruido vibrante en el pecho provocado por la mucosidad acumulada en él. La presencia de mucosidad es también obvia durante la tos, que puede llegar a ser tan intensa como para provocar arcadas y vómitos. También puede haber náusea. Estos síntomas conducen al agotamiento y hacen que la persona se vea pálida y con un aspecto enfermizo.

Spongia

Los síntomas de asma que no incluyen flema, pero sí en cambio sequedad, que suele manifestarse con una tos seca y áspera, indican la necesidad de Spongia, que deriva de la esponja tostada. Otro síntoma asociado a esta necesidad es la respiración difícil y ruidosa, con un sonido semejante al de un silbido. Estos síntomas pueden aparecer después de un enfriamiento o de haber sufrido un resfriado. La fatiga puede empeorar durante el sueño, haciéndose más difícil la respiración cuando se está acostado. La fatiga puede disminuir después de beber algo caliente.

Si se administra su propia medicina homeopática para el asma, hágalo con cuidado y sólo después de consultar al médico. Las tres primeras dosis deberían darse cada dos horas, interrumpiéndolas tan pronto como se experimente alguna mejoría. Si después de la tercera dosis no advierte ninguna mejoría, espere una hora y pruebe otra medicina, seguida también de dos dosis adicionales cada dos horas. Si los síntomas no mejoran, y en particular si empeoran, acuda al médico de inmediato. No ingiera estas medicinas más de una vez cada dos horas, y no tome más de diez dosis en dos días.

El trabajo con el homeópata

Si es una persona que sufre de asma, es probable que sepa que los síntomas pueden cambiar y empeorar con rapidez. Cuando use una medicina homeopática, manténgase en estrecho contacto con el facultativo; hágalo cada día si emplea un medicamento para tratar síntomas específicos. Es importante mantener informado al homeópata del modo en que le afectan las medicinas, a fin de que pueda introducir cambios rápidamente. Como siempre, si experimenta un cambio repentino en los síntomas, incluidos insuficiencia respiratoria seria o dolor de garganta con dificultad para tragar, comuníquelo al médico.

Pruebe a trabajar con un homeópata que también sea médico, preferiblemente con experiencia en el tratamiento de pacientes de asma. Él estará más capacitado para valorar sus síntomas y establecer un programa de tratamiento que no sólo le brinde alivio de sus síntomas, sino que también le ayude a fortalecer su organismo para resistir los ataques. Recuerde que la medicina homeopática puede ayudarle a aliviar los síntomas, pero quizá no esté en condiciones de ofrecerle una cura total.

Si su homeópata no es también titulado en medicina alopática, debería hacer saber a su médico que está utilizando remedios homeopáticos para que le indique los remedios a utilizar en caso de síntomas serios de asma y, además, para tener a quien recurrir en una situación de emergencia. La homeopatía puede complementarse con el yoga, el ejercicio y la meditación, que ayudan a respirar mejor y a relajarse.

Llevar un diario

Los síntomas de asma suelen estar relacionados con el hecho de sentirse temeroso, airado, frustrado o simplemente reprimido. Podría encontrarse experimentando una variedad de sentimientos antes o durante un ataque. Quizá sepa exactamente qué es lo que está sintiendo y por qué, o tal vez no esté seguro de ello. ¿Y qué puede hacer con todos esos sentimientos?

Llevar un diario es un modo de explorar sus pensamientos y sentimientos a la vez que los registra. Quizá quiera usar su diario para explorar los sentimientos que experimenta, determinar su origen y saber cómo le afectan. Si está enojado con alguien y no le resulta posible enfrentarse a esa persona directamente, puede escribir algunas páginas sobre lo que le gustaría poder hacer al respecto.

Su diario le pertenece a usted, y en la medida en que lo mantenga en un lugar seguro, puede escribir en él todo lo que quiera. Incluso puede describir sus síntomas de asma, el modo en que los siente, los temores que le producen y cómo se siente antes y después de haberlos experimentado. El diario le permite expresar sus sentimientos, al menos sobre el papel. Y quizá asista al surgimiento de algunas pautas en los sentimientos que experimenta justo antes de un ataque. ¿Qué podría hacer que fuese distinto? Explore eso en unas pocas páginas de su diario.

No hay reglas específicas para llevar un diario. Basta con tener un cuaderno, reservarse cierto tiempo cada día para escribir en él y guardarlo en un lugar seguro. Lo más importante es relajarse y escribir lo que acuda a su mente, sin autocensurarse. Esa tarea puede requerir alguna práctica, pero con el tiempo su diario quizá sea uno de los primeros lugares a los que podrá dirigirse cuando necesite despejarse. Tal vez encuentre algún libro que hable del tema.

Macrobiótica

El enfoque básico de la macrobiótica para el tratamiento del asma es a través de la dieta, como se describió en el capítulo 4. El asma, en especial cuando es causada por la rinitis alérgica, se considera el resultado de una concentración de yin provocada por la ingestión de cantidades excesivas de alimentos yin. Entre estos alimentos figuran los productos lácteos, en particular la leche fría, además de las frutas, el azúcar y los aditivos alimenticios. Cuando se produce una concentración de yin en el organismo, el cuerpo llega a estar tan sobrecargado que comienza a almacenar el exceso, en lugar de eliminarlo. El exceso de yin almacenado por el cuerpo incluye mucosidad, que produce congestión en los pulmones, y síntomas como respiración dificultosa y fatiga.

Los profesionales macrobióticos también asocian al asma con el exceso de líquido, lo cual hace que los riñones trabajen demasiado y no sean capaces de eliminarlo llevándose las toxinas. Aunque para el tratamiento del asma se aconseja la dieta macrobiótica estándar, las recomendaciones adicionales incluyen la limitación de la cantidad de líquido, bebiendo menos y cocinando con poca cantidad de agua. También se recomienda restringir los alimentos yin. La dieta macrobiótica puede combinarse con remedios botánicos, por ejemplo una compresa de jengibre caliente sobre el pecho para aliviar la congestión.

Como siempre, hable con su médico antes de introducir cambios en su dieta y en el tratamiento de su asma. Asegúrese de que la dieta no interfiera con ninguna otra afección que padezca, como puede ser la diabetes. Y asegúrese también de poder disponer de medicamentos y de tratamiento en caso de emergencia.

Meditación

La meditación ayuda a aliviar el estrés y a generar una sensación de paz interior. Cuando comience a sentir que los síntomas de asma se avecinan, y el pecho se le pone tenso y empieza a respirar con dificultad, puede utilizar las técnicas de meditación para relajarse. En estado de relajación es menos probable sentir pánico, que puede traducirse en mayor tensión en el pecho. Para aprender el mejor enfoque de la meditación, remítase al capítulo 4.

Naturopatía

La naturopatía considera al asma de manera muy semejante a la rinitis alérgica y a la fiebre del heno, y también existen muchas similitudes en el tratamiento. Los naturópatas analizan tres causas principales para determinar los factores que conducen al asma. El primero de estos factores lo constituyen las alergias a alimentos, que se traducen en los síntomas de rinitis alérgica o de fiebre del heno. Estos síntomas pueden ser innmediatos, y posiblemente estén relacionados con alergias a alimentos como pescado, huevos, frutos secos y mariscos; o quizá se trate de síntomas retardados, como consecuencia probable de alergias a alimentos que pueden ser el trigo, el chocolate, los productos lácteos y los colorantes alimenticios. A su vez, estos síntomas sirven como un activador del asma.

Otro factor reconocido por los naturópatas en el desarrollo de rinitis alérgica y fiebre del heno es la baja acidez estomacal, que hace que la comida permanezca en el estómago más tiempo y genere desequilibrios que conducen a las reacciones alérgicas y al asma.

La exposición a los aditivos alimenticios también es considerada por los naturópatas como una de las causas del asma. Los colorantes artificiales y los conservantes como el dióxido de azufre, por ejemplo, se utilizan en alimentos y bebidas envasados y pueden activar el asma.

El tratamiento del asma con la naturopatía

Los naturópatas tratan el asma fundamentalmente a través de la dieta. La más recomendada es la dieta vegetariana, que implica evitar la carne, los productos lácteos y los huevos. Las únicas bebidas que se permiten son el agua mineral y los tés herbales. El café, el agua con gas y otros estimulantes, así como el azúcar y la sal, deben evitarse. Esta dieta consiste en cantidades ilimitadas de verduras y hortalizas, incluidos la lechuga, el brécol, el apio, la remolacha, el pepino y la mayoría de las judías, con excepción de la soja y las judías verdes. Se permiten cantidades restringidas de patatas y de la mayoría de las frutas, salvo las manzanas y los frutos cítricos. Los cereales también deben consumirse en cantidades muy limitadas.

La dieta vegetariana debería conducir a una mejora de los síntomas al cabo de unos cuatro meses, aunque quizá haya que continuarla durante un año o más. El beneficio de esta dieta es que elimina los alérgenos alimenticios, lo cual se traduce en una desintoxicación gradual. En el tratamiento del asma suelen emplearse complementos nutricionales. La vitamina B6 puede contribuir a reducir el número de ataques de asma y hacer que sean menos serios. La vitamina B12 ayuda a prevenir los síntomas de asma provocados por la exposición a sulfitos. La vitamina C puede tener una variedad de beneficios para quienes padecen de asma. Contribuye a prevenir el estrechamiento bronquial serio, e incluso puede ayudar a prevenir ataques, además de servir como una posible defensa contra los alérgenos. Los carotenos fortalecen las paredes del tracto respiratorio, mientras que la vitamina E es antiinflamatoria. Los naturópatas varían en su empleo de complementos y vitaminas para tratar el asma, aunque no es infrecuente que prescriban uno o más de ellos como un componente del tratamiento.

También recomendarán la utilización de medicinas botánicas para el tratamiento del asma. Estas medicinas incluyen a la efedra, un remedio natural usado durante miles de años para tratar los síntomas de alergia. La planta de efedra contiene componentes que actúan como agentes antiinflamatorios y antialérgicos; un compuesto sintético derivado de la efedra, llamado efedrina, se emplea en muchos medicamentos para el asma y la fiebre del heno. La utilidad de la efedra disminuye si se usa repetidamente a lo largo del tiempo, y suele complementarse con otras hierbas, como el regaliz, vitamina C, vitamina B6 y otros complementos nutricionales. La efedra se emplea a menudo con expectorantes herbales como el regaliz o la polígala para ayudar a limpiar el tracto respiratorio de mucosidad.

La hierba medicinal escutelaria tiene un efecto similar al de medicamentos como la aspirina y el ibuprofeno, pero sin ninguno de sus efectos secundarios. La escutelaria ejerce una acción antiinflamatoria e inhibe los síntomas de alergia al combatir los efectos de las histaminas. La angélica ayuda a limitar la producción de anticuerpos alérgicos, y el regaliz es antiinflamatorio, como lo son las cebollas y el ajo. Estas medicinas herbales figuran entre aquellas a las que recurrirá un naturópata para tratar la alergia.

El trabajo con el naturópata

Los naturópatas tienen un enfoque holístico para el tratamiento del asma y de otras dolencias. El programa de tratamiento incluirá la modificación de la dieta para contribuir a la desintoxicación, la evitación de alérgenos y la práctica de ejercicio. También pueden recomendarse orientación, meditación y otras técnicas de reducción del estrés. Los remedios herbales pueden o no ser parte del tratamiento.

Si en la actualidad se halla bajo la atención de un médico por causa de una afección asmática, consúltele acerca de la posibilidad de utilizar algún remedio naturopático. Siempre es importante tener presente que, en ciertas circunstancias, el asma puede convertirse rápidamente en una dolencia que pone en peligro la vida. Los medicamentos que está tomando en la actualidad quizá sirvan para prevenir esas situaciones y su interrupción repentina podría tener consecuencias imprevisibles. Asegúrese también de que su naturópata está al tanto de cualquier tratamiento que esté recibiendo por parte de su médico, porque muchas prescripciones alopáticas contienen hierbas que pueden interferir con alguna medicina herbal.

Nutrición

El asma suele ser el resultado de rinitis alérgica y fiebre del heno, pero también puede ser activada por una variedad de otros factores, incluida la alergia a alimentos. Una evaluación minuciosa de su propensión potencial a las alergias a alimentos, por medio de pruebas médicas, puede ayudar a establecer la conexión entre lo que come y su asma. Un nutricionista también puede ayudar.

El trabajo con un nutricionista, y la utilización de la dieta de eliminación, también puede contribuir a la detección de los alimentos que causan el asma. La dieta de eliminación se describió en el capítulo 2. La dieta de eliminación puede ser un proceso largo, que ocupa mucho tiempo y requiere llevar un registro exhaustivo de la supresión de los alimentos que acostumbra comer y de su gradual reintroducción. Pero es un excelente medio para descubrir qué alimentos debe evitar, a la vez que diseña una dieta que realmente funciona en su caso. Es difícil saber qué alimentos pueden contribuir a su asma sin pasar por este proceso.

No hay ninguna lista mágica de alimentos que provocan asma. Sin embargo, algunos alimentos suelen asociarse al asma. Por ejemplo, se sabe que los huevos producen síntomas de asma. Una dieta con abundancia de sal, así como de glutamato monosódico (GMS), también puede activar los síntomas de asma. Las sopas enlatadas y de sobre y las comidas envasadas están preparadas con grandes cantidades de sal y GMS. El dióxido de azufre, que con frecuencia se emplea como conservante en las verduras y hortalizas que se encuentran en las ensaladas de los bares, en las frutas deshidratadas y en los mariscos, pueden provocar síntomas de asma que, para algunas personas, quizá resulten fatales. Se sabe que otros aditivos, como los colorantes alimenticios, son activadores del asma. Si bien éstas son algunas sustancias a las que le conviene estar atento, los activadores de su asma son únicos en su caso y pueden incluir alimentos que no figuran entre los sospechosos habituales.

La nutrición no es una cura milagrosa para el asma y no debería usarse la dieta como un sustituto de la atención médica. Cuando introduzca cambios en su dieta póngase en contacto con su médico para asegurarse de que no está añadiendo ni sustrayendo alimentos que pueden afectar adversamente a su salud en general. Sin embargo, igual que con las afecciones alérgicas, seguir una dieta equilibrada que esté relativamente libre de conservantes y de otras sustancias químicas puede ayudar a mantener el cuerpo en un estado óptimo.

Reflexología

La reflexología, que se describió en el capítulo 3, puede ayudar a aliviar los síntomas de asma, a renovar el aparato respiratorio y a favorecer la relajación. Las zonas reflejas que corresponden a los pulmones se localizan en las manos y en los pies. Sobre las manos, las zonas reflejas de los pulmones están en las palmas, justo debajo de los dedos medio y anular. Las zonas reflejas de los pulmones en los pies se localizan en el apoyo anterior del pie, debajo de los dedos segundo, tercero y cuarto, así como en la parte superior, en esas mismas posiciones.

El trabajo regular con un reflexólogo puede ayudar a mantener los pulmones sanos y fuertes, e incluso contribuir a la renovación de cualquier tejido que pueda haber sido dañado como consecuencia de infecciones constantes o de una neumonía. A continuación se indican algunos ejercicios de reflexología que puede utilizar para fortalecer sus pulmones.

Las manos

Puesto que tiene dos pulmones, la zona refleja del pulmón sobre la mano derecha corresponde al pulmón derecho, y la misma zona de la mano izquierda al pulmón izquierdo. Tenga presente esto cuando trabaje con sus manos, porque es importante mantener equilibrada la energía de los pulmones tratando igual a ambos. Use la zona sobre la palma justo debajo de la base de los dedos medio y anular, así como la hendidura entre ellos. Coloque el pulgar de la otra mano sobre esta zona y trabaje toda la zona refleja con un movimiento firme, circular y giratorio. Utilice una ligera presión en el primer movimiento circular; luego, con cada movimiento, vaya aumentando la presión en forma gradual. Repita este movimiento circular siete veces en una mano y luego haga lo mismo con la otra.

Los pies

Usted tiene una zona refleja de los pulmones en ambos pies y, como en las manos, el pie derecho corresponde al pulmón derecho y el pulmón izquierdo al pie izquierdo. Comience con la zona refleja del pulmón localizada en la parte inferior del pie, en la base de los dedos segundo, tercero y cuarto, e incluya las hendiduras entre ellos. Comience debajo del segundo dedo y emplee el pulgar para presionar con un movimiento giratorio, circular, como el que usó en las manos. Con el mismo movimiento, desplácese de la zona debajo del segundo dedo hacia el cuarto, de modo que la presión cubra toda la zona refleja. Con cada movimiento circular vaya presionando cada vez más fuerte. Repita este movimiento siete veces en cada pie.

Mientras realiza estos ejercicios, visualícese en un escenario tranquilo y relajado. Imagine que sus pulmones se hacen más fuertes y sanos, y que espira todas las toxinas acumuladas en su cuerpo. Cuando presione, aspire, y espire al liberar la presión.

Shiatsu

El shiatsu es útil para el tratamiento del asma, pues sirve para prevenir un ataque mediante el equilibrio de la energía en los meridianos y, así, fortalecer la vitalidad del aparato respiratorio. El shiatsu también puede reducir los síntomas de asma, aliviando la congestión y la dificultad para respirar, aunque no es un sustituto del tratamiento médico, en especial durante un ataque de asma. El tratamiento del asma por medio del shiatsu se centra en la parte superior de la espalda y en los hombros, aunque, como siempre, también debería aplicarse masaje a las otras partes del cuerpo para generar equilibrio.

A continuación se incluyen algunos ejemplos del enfoque del shiatsu para el asma, que también puede probar por su cuenta.

En el tratamiento del asma por medio del shiatsu, el receptor suele sentarse en una posición erguida para facilitar la respiración. Quien da el masaje comienza aplicando una presión muy suave con los pulgares en la parte frontal de la garganta, en la región cervical, para calmar la tensión en los conductos bronquiales. No hace falta decir que es importante hacer esto con cuidado para evitar un mayor estrechamiento de las vías respiratorias. A continuación, utilizando el pulgar, se aplica una suave presión sobre la nuca.

A partir de aquí, siempre con los pulgares, se masajea la zona entre las clavículas, a cada lado de la columna vertebral. El masajista se aparta entonces de la columna vertebral, en ambos lados de la espalda. Esta zona contiene hileras de puntos, y se masajea cada uno de ellos, hacia arriba y abajo en cada hilera, con movimientos hacia afuera. Luego, se aplica masaje a la parte frontal del cuerpo, a lo largo de los músculos deltoides. Este tratamiento también podría incluir ejercicios de respiración profunda, mientras el masajista masajea las zonas alrededor de los hombros hasta restablecer la respiración normal.

El asma puede ser una afección fatal de la vida y no deberían hacerse cambios en el tratamiento indicado por un médico sin consultarle antes. El shiatsu puede resultar muy provechoso para favorecer la relajación y mejorar la respiración, e incluso una medida de alivio de los síntomas, pero no es un sustituto de los medicamentos que puede necesitar para mantener su organismo bajo control.

Visualización

El estrés sólo puede empeorar los síntomas de asma. La visualización ayuda a relajarse a un nivel profundo y, a su vez, envía mensajes al sistema inmunológico de que es hora de poner en marcha el sistema de alarma. Puede utilizar la visualización regularmente, incluso cada día, para contribuir a mantener la serenidad. Y también puede practicar la visualización para ayudar a reducir la sensación de estrés y pánico que suele acompañar a los síntomas de asma. La visualización se describió con más detalle en el capítulo 3.

A continuación se indica una visualización que puede usar cuando se aproximan los síntomas de asma: tan pronto como comience a respirar con dificultad, busque un lugar tranquilo y siéntese en una silla o acuéstese boca arriba. Para relajarse, empiece a hacer respiraciones lentas y rítmicas. Cuando respire, recuérdese que se siente relajado y que todo marcha bien.

Construya una imagen mental de los alérgenos que podrían ser los causantes de sus síntomas de asma. Imagínelos flotando en el aire, y atríbuyales forma y color. Obsérvelos yendo hacia usted y luego entrando por sus fosas nasales y por su boca mientras respira. Cuando entran en su organismo, imagínelos provocándole fatiga, adhiriéndose a sus pulmones y dificultándole la respiración.

Ahora, imagine que, de repente, los alérgenos cambian de tonalidad, para volverse de un color apacible e inofensivo. Siguen dentro de su organismo, pero no están allí para hacer daño. En realidad, están diciéndole a su cuerpo que no se preocupe ni se defienda, sino que se limite a relajarse.

Una vez que haya neutralizado a los alérgenos, imagínelos saliendo de su cuerpo en forma gradual. Sienta que sus tubos bronquiales comienzan a relajarse, abriéndose más y más a medida que pasa el aire. La fatiga cesa. Los conductos nasales y los pulmones se relajan.

Ahora recuérdese que está sereno y relajado, y preparado para continuar con las actividades del día.

Quizá quiera practicar a decir esta visualización en voz alta e incluso grabarla con su propia voz. De este modo, estará en condiciones de usarla a voluntad para colocarse en un estado de calma cuando sienta que los síntomas le afectan. Sus reacciones a estas situaciones estresantes serán positivas y fortalecedoras. Y una de las mejores defensas para el asma es encarar a los síntomas de frente. Use la visualización para aprovechar sus propios poderes curativos naturales.

Yoga

Yoga es la palabra en sánscrito para «reunión», que se refiere a la armonía entre cuerpo y mente. Uno de los sistemas de yoga más populares, el hatha yoga, destaca la importancia de ser consciente del cuerpo y de la mente, y enseña varias técnicas de respiración y de relajación para lograrlo. Las técnicas del hatha yoga incluyen la respiración profunda, que expande los pulmones. Todo el cuerpo, incluidas las emociones, pueden estar en «alerta roja» cuando comienzan a desarrollarse los síntomas de asma, y el yoga ayuda a estar más relajado y a respirar mejor.

El siguiente es un ejemplo de uno de los ejercicios más básicos de respiración de hatha yoga:

1. Siéntese erguido, en una silla de respaldo recto o en una colchoneta sobre el suelo.
2. Cierre los ojos y relájese, tranquilizando su mente con pensamientos agradables y escuchando su respiración.
3. Expulse el aire de los pulmones espirando con fuerza.
4. Aspire hondo, pero lentamente, por la nariz. Llene su estómago de aire y luego su pecho, hasta que el aire llegue a sus hombros.
5. Espire lentamente, expulsando el aire primero de sus hombros, luego de su pecho y por último de su estómago. Asegúrese de haber expelido todo el aire.
6. Repita este ejercicio una o dos veces más.

El yoga enseña a hacer respiraciones serenas y profundas, brindando a los pulmones el ejercicio necesario. Cuando sienta que se avecina una reacción alérgica, estos ejercicios de yoga pueden ayudarle a permanecer sereno y a mantenerse respirando con normalidad.

Puede aprender técnicas de hatha yoga con uno de los numerosos libros que hay en el mercado. Estos libros pueden servir para comenzar los ejercicios de respiración. Sin embargo, la posición del cuerpo durante el yoga es la clave para obtener buenos resultados. Por ejemplo, si está demasiado encorvado o no retiene el oxígeno el tiempo suficiente, el yoga no le servirá de mucho. Incluso puede hacerle daño si tiene problemas de espalda o producirle un desgarro muscular.

Es posible tomar clases de yoga en centros especializados y en polideportivos municipales. El costo de una serie de clases de yoga es mínimo. Averigüe cuál es la oferta disponible en su zona y considere la posibilidad de inscribirse en un curso, a fin de aprender las posiciones del cuerpo y las técnicas de respiración con un instructor cualificado. Con cierta dedicación de su parte, puede experimentar muy pronto los beneficios del yoga: mayor serenidad mental y mejor respiración.

La meditación y la visualización son buenas prácticas para complementar el yoga.

7. Asma infantil

Aproximadamente ocho millones de niños en Estados Unidos han experimentado dificultades bronquiales al menos en una ocasión, y dos millones de ellos tienen asma crónica. Estos niños van de un médico a otro, pasan algún tiempo en el hospital, faltan a la escuela... y mantienen a sus padres levantados por las noches escuchando su tos y su fatiga, y preocupándose por ellos. Si tiene un hijo asmático, es probable que haya pasado algunas noches terribles cuidando a su niño. Y quizá recuerde algunas noches como ésas de su propia infancia asmática.

Este capítulo ofrece una variedad de tratamientos naturales para el asma infantil. Las causas y síntomas del asma infantil son los mismos que en los adultos; tal vez quiera repasar el capítulo 6, que se ocupa del asma adulta.

EL ORIGEN DEL ASMA

En general, el asma infantil se desarrolla antes de los cinco años, con frecuencia entre los doce meses y los tres años. La mayoría de los niños asmáticos ha experimentado un episodio de asma antes de los tres años, aunque la enfermedad puede permanecer sin diagnosticar hasta unos años más tarde, lo cual hace difícil determinar con exactitud cuándo se ha originado realmente la afección en muchos niños.

Durante los primeros años de vida son más los niños que las niñas con asma, aunque en la adolescencia su incidencia es casi la misma en ambos sexos. La suposición general sostenida por mucha gente es que los niños dejan atrás el asma en algún momento de la adolescencia. Si usted es una persona enferma de asma, analice su propia experiencia con esta dolencia. ¿La sufrió únicamente de pequeño y dejó de padecerla en la etapa del instituto? ¿O su asma remitió durante unos años manteniéndose oculta para reaparecer más tarde con mayor intensidad? En la actualidad se cree que los niños no dejan atrás al asma. En realidad, esta afección puede permanecer dormida unos años, durante un período de tiempo totalmente impredecible, para volver luego durante la adultez. Muchos expertos en esta especialidad sostienen actualmente que los niños con mayores probabilidades de superar el asma son aquellos sin problemas alérgicos adicionales, que desarrollan los síntomas de la enfermedad entre los tres y los ocho años. El asma que se ha desarrollado antes de los tres años, o después de los diez, y se acompaña de alergias adicionales, tiene mayores probabilidades de ser una afección de por vida, aunque durante la adultez los síntomas sean menos serios que en la infancia.

Activadores del asma infantil

Hay muchas similitudes entre el asma de la infancia y el de la adultez; sin embargo, los mismos activadores del asma pueden resultar en síntomas diferentes en los adultos y en los niños. Por ejemplo, una infección viral puede causar una reacción alérgica, tanto en los adultos como en los niños. No obstante, la reacción en un niño puede incluir más inflamación y más mucosidad en las vías respiratorias que en un adulto. Y puesto que el aparato respiratorio de un niño está menos desarrollado que el de un adulto, esta inflamación puede resultar especialmente peligrosa.

Alérgenos

Mientras que el asma de muchos adultos no es activada por alérgenos, al menos la mitad de los niños asmáticos desarrolla síntomas de asma cuando se exponen a alérgenos, en particular alimentos, polen y polvo doméstico. Además, los alérgenos, igual que la infección viral, tienen efectos diferentes según el grupo de edad al que pertenezca el niño. Los niños pequeños son más susceptibles a la infección viral y, en menor medida, a los alimentos y a los alérgenos domésticos. Los niños de dos a seis años son más susceptibles a la infección viral y a los alérgenos domésticos, y menos suceptibles a los alimentos y al polen. Entre los seis y los doce años, el asma tiende a ser provocada más por alérgenos domésticos, polen y otros irritantes, y menos por infección viral y alimentos. Y durante la adolescencia, el asma tiende a ser desencadenada por una variedad de irritantes, además de los alérgenos domésticos y el polen, y en menor medida por la infección viral y los alimentos.

Infección viral

La infección viral es un activador del asma, en particular en los niños menores de tres años. Lo más probable es que los virus dañen a las células que recubren las paredes de las vías respiratorias, lo cual irrita a los receptores que se hallan debajo de esas células. El resultado es la fatiga que suele acompañar a un episodio de asma. Algunos expertos han descubierto que una infección viral también puede conducir al desarrollo inicial de síntomas de alergia.

Alimentos

Las alergias a alimentos son comunes tanto en los adultos como en los niños. Sin embargo, una alergia a alimentos tiene mayores probabilidades de provocar síntomas de asma en un niño que en un adulto. La razón principal para esta diferencia es que los tractos digestivos de los niños están todavía en desarrollo y no digieren la comida con tanta facilidad. Aunque los síntomas de asma infantil pueden ser activados por una variedad de alimentos, los que mayor probabilidad tienen de hacerlo son la leche de vaca y los huevos. La lactancia materna durante los primeros seis meses de vida puede ayudar a prevenir la alergia, y es una buena medida de precaución cuando hay antecedentes familiares de alergia a la leche.

Alérgenos que se inhalan

Los alérgenos inhalados, como el polvo, el moho, el polen y la caspa animal, pueden causar asma durante la primera etapa de la infancia, por ejemplo después de los dos años. Antes de esa edad estos alérgenos resultan menos preocupantes.

Ejercicio

Los niños asmáticos en general reaccionan de forma exagerada al ejercicio. Los ejercicios particularmente inquietantes son los que ejercen presión sobre el sistema respiratorio, como correr o recorrer largas distancias en bicicleta. Los deportes que se practican en equipo, como el béisbol, presentan menos probabilidades de causar problemas porque los participantes disponen de períodos de descanso durante el curso de un partido.

Irritantes medioambientales

Los irritanes medioambientales como el humo del cigarrillo, las sustancias químicas, los gases del tubo de escape de los coches y otros contaminantes atmosféricos inflaman a las vías respiratorias de los niños asmáticos.

Factores psicológicos en el asma infantil

Los sentimientos y los pensamientos reprimidos se manifestarán por una u otra vía, a menudo en forma de síntomas físicos, y es importante que los padres de los niños asmáticos presten mucha atención a la percepción que sus hijos tienen de sí mismos.

Los pequeños asmáticos no siempre pueden participar en deportes y otras actividades físicas, y con frecuencia sienten que no son «como los demás niños», lo cual ocasiona sentimientos de autoestima baja y marginación. Cuando los demás niños se refieren a ellos como débiles, y diferentes, los pequeños comienzan a aceptar esas etiquetas. Cuando no nos sentimos bien con nosotros mismos, a cualquier edad, nuestra vitalidad física y nuestra salud pueden verse afectadas.

La sensación de estrés, en casa o en la escuela, suele conducir a sentimientos de miedo y pánico. Para los niños asmáticos existe una relación directa entre esa sensación y los síntomas de asma. Y la dificultad para respirar puede conducir a más miedo y pánico, hasta llegar a ser un ciclo interminable.

Los niños asmáticos tienen lo que parece ser un mecanismo intrínseco para la expresión emocional. Algunos expertos señalan que existe un vínculo estrecho entre las emociones y el asma, y se ha teorizado que los niños asmáticos expresan su ira sufriendo ataques de asma, con lo cual no sólo consiguen asustar a los adultos, sino también llamar su atención. Sin embargo, otros expertos están en desacuerdo con esta teoría y sostienen que no sólo supone una crítica injusta de los niños que ya sufren una dolencia debilitante, sino también una simplificación excesiva de la naturaleza compleja del asma. Y lo más importante es que un niño que está sufriendo un ataque de asma necesita atención inmediata, y a veces de urgencia, con independencia de cuáles parezcan ser las causas.

Advertencia: El asma puede poner en peligro la vida

El asma puede ser una afección que ponga en peligro la vida, y sus síntomas pueden producirse y agravarse con una velocidad alarmante. Si su hijo tiene asma, debería estar bajo la atención de un médico que le haya prescrito toda la medicación necesaria, además de haberle dado a usted instrucciones para resolver una emergencia.

Utilice las alternativas de la medicina natural como un medio para mantener a raya a los síntomas del asma, así como para abordarlos cuando se produzcan. No obstante, no experimente con la salud de su hijo. Hable con su médico sobre las alternativas que escoja y asegúrese de que no interfieran con la atención médica regular del niño.

Acupresión

Debido a que se centra en una respiración eficaz, la acupresión puede ser especialmente útil en el tratamiento de los niños con asma. Bajo la supervisión de los padres, los niños mayores pueden aprender ejercicios que impliquen la utilización de los puntos de acupresión para fortalecer los pulmones y aliviar los síntomas de asma cuando se producen. Aunque algunos de los ejercicios pueden ser demasiado complicados para que los niños los efectúen solos, otros son tan simples que les permiten aliviar sus síntomas sin la ayuda de sus padres.

Para investigar un tratamiento de acupresión infantil, comience con un profesional que tenga experiencia en tratar a niños asmáticos. Tendrá que implicarse en cada paso, observando e incluso colaborando en cada sesión a fin de que usted y su hijo trabajen en equipo en el aprendizaje de los ejercicios. Asegúrese de que su hijo comprende el objetivo de los ejercicios de acupresión y de que manifieste lo que sienta durante los ejercicios y después de ellos. Si dice experimentar dolor o cualquier otro efecto negativo, el profesional deberá realizar ajustes en el programa de ejercicios.

Afirmaciones

Un ataque de asma puede ser una experiencia aterradora para un niño, y el pánico que suele producirse quizá agrave los síntomas. Los niños son presas del pánico durante uno de estos ataques y con frecuencia no tienen experiencia suficiente para emplear técnicas como la meditación para serenarse. Es en este punto en que pueden ayudar las afirmaciones.

La experiencia enseña a los niños que una vez que un ataque de asma comienza, será una vivencia pavorosa en la que sufrirá fatiga y dificultad respiratoria. Las afirmaciones pueden calmar el pánico que acompaña a esos síntomas, sustituyendo el autodiscurso negativo por mensajes de fuerza, buena salud y serenidad. Las afirmaciones pueden ser una forma de autohipnosis si se dicen una y otra vez como un mantra para desviar la atención de la enfermedad.

Las siguientes son algunas afirmaciones que pueden utilizar los niños asmáticos.

- No debo tener miedo
- Soy sano y fuerte
- Mis pulmones están despejados y puedo respirar
- Me siento mejor cada día
- Pronto la fatiga desaparecerá

Los padres y los niños pueden trabajar juntos para crear afirmaciones y convertir la actividad en un juego. Pueden escribirlas en hojas de papel o representarlas en imágenes que luego pegarán en una pared del dormitorio. Prueben a practicar las afirmaciones antes de ir a la escuela, quizá durante el desayuno y nuevamente antes de acostarse. Y úsenlas siempre durante un ataque de asma para contribuir a inducir una sensación de control y serenidad.

Aromaterapia

La aromaterapia, que se describió con todo detalle en el capítulo 4, también puede emplearse para aliviar los síntomas de asma infantil. Por ejemplo, puede colocarse una lámpara de aroma en la habitación de un niño para impregnarla con fragancias que estimulen la salud y ayuden a eliminar los síntomas de alergia. Debe evitarse dejar una llama encendida en la habitación de un niño, pero las lámparas con bombillas eléctricas resultan divertidas y pueden servir de lamparilla de noche. A los niños les encanta oler fragancias frescas. Las compresas humedecidas en agua y aceites esenciales pueden aliviar la congestión del pecho. El uso de aromaterapia con los niños se trató en el capítulo 5, Alergias infantiles.

La aromaterapia ayuda a reducir los efectos del asma infantil en gran medida del mismo modo que lo hace con los adultos. Los aromas de los aceites esenciales contrarrestan los efectos de los alérgenos que se inhalan mediante la estimulación de los neurotransmisores del sistema nervioso central que brindan alivio y mejoran la salud. Los organismos de los niños son más sensibles que los de los adultos, y no requerirán tantas gotas del aceite que decida utilizar.

Entre los aceites esenciales a los cuales los niños parecen responder mejor se cuentan los de mandarina, naranja, canela y vainilla. La colocación de uno de estos aceites en la habitación de un niño favorecerá una sensación de calma y bienestar, y la buena salud general. Quizá desee leer algún cuento especial a su hijo mientras esas fragancias impregnan el cuarto.

A continuación se sugieren una serie de aplicaciones de la aromaterapia para aliviar el asma infantil:

Congestión

Los aceites esenciales empleados en una lámpara de aroma pueden aliviar la congestión al actuar como expectorantes y descongestivos. Entre los aceites esenciales a utilizar figuran los de eucalipto, pino, limón, hierba doncella y naiouli. Basta con usar dos gotas de estos aceites, que es casi la mitad de la dosis adulta.

Tos

El hisopo es también un buen remedio para la fatiga y la tos asociada al asma, porque ayuda a sanar los conductos bronquiales. Añada un par de gotas a una lámpara de aroma, en especial por la noche. El hisopo también funciona bien con el aceite de limón, que tiene un efecto regenerador. El hisopo puede ingerirse, pero esto no se recomienda en el caso de los niños. Sin embargo, pueden frotarse unas gotas sobre el pecho, a modo de ungüento.

Fatiga y dificultad respiratoria

El aceite esencial de eucalipto ayuda a regenerar el tejido pulmonar; también actúa como expectorante, descongestivo y antitusivo. Utilice una dosis infantil, dos gotas, en una lámpara de aroma eléctrica, tanto de día como durante la noche.

Los niños suelen experimentar miedo y pánico durante un ataque de asma, y esto puede intensificar la tensión en el pecho. Algunos aceites esenciales, como el de lavanda, tienen un efecto revitalizador sobre el sistema nervioso y de ese modo promueven una sensación de calma. Ponga una o dos gotas de este aceite en la lámpara de aroma. También pueden ingerirse dos gotas para obtener el mismo efecto.

La aromaterapia funciona bien en combinación con otros tratamientos naturales. Por ejemplo, si está enseñando a su hijo a visualizar o a emplear afirmaciones, la práctica de esas técnicas en una habitación con una lámpara de aroma y unas gotas de aceites esenciales puede realzar el proceso. Sin embargo, antes de dar a su hijo un jarabe para la tos elaborado con aceites esenciales consulte a su médico o a otro profesional, en particular si le han prescrito otro. Además, si el niño tiene reacciones negativas a los aceites esenciales, interrumpa su uso. Recuerde que los aceites esenciales pueden tener efectos secundarios tóxicos, que tal vez sean más acentuados en los niños. Mantenga siempre a los aceites esenciales fuera del alcance de los niños.

Medicina botánica

Los preparados herbales se han utilizado históricamente en el tratamiento de la fatiga, la tos y la congestión del pecho que acompaña al asma. Y puesto que muchos de esos preparados se usan externamente, en lugar de ingerirse, pueden considerarse seguros para los niños. La medicina botánica se describió con más detalles en el capítulo 4. Su enfoque de las alergias infantiles es similar al de las alergias adultas, en el sentido de que el tratamiento debe iniciarse con una desintoxicación del organismo para limpiarlo de impurezas; a ello debe seguir el tratamiento de los síntomas específicos y, por último, hay que proceder a fortalecer las zonas debilitadas.

Para aliviar los síntomas de asma pueden aplicarse en el pecho del niño compresas y ungüentos preparados con hierbas, durante un breve período de tiempo o toda la noche. Las hierbas también pueden ingerirse en tés suaves. Cuando trabaje con niños, use las hierbas con cuidado. Diluya bien la dosis adulta estándar, incluso cuando use las hierbas externamente, porque la piel de un niño es mucho más sensible que la de un adulto y, por consiguiente, más propensa a la irritación. No use hierbas internamente sin trabajar con un profesional que tenga experiencia en tratar niños. Recuerde también que el uso de la medicina botánica puede afectar al tratamiento médico que el niño pueda estar recibiendo, en especial debido al hecho de que muchos medicamentos alopáticos derivan de hierbas. Consulte con el pediatra para ponerle al tanto del tratamiento y obtener su aprobación.

Los niños pueden beneficiarse del uso de hierbas en el tratamiento de su asma. Las hierbas estimulan las propias defensas naturales del niño y fortalecen su organismo sin añadir las sustancias químicas sintéticas, el alcohol, el azúcar, los colorantes y otros aditivos que suelen encontrarse en las medicinas para la tos. Las hierbas también tienen efectos reforzadores y reconstituyentes sobre los niños. Pueden utilizarse para tener un aparato respiratorio más sano y fortalecer los pulmones con el propósito de que el niño sea menos susceptible a los efectos del asma y no resulte debilitado por ellos. Por ejemplo, la tendencia a la congestión y a la producción de mucosidad puede reducirse. Además, las hierbas pueden tener un efecto relajante, lo cual a su vez reduce la hipersensibilidad y la reacción de pánico que suele acompañar a un ataque de asma. A continuación se indican algunos tratamientos herbales para la alergia infantil que puede probar en casa.

Congestión

La congestión y la producción de mucosidad pueden aliviarse con una compresa de jengibre. Mezcle unas gotas de tintura de jengibre, que puede comprar en una tienda de alimentos naturales, con cuatro cucharadas de harina de trigo integral y agua suficiente para formar una pasta. Extiéndala sobre un trozo de tela de algodón, que colocará sobre el pecho del niño y déjela durante al menos una hora.

La congestión y la tos también pueden aliviarse mediante la utilización de un té preparado con raíz de jengibre, de acuerdo con estas instrucciones:

1. Ralle unos cinco centímetros de raíz de jengibre.
2. Póngalo en una tetera.
3. Hierva un litro de agua y luego vierta en ella el jengibre.
4. Cubra la tetera y deje en infusión durante al menos quince minutos.
5. Beba el té caliente o frío.

Sirva el té de jengibre a su hijo varias veces al día, o hasta que desaparezcan los síntomas.

Para aliviar la congestión del niño y eliminar la mucosidad excesiva, pruebe a mezclar los polvos de jengibre, pimienta negra y anís. Combine cantidades pequeñas de cada uno de estos polvos una pizca de cada uno para una dosis infantil y mézclelos con leche caliente o con una cucharadita de miel. Esta mezcla debe ingerirse. Antes de administrar este remedio al niño consulte al profesional.

Tos

Es posible tratar la tos que acompaña al asma con una mezcla de aceites herbales, que pueden comprarse en una tienda de alimentos naturales. Combine 25 gramos de cada uno de los siguientes aceites herbales: canela, eucalipto, tomillo, alcanfor y mejorana.

Añada también unas gotas de aceite de oliva para diluir la mezcla y guárdela en una botella. A la hora de acostarse, extienda la mezcla sobre el pecho del niño y comprobará que tiene una acción curativa y balsámica, que contribuirá a aliviar la tos perruna y la congestión que la acompaña.

También puede frotar una pequeña cantidad de aceite de eucalipto sobre el pecho del niño, antes de que se acueste, para ayudar a aliviar la tos.

La utilización de tratamientos herbales para el asma infantil

Hay algunas reglas generales que debe tener presente cuando trate a un niño con hierbas. Ante todo, como se dijo anteriormente, trabaje con un profesional y contando con la aprobación del pediatra. Use cantidades de hierba muy reducidas. Si el profesional le ha recomendado que utilice una hierba internamente, y su hijo se queja de su sabor, no le obligue a ingerirla. Pruebe a mezclarla con una cucharada de miel o de nocilla. Preste atención a sus reacciones, así como a su mejoría. Si los síntomas del niño empeoran, o si parece tener una reacción de cierta seriedad, interrumpa el uso y busque atención médica. Asimismo, tenga cuidado de que los ungüentos o compresas que emplee no surtan ningún efecto irritante sobre la piel del niño. Y si al cabo de unos días no observa ninguna mejoría en el estado del niño, consulte al profesional. A menos que la hierba se proponga fortalecer gradualmente y alimentar las defensas naturales del niño, quizá no esté funcionando.

La medicina botánica no debería utilizarse en combinación con aromaterapia u homeopatía.

Ejercicios respiratorios

Nunca se pondrá suficiente énfasis en la importancia de tener unos pulmones sanos y fuertes. En el caso de los niños asmáticos, no basta con recordarles que deben respirar hondo; necesitan ayuda para aprender a hacer respiraciones profundas y acordarse de ejercitar los pulmones mediante una práctica constante. En esto pueden ayudar los padres.

El capítulo 6, que se centra en el asma adulta, incluye una serie de ejercicios respiratorios que pueden emplearse con los niños bajo la supervisión de un adulto. Consulte a su médico acerca del mejor modo de proceder con estos ejercicios y luego, con su autorización, empiece a practicarlos con su hijo, preferiblemente cada día. Esto puede llegar a formar parte de una rutina para después de la escuela o antes de acostarse, e incluso convertirse en un juego.

Ejercicio

Los pequeños asmáticos suelen sentirse marginados porque no están en condiciones de participar en los juegos y actividades normales con que disfrutan los demás niños. Si bien estas actividades pueden resultar demasiado agotadoras, los niños asmáticos a menudo son capaces de participar en ellas introduciendo ciertas modificaciones. Y si disponen de la medicación adecuada y de la supervisión atenta de un adulto conocedor de la enfermedad, los niños asmáticos pueden compartir estas actividades con los demás. Esto es mejor que mantenerse al margen por miedo a sufrir un ataque de asma.

Consulte al médico de su hijo acerca de las precauciones a tomar antes de la actividad física y durante ésta. Por ejemplo, la práctica de un juego enérgico con tiempo muy frío o sobre el suelo polvoriento de un gimnasio requiere medicación adicional u otras precauciones. Trabaje con el instructor de educación física de su hijo para encontrar actividades en las que pueda destacar un niño asmático. Fundamentalmente, hable con su hijo sobre las actividades que prefiere y el grado de interés que tiene por practicarlas.

Con una planificación cuidadosa, y mucho aliento, su hijo puede participar en gran parte de las actividades que realizan los demás niños. Esto realzará su salud física, fortalecerá su capacidad pulmonar y hará maravillas por su autoestima.

Homeopatía

La homeopatía puede ser útil cuando se aplica al asma infantil. Sin embargo, puesto que los homeópatas se muestran particularmente cautelosos cuando tratan niños, enfocan el tratamiento del asma infantil con sumo cuidado. El asma infantil, cuando va acompañada de respiración congestionada y dificultosa, puede ser una afección peligrosa. Aunque el sistema inmunológico y las defensas naturales de un niño pequeño están en desarrollo, y las medicinas convencionales pueden interrumpir ese desarrollo y ocultar los síntomas, esos medicamentos también sirven para impedir la muerte. Por esta razón, los profesionales reconocen la necesidad de los medicamentos convencionales y de la atención de un médico para asegurarse de que el niño pueda contar con una atención de urgencia en caso de un ataque de asma serio.

Si bien con gran cautela, los homeópatas ofrecen asistencia para los niños con asma. Estos remedios pueden ayudar a fortalecer al aparato respiratorio, además de brindar alivio para la fatiga y la congestión leves. El cuidado homeopático comienza en casa. Cuando la fatiga relacionada con el asma es poco importante, y la respiración no resulta muy dificultosa, lo primero que recomiendan los profesionales es dar al niño mucho líquido. La respiración agitada agota el agua del cuerpo y beber mucho líquido ayuda a reponerla, a la vez que contribuye a aflojar la mucosidad que obstruye las vías respiratorias. Unos sencillos ejercicios respiratorios, que se describieron antes, también contribuirán a fortalecer los pulmones y a propiciar la relajación.

El tratamiento del asma del niño con la homeopatía

Puede ocurrir que la homeopatía no sea capaz de curar el asma de su hijo. Como se dijo antes en este capítulo, esta dolencia puede ser el resultado de una variedad de factores, incluida la herencia genética. Sin embargo, aun cuando padezca de asma crónica, lo más probable es que su hijo experimente períodos en los que está relativamente libre de síntomas. La homeopatía puede ayudar al niño a extender estos períodos de salud mejorada desarrollando su constitución y ofreciendo alivio de los síntomas de menor importancia.

Manzanilla

La manzanilla es una medicina homeopática especialmente apta para los niños, y resulta útil en una variedad de enfermedades infantiles, como el cólico y el asma. Los niños que pueden beneficiarse de la manzanilla son aquellos irritables y dados a la ira, exigentes y tercamente desagradables. Estas emociones pueden contribuir también a los síntomas de asma. Por lo tanto, la manzanilla se administra a los niños fundamentalmente como consecuencia de esos comportamientos, aunque también pueden hallarse presentes síntomas de asma. Una vez que la manzanilla ha ayudado a controlar estos síntomas, también pueden remitir, o incluso prevenirse, la fatiga y otras señales de asma.Cuando administre manzanilla a un niño, déle una dosis única y observe si se advierte una mejora en su comportamiento. A continuación, déle una dosis cada hora, y hágalo luego con un intervalo de unas horas. Manténgase atento a los cambios y esté preparado para buscar atención médica si le parece indicado. No exceda las diez dosis en dos días.

Arsenicum album

Si la manzanilla no contribuye a aliviar los síntomas de asma del niño, quizá quiera probar el arsénico, que es la medicina homeopática más usada para el asma. Los síntomas que indican la necesidad de arsénico incluyen sensación de temor e inquietud, a menudo relacionada con el pánico que muchos asmáticos experimentan cuando no pueden respirar en forma adecuada. Lo más probable es que los síntomas de asma empeoren por la noche, cuando la fatiga y la congestión se intensifican hasta el punto de que el niño se mueve y da vueltas en la cama, incorporándose a cada rato para respirar hondo. Estos síntomas pueden ir acompañados de debilidad, tos, escalofríos y sed. Aun cuando estos síntomas no empeoren por la noche de manera perceptible, el arsénico puede seguir siendo útil.

Pulsatilla

La pulsatilla, que se obtiene de la anémona, es una medicina alternativa para el asma. Esta elección se basa en parte en conductas que incluyen efusividad afectiva o emotividad inusuales, y miedo a quedarse solo. Los síntomas relacionados con el asma que indican una compatibilidad con la pulsatilla incluyen la fatiga, que empieza o empeora durante la tarde y la noche. Otro síntoma es la tos acompañada por la necesidad de expulsar la flema que se ha acumulado en el pecho, así como el empeoramiento de los síntomas después de comer.

Ipecacuana

Si los síntomas de asma del niño incluyen una gran cantidad de flema en el pecho, la medicina homeopática recomendada es la ipecacuana. Los síntomas asociados con la necesidad de ipecacuana pueden incluir fatiga intensa, acompañada por un ruido en el pecho provocado por la mucosidad acumulada en él. La presencia de mucosidad también es evidente con la tos, que puede llegar a ser tan intensa como para hacer que el niño comience a tener arcadas y a vomitar. También pueden darse náuseas y agotamiento, y un aspecto pálido y enfermizo. Si se llega a este punto tenga cuidado: la tos con flema también puede ser un síntoma de neumonía, una afección a la cual los niños asmáticos son particularmente susceptibles. No deje de informar de esto a un médico.

Spongia

Los síntomas de asma que no incluyen flema sino sequedad, a menudo evidenciada por una tos áspera, indican la necesidad de Spongia, que deriva de la esponja tostada. Otros síntomas asociados con una necesidad de spongia son la respiración ruidosa y dificultosa, con un sonido similar al del silbido. Estos síntomas pueden aparecer después de un enfriamiento o de tener un resfriado. La fatiga puede empeorar durante el sueño, con una respiración más laboriosa al estar acostado. La fatiga puede disminuir después de beber algo caliente.

Casi no hace falta decir que si administra una medicina homeopática para tratar el asma de un niño, debe hacerlo con cuidado y sólo después de consultar a un pediatra. Comience con una dosis única, administrándole las tres primeras dosis cada dos horas e interrumpiendo la medicación tan pronto como haya una mejoría. Si no se produce ninguna mejoría después de la tercera dosis, espere una hora y pruebe otro medicamento, continuando la dosis inicial con dos dosis adicionales cada dos horas. No use estas medicinas más de una vez en dos horas, y no utilice más de diez dosis en dos días.

Por lo general, el tratamiento del asma infantil sólo debe hacerse bajo la orientación de un profesional homeopático.

El trabajo con el médico homeopático

Los síntomas del asma de su hijo pueden cambiar y empeorar con rapidez. Estos síntomas pueden causar trastornos respiratorios serios e incluso fatales, en especial en los niños pequeños. Use la medicina homeopática bajo la conducción de un profesional y manténgase en estrecho contacto con él, incluso diariamente, cuando esté utilizando un remedio para tratar síntomas específicos. Comunique al médico cómo afectan las medicinas a su hijo, a fin de que pueda introducir cambios cuanto antes. Como siempre, si el niño experimenta un cambio repentino en los síntomas, incluidos insuficiencia respiratoria o dolor de garganta con dificultad para tragar, llame al médico de inmediato.

Algo difícil e insensato es hacer su propio diagnóstico del asma de su hijo. Puede suceder que el niño no sea capaz de informar cómo se siente exactamente y, en la mayoría de los casos, tendrá que confiar en sus propias observaciones. Puede interrumpir la administración de una medicina si le parece que no ayuda, pues quizá esté perdiendo el tiempo con remedios que no funcionan. Y a la vez que pierde tiempo, también puede estar permitiendo que los síntomas de su hijo empeoren peligrosamente.

Un médico homeopático puede ayudarle a evitar estos errores. Comenzará por examinar detenidamente a su hijo, mientras formula a usted y al niño una lista detallada de preguntas acerca de cómo y cuándo se producen los síntomas y las condiciones que rodean a esas situaciones. Se le pedirá que dé una información detallada sobre los gustos y las aversiones de su hijo, su estructura emocional, su estado mental e intelectual y la historia de sus enfermedades infantiles. Asimismo, le solicitará un diario del comportamiento del niño en los días que anteceden y siguen a un ataque de alergia, indicando los alimentos ingeridos, las horas de sueño y los síntomas específicos.

Toda esta información será utilizada por el profesional homeopático para la elección de un curso inicial de tratamiento.

Pruebe a trabajar con un homeópata que sea también médico, preferiblemente uno con experiencia en tratar a niños asmáticos. Estará más cualificado para valorar los síntomas y establecer un programa de tratamiento que no sólo contribuya a aliviar los síntomas de su hijo, sino que también ayude a su organismo a resistir los ataques futuros. Recuerde que la medicina homeopática puede no ser capaz de brindar una cura total.

Si el homeópata no es también titulado en medicina alopática, debería hacer saber a su médico que su hijo está siendo tratado con remedios homeopáticos. Éste puede indicarle las medicinas que debe utilizar en caso de síntomas de asma severos, y también servirá como un primer contacto en caso de emergencia. Si se produce una situación de urgencia, recurra al médico para que brinde al niño tratamiento de emergencia y disponga su hospitalización si es necesario. Muchos médicos aceptan la validez de los enfoques naturales y estarán dispuestos a trabajar con usted y con el homeópata. La homeopatía también puede complementarse con ejercicios para ayudar al niño a respirar mejor.

Naturopatía

Los naturópatas tratan al asma infantil de la misma manera que al asma adulta, con algunas diferencias y muchas precauciones. Para determinar los factores que conducen al asma, los naturópatas buscan tres causas principales. Ellos consideran al asma infantil como relacionada con las alergias infantiles, incluidas la alergia a alimentos, la rinitis alérgica y el eczema, e incluso la ven como un resultado de estas afecciones. Otro factor reconocido por los naturópatas en el desarrollo de la rinitis alérgica y de la fiebre del heno es una baja acidez estomacal, lo cual supone que la comida permanezca más tiempo en el estómago generando desequilibrios que conducen a reacciones alérgicas y al asma. Además, los niños con asma tienen una deficiencia de una sustancia química llamada leucotrienos que ayuda a generar serotonina que, a su vez, es un agente broncoconstrictor; esto puede tratarse con un complemento de vitamina B6.

La exposición a aditivos alimenticios también es considerada por los naturópatas como una de las causas del asma. En los alimentos y bebidas envasados se utilizan colorantes y conservantes artificiales como el dióxido de azufre.

El tratamiento del asma con la naturopatía

Los naturópatas abogan por evitar el uso de medicamentos en los tratamientos para niños. Consideran que los antibióticos confunden al tracto digestivo y que medicamentos como la cortisona desplazan los síntomas de una zona del cuerpo a otra. Así, los naturópatas tratan al asma fundamentalmente por medio de la nutrición y recomiendan a los asmáticos seguir una dieta vegetariana. Esto incluye evitar toda carne, pescado, productos lácteos y huevos, y beber agua mineral. Deben evitarse también la cocacola y otros estimulantes, así como el azúcar y la sal. Esta dieta incluye cantidades ilimitadas de hortalizas, como la lechuga, el brécol, el apio, la remolacha, el pepino y la mayoría de las judías, excepto las de soja y las verdes. Se permiten cantidades restringidas de patatas, la mayoría de las frutas, con excepción de las manzanas y los frutos cítricos, y muy poca ingestión de cereales.

Las grasas animales ayudan a producir leucotrienos, que a su vez estimulan la respuesta de constricción bronquial; una dieta vegetariana elimina esos leucotrienos de la dieta. Esta dieta debería conducir a una mejoría de los síntomas al cabo de unos cuatro meses, aunque quizá sea necesario seguirla durante un año o más. El resultado beneficioso de esta dieta es que elimina los alérgenos que se ingieren con los alimentos, con lo que se produce una desintoxicación gradual.

En el tratamiento del asma suelen emplearse complementos nutricionales. La vitamina B6 puede contribuir a disminuir el número de ataques de asma y hacer que sean menos serios. La vitamina B12 ayuda a prevenir los síntomas de asma provocados por la exposición a sulfitos. La vitamina C ayuda a prevenir la constricción bronquial seria e incluso puede contribuir a prevenir los ataques, además de servir como una posible defensa contra los alérgenos. Los carotenos refuerzan las paredes del tracto respiratorio, mientras que la vitamina E tiene una acción antiinflamatoria. Los naturópatas varían en el uso de complementos y vitaminas para tratar el asma; sin embargo, no es infrecuente que un profesional prescriba uno o más elementos de estos grupos como un componente del tratamiento.

Los naturópatas recomendarán también la utilización de medicinas botánicas para tratar el asma. Entre estas medicinas figura la efedra, que actúa como un agente antiinflamatorio y antialérgico. La utilidad de la efedra disminuye si se usa repetidamente a lo largo del tiempo; suele complementarse con otras hierbas, como el regaliz, y también con vitamina C, vitamina B6 y otros complementos nutricionales. La efedra acostumbra utilizarse con expectorantes herbales como el regaliz o la polígala para contribuir a eliminar la mucosidad del tracto respiratorio. La medicina herbal escutelaria tiene un efecto similar al de drogas como la aspirina y el ibuprofeno, pero sin sus efectos secundarios. La escutelaria tiene una acción antiinflamatoria e inhibe los síntomas de alergia al combatir los efectos de las histaminas.

El trabajo con el naturópata

El enfoque naturopático para promover la buena salud puede resultar provechoso para tratar a un niño asmático. La vigilancia de los hábitos alimenticios del niño, evitar azúcar, harina refinada y conservantes y elegir alimentos de los principales grupos puede tener pronunciados beneficios para la salud de su hijo. Los complementos vitamínicos pueden realzar su vitalidad.

Si su hijo sufre de asma, lo más probable es que esté trabajando con un médico que le prescribe medicación, además de servirle como un contacto para situaciones de emergencia. Haga saber a su médico que está siguiendo un tratamiento naturopático, a fin de que pueda aconsejarle sobre las consecuencias de mezclar las medicinas que pueda estar tomando su hijo con las vitaminas o los remedios herbales que le prescriba el naturópata.

Asimismo, recuerde que los cambios repentinos en la dieta pueden resultar estresantes para un niño que ya se siente distinto a los demás debido a su enfermedad. Introduzca los cambios dietéticos lentamente y ofrezca al niño la mayor variedad posible de opciones alimenticias a fin de que, en alguna medida, sienta que controla este aspecto de su vida. Haga que le resulte divertido probar recetas variadas e interesantes, que el niño puede ayudarle a preparar.

Nutrición

Una buena nutrición es importante para los niños asmáticos. Una dieta con abundancia de aditivos alimenticios, como conservantes, añade más toxinas a sus organismos, interfiriendo con el desarrollo de sus defensas naturales contra la enfermedad. Asimismo, aditivos como los sulfitos pueden provocar ataques de asma, que quizá lleguen a ser fatales.

También es importante el control del peso. El exceso de peso hace que un niño asmático tenga más dificultades para participar en las actividades cotidianas, empeora su autoimagen como «distinto a los demás» y fuerza al corazón y a los pulmones.

La mejor dieta para los niños asmáticos es una que incluya porciones adecuadas de todos los grupos alimenticios, como se describió en el capítulo 3. Además, deberían evitarse todos los aditivos alimenticios en la medida de lo posible, en especial aquellos a los que se sabe que el niño es alérgico. Asimismo, debe controlarse el consumo de productos lácteos, pues aumentan la producción de mucosidad, lo cual conduce a una mayor congestión.

Psicoterapia

Los niños que sufren de asma experimentan una amplia variedad de sentimientos en relación con su enfermedad. A veces resulta evidente cuáles son sus sentimientos; por ejemplo, rabia o tristeza. Otras veces, puede resultar difícil llegar a saberlo, o bien porque no expresan lo que sienten o bien porque carecen del vocabulario para hacerlo. Sin embargo, lo que sí es cierto es que tienen una variedad de pensamientos, sentimientos y percepciones acerca de su enfermedad. Y aunque es injusto o peligroso limitarse a decir que un niño tiene asma debido a problemas emotivos o, peor aún, porque quiere estar enfermo, no puede pasarse por alto el aspecto emocional de esta afección.

Si tiene un hijo asmático, quizá se haya preguntado qué es lo que siente el niño en su interior. ¿Se siente aceptado e igual a sus hermanos y hermanas, o se considera un caso especial, como una carga? Cuando el niño está enfadado, ¿es capaz de ser expresivo o consigue que aparezcan pronto los síntomas de asma? ¿O da la impresión de ser tan indiferente que no expresa ninguna respuesta? Y recuerde también que fuera de su casa su hijo vive en un mundo de competitividad, donde puede encontrarse con niños crueles y maestros insensibles. Puede sentirse como un marginal en ese mundo.

Aunque considere que ha hecho todo lo posible por establecer una relación abierta con su hijo, al niño quizá le resulte incómodo hablar con usted de sus emociones. O, si tiene problemas en la escuela, tal vez piense que le hará daño a usted al hablarle de ello.

La psicoterapia infantil ayuda a resolver los conflictos emocionales que podrían ser un factor interviniente en el asma. El psicoterapeuta actúa como una tercera persona neutral, que se reúne con su hijo con cierta regularidad para hablar de su situación en casa y en la escuela. Cada terapeuta trabaja de manera diferente y considerará que su hijo presenta una serie única de problemas, por lo que resulta difícil saber de antemano lo que ocurrirá en una sesión de terapia.

En general, un psicoterapeuta infantil utilizará la terapia de entrevistas, con una frecuencia de una o más entrevistas semanales de aproximadamente una hora de duración. Durante ese tiempo, la entrevista se centrará en cómo se siente el niño respecto de la gente que participa en su vida, en la escuela y en casa. La sesión puede incluir hacer juegos o dibujar imágenes, e incluso ver vídeos, todo lo cual le sirve al terapeuta para entender al niño y encontrar el mejor modo de ayudarle. Lo más probable es que el terapeuta trate las formas de hacer frente a las emociones y de técnicas para responder de manera diferente a las diversas situaciones cuando se presenten.

El proceso de terapia puede durar semanas, meses e incluso años. Y en gran medida, sabrá si funciona en el caso de su hijo sólo con observar su comportamiento, así como por lo que le dice su instinto. Después de un período de tiempo relativamente breve, incluso unas pocas semanas, quizá pueda observar algún cambio positivo. No obstante, recuerde que a veces los niños demuestran nuevas emociones y exhiben nuevos comportamientos que usted no esperaba ver. Dé tiempo a la terapia para que funcione y deje que su hijo haga cambios de comportamiento a su propio ritmo.

Cuando esté buscando un psicoterapeuta infantil, asegúrese de elegir uno que tenga amplia experiencia en trabajar con niños asmáticos. Puede obtener nombres de terapeutas en la unidad de salud mental del hospital regional, en un centro hospitalario o en la universidad. También puede pedir a sus amigos o conocidos que le recomienden uno. Elija un terapeuta con quien se sienta cómodo como padre a fin de poder manifestar sus preocupaciones cuando surjan, aunque tal vez el profesional no quiera hablar del contenido específico de cada sesión.

Reflexología

Es posible usar la reflexología con un niño para estimular la relajación y aliviar los síntomas de asma. Pero los beneficios de emplear las técnicas de reflexología con un niño asmático son también de carácter psicológico, e incluso espiritual, y pueden tener un efecto profundo para ayudarle a manejar los síntomas de la enfermedad. La reflexología se describió en el capítulo 3.

La reflexología abre nuevos medios de comunicación entre usted y su hijo, una comunicación sin palabras, en la que usted es quien da y su hijo quien recibe. Esto puede ser especialmente útil en esos momentos en que el niño se siente molesto, airado o asustado, y no sabe cómo expresar esos sentimientos o teme su reacción. Asimismo, los niños asmáticos suelen sentirse diferentes y ajenos a las personas que les rodean. Con la reflexología su hijo puede relajarse, mientras usted manifiesta sus sentimientos y preocupaciones por él; brinda a ambos la posibilidad de manifestarse afecto mutuamente de maneras que no pueden expresarse con palabras.

Cuando el niño se haga mayor quizá quiera enseñarle técnicas de reflexología, a fin de que también usted pueda estar en el extremo receptor de vez en cuando.

Un profesional de reflexología puede ayudarle a desarrollar una serie de ejercicios de reflexología que funcionen especialmente bien con los niños y sugerirle modos de desarrollar una rutina que dé buenos resultados con los síntomas de su hijo. A continuación se incluyen algunos ejemplos de utilización de la reflexología que puede poner en práctica con su hijo en casa.

Caminata del pulgar

La caminata del pulgar es útil para disolver la congestión y relajar los músculos que rodean a los tubos bronquiales. Use el borde externo de su pulgar, cerca de la punta, mientras flexiona el dedo sólo en la falange superior. Haga caminar al pulgar sobre las zonas carnosas de la planta de los pies del niño, con una presión sostenida y uniforme. Utilice los otros dedos sobre la parte superior del pie para impedir que se mueva. Comience en la base del talón, ejerciendo pequeñas presiones como si estuviese caminando, y avance gradualmente hacia los dedos de los pies en línea recta. Cuando llegue a los dedos, empiece a regresar hacia la parte inferior del pie desplazando un poco el pulgar. Cubra todo el pie empleando este método.

Caminata del dedo índice

La caminata del dedo índice ayuda a disolver la congestión en el pecho. Utilice la misma acción básica que en la caminata del pulgar, por arriba y por debajo del pie, con el borde del ángulo del dedo índice. Flexione este dedo sólo desde la primera falange, manteniendo rectos los restantes. Haga pequeñas presiones, comenzando en la parte inferior del talón y avanzando como si estuviese caminando con el dedo índice. Cuando llegue a los dedos, vuelva a ir hacia la parte inferior del talón y a trabajar hacia arriba, como si estuviese creando hileras de líneas en la parte de abajo del pie.

La utilización de la reflexología con un niño asmático

Si su hijo responde bien a la reflexología, tal vez quiera incorporarla a su rutina diaria antes de acostarse por la noche. Cuando practiquen los ejercicios, hable al niño con serenidad para no producirle inquietud. Cuando llegue a dominar la técnica, una sesión de reflexología de quince minutos acompañada de una visualización agradable, o de un cuento, conseguirán que su hijo se duerma sintiéndose relajado y querido.

Aunque un reflexólogo está en condiciones de ofrecerle otras técnicas para el asma, también puede obtener información consultando libros. Igual que con otros métodos de masaje, el ingrediente más importante que debe aplicarse en reflexología es una actitud cariñosa hacia la otra persona, y la comunicación verbal suficiente para saber qué es lo que le hace sentirse bien.

Visualización

Los niños tienen imaginaciones activas, y uno de los modos en que las ejercitan es a través de la visualización. Puede ayudar a su hijo a aprovechar esta aptitud utilizándola para hacer frente a los síntomas de asma. La visualización puede resultar útil, tanto para prevenir el asma como para contribuir a reducir los síntomas de un ataque.

Use la visualización como un juego que comparte con su hijo, en especial por la noche antes de irse a dormir. Deje que su hijo utilice su imaginación para crear imágenes placenteras y relajantes, como dar una caminata o hacer un paseo en barca, o jugar con amigos. Enseñe a su hijo a cerrar los ojos e imaginar esa escena. Mientras el niño le describe esa escena relajante, formúlele preguntas sobre lo que ve, siente y huele. Ayude a su hijo a entender la conexión entre una visualización agradable y las sensaciones de placer y relajación que la acompañan. La próxima vez que su hijo esté amenazado por los síntomas del asma, siéntese junto a él y oriéntelo en esta visualización. La visualización se ha descrito con más detalle en el capítulo 3. Quizá quiera utilizar las visualizaciones que se describieron en el capítulo 6.

8. Alergias inorgánicas e irritantes industriales crónicos

Ya sea que esté sentado en su casa o en su coche, el aire que aspira puede estar totalmente contaminado y esto quizá le haga sentirse mal. También puede entrar en contacto con sustancias químicas al tocar y respirar los humos de los numerosos productos domésticos que utiliza en un día normal.

Si se encuentra experimentando irritaciones cutáneas ocasionales, o náuseas y diarreas, o tos o estornudos inesperados, estos síntomas pueden ser el resultado del medio ambiente en que vive. Y las toxinas agresoras pueden ser obvias. Por ejemplo, un día especialmente brumoso, húmedo y con la atmósfera contaminada, puede hacer que se sienta congestionado y con insuficiencia respiratoria. O un alimento envasado o preparado, o los platos de un restaurante de comida rápida, pueden bombardear su organismo con un alto nivel de aditivos. O un producto de limpieza doméstico puede provocarle una erupción imprevista.

Todos vivimos en medio de un ambiente tóxico. Si es proclive a la alergia, estas toxinas pueden incluso empeorar sus síntomas. Pero aun cuando haya creído siempre que la alergia no le afectaba, el medio ambiente en que vive puede ofrecerle nuevos desafíos y síntomas. Y como siempre, el tratamiento empieza con el conocimiento de los síntomas y de las causas que los provocan.

UNA DEFINICIÓN DE LAS ALERGIAS INORGÁNICAS

Las alergias inorgánicas son las producidas por sustancias manufacturadas. Son inducidas por sustancias artificiales que se encuentran, por ejemplo, en los desechos industriales y en los productos domésticos. Aunque estas sustancias están en todas partes, los niveles de tolerancia de cada individuo a su exposición dependen de una amplia variedad de factores, que se describen más adelante en este libro. Pero primero vamos a echar un vistazo a los síntomas de las alergias inorgánicas.

Síntomas de las vías respiratorias superiores

Los síntomas de la exposición de las vías respiratorias superiores a los irritantes industriales pueden incluir inflamación de las membranas nasales, problemas de senos, tos, necesidad de aclararse la garganta con frecuencia y goteo posnasal. Los ojos pueden llegar a escocer.

Síntomas de las vías respiratorias inferiores

Los irritantes industriales pueden provocar ronquera, bronquitis, tos y fatiga. Si tiene tendencia al asma, la sensibilidad a los irritantes industriales puede provocarla.

Reacciones cutáneas

Eczema, urticaria y picor pueden ser el resultado del contacto físico con una sustancia química artificial, como un colorante.

Problemas gastrointestinales

Lo más probable es que los síntomas gastrointestinales sean causados por una alergia a un alimento específico. Sin embargo, estos síntomas también pueden aparecer después de la exposición a sustancias químicas como son los conservantes. Los síntomas incluyen diarrea, estreñimiento, náusea, abotargamiento, vómitos y gases.

Otros síntomas que pueden ser provocados por la exposición a un irritante industrial son dolores de cabeza y musculares, cansancio y depresión.

Si está experimentando alguno de estos síntomas, es importante que averigüe cuándo se producen y en qué condiciones medioambientales. No siempre podrá evitar las sustancias que le afectan. No puede dejar de respirar. Sin embargo, el hecho de ser consciente de las condiciones específicas que conducen a sus reacciones alérgicas le servirá para elegir mejor un tratamiento.

¿Quién es alérgico?

Cada persona tiene sus propias respuestas a los alérgenos presentes en el medioambiente, con síntomas que varían muchísimo. Tal vez en un día cubierto y con alta contaminación atmosférica usted se encuentra estornudando, mientras que un compañero de trabajo o un miembro de su familia tiene un fuerte dolor de cabeza. Y quizá una semana más tarde en un día similar no tiene ninguna reacción. Estas diferencias en las reacciones son el resultado de una combinación única de las características siguientes:

- Lo alérgico que sea usted
- El grado y la duración de la exposición
- Su edad
- Su sexo
- Los factores hereditarios
- Si fuma o no
- Su dieta
- Su estado físico general
- El ambiente en su casa
- El estado psicológico de su mente

Si advierte que reacciona más en un día que en otro, piense en lo que sucedió en su vida entonces. ¿Durmió bien? ¿Se sentía sereno o estaba estresado? Todos estos factores se combinan con circunstancias sobre las que no ejercemos ningún control, como la edad y la herencia, para determinar nuestras reacciones al medio ambiente.

Qué es lo que causa las alergias inorgánicas

Entre las causas principales de las alergias inorgánicas se cuentan los productos domésticos comunes y la contaminación atmosférica. Cada individuo reacciona a esas sustancias de manera diferente, o no le afectan en absoluto. A continuación se incluyen algunos ejemplos de estas sustancias.

Productos domésticos

Si bien la industria química nos ofrece una variedad de ventajas, estos beneficios tienen un costo. Las sustancias químicas artificiales en artículos que van desde la ropa hasta productos domésticos han introducido toda una nueva familia de alergias, que afectan a personas que anteriormente no las padecían.

Estas sustancias químicas se hallan en todas partes, a la espera de ser respiradas, tocadas o ingeridas por seres humanos desprevenidos. Por ejemplo, los residuos de los plaguicidas contaminan a frutas como los melocotones, las manzanas y las cerezas. En el curso de la temporada de crecimiento, la fruta puede ser rociada de diez a quince veces, lo cual se traduce en una importante saturación de pesticidas. El lavado de la fruta no basta para eliminar por completo estos residuos químicos. En algunas personas basta una cantidad muy pequeña de pesticida para provocar una reacción, con síntomas que incluyen urticaria, dolor de cabeza y asma. Asimismo, estas sustancias químicas están presentes en las hortalizas y, debido a que también se pulveriza con ellas el alimento de los animales, igualmente se ingieren con la carne.

Los frutos deshidratados y secos suelen fumigarse con una sustancia química llamada metilbromuro, que también deja un residuo capaz de provocar una reacción alérgica, con síntomas como malestar estomacal.

Ejemplos de sustancias artificiales que pueden causar respuestas alérgicas son los productos petroquímicos, los halógenos, el azufre y el amoníaco. A continuación se enumeran algunos de los productos que contienen estas sustancias químicas:

Productos petroquímicos
Perfume
Colorantes y aditivos alimenticios
Fibras sintéticas
Pintura
Plástico
Adhesivos
Alcohol
Tintas
Disolventes limpiadores

El formaldehído, que se obtiene de productos petroquímicos, es una sustancia común en los ambientes domésticos. El formaldehído se utiliza en productos entre los que se cuentan:

Antitranspirantes
Desinfectantes
Antisépticos
Algunos esmaltes para uñas
Conservantes

El formaldehído también se emplea en la fabricación de telas para hacerlas incombustibles, y para impedir que encojan y se arruguen.

Halógenos
Cloro
Papel
Insecticidas
Anestésicos
Herbicidas
Medicamentos
Alimentos procesados
Azufre
Champú anticaspa
Conservantes alimenticios
Productos fotográficos

Vino
Amoníaco
Desinfectantes y limpiadores
Fertilizantes
Pegamento
Tinturas textiles
Rayón
Jabón
Material aislante de uso doméstico

Si ha desarrollado una alergia a alguna de estas sustancias químicas, quizá experimente los síntomas de esta afección toda vez que entre en contacto con cualquiera de los productos que los contienen. Por ejemplo, si tiene alergia a un producto petroquímico, quizá sufra una reacción a perfumes, fibras sintéticas y determinados aditivos alimenticios. Como resultado de ello, tendrá que estar en guardia contra cualquiera de estos productos.

Aunque el contacto a través de la piel y el consumo pueden conducir a una reacción, muchas sustancias químicas emiten un gas que, cuando es respirado por una persona alérgica, puede provocar una respuesta.

Algunos productos tienen más probabilidad de emitir este gas que otros. Una lista de tales productos compilada por la NASA incluye a los siguientes materiales, muchos de los cuales están presentes en un hogar medio:

Poliéster, que se encuentra en telas con las que se confeccionan ropas, se tapizan muebles, se hacen colgaduras y se rellenan almohadas.
Polietilenos, que se utilizan en la fabricación de recipientes para alimentos.
Polivinilos, que se encuentran en el material similar al cuero que se utiliza en tapicería, flores artificiales, cortinas de baño y conducciones eléctricas.
Siliconas, que se utilizan como selladores en electrodomésticos, como neveras y lavavajillas.

Epoxis, empleados en adhesivos domésticos y en equipos electrónicos.

Poliuretanos, que se usan para rellenar almohadas y colchones y en aislamientos.

Fluorocarbonos, empleados en el gas freón que se encuentra en los sistemas de refrigeración de los acondicionadores de aire y de las neveras. Estos fluorocarbonos con frecuencia pueden filtrarse hacia el ambiente.Las sustancias comunes que pueden provocar reacciones alérgicas son muchas más y entre ellas se incluyen:

Cloro
Tinta
Humo de cigarrillo
Gas natural

Contaminación atmosférica

Los medios de comunicación llevan años hablando de los peligros de la contaminación atmosférica y existe una opinión generalizada de que respirar puede llegar a ser una idea peligrosa. Para quienes padecen algún tipo de alergia, la contaminación atmosférica puede resultar aún más problemática. Y no sólo es el aire exterior el que puede ser peligroso, sino también el que circula en ambientes interiores.

Los productos petroquímicos son el principal culpable, en particular si se es susceptible a sus gases. En primer lugar están los gases obvios, como los que despiden los tubos de escape de los automóviles y los autobuses. Los gases de los combustibles de hidrocarbono como el carbón, la gasolina y el gas natural pueden conducir a enfermedad ocasional o incluso crónica debido a exposición prolongada. Y puesto que estos combustibles se utilizan para calefacción de ambientes interiores, la exposición a ellos no puede interrumpirse. Los tanques de petróleo viejos pueden tener filtraciones y permitir que los gases salgan a través del sistema de ventilación. Estos tanques también pueden desbordarse cuando se procede a llenarlos, y el combustible que se derrama sobre el suelo de un sótano puede despedir gases durante semanas y meses.

Aunque se considera que el gas natural es menos contaminante que otros combustibles, también puede conducir a reacciones alérgicas. El gas natural se entrega a presiones más elevadas que las de otros combustibles, por lo que una filtración microscópica en una tubería de combustible puede permitir un escape. Además, una estufa de gas puede ser una fuente de irritación, aun cuando esté apagada, cuando parte del gas que no se ha quemado se filtre en los segundos que transcurren entre el momento en que se abre la válvula y el instante en que se enciende el piloto; al cabo de varios años esto puede dejar un residuo que persiste en el ambiente.

Las calderas no sólo hacen circular los gases del combustible, sino que también recogen polvo que se difunde por la casa o el edificio.

Los pesticidas que se usan en las plantas circulan en el aire. También se utilizan en ambientes interiores, por ejemplo para matar cucarachas, y pueden provocar reacciones alérgicas.

MEDICINA NATURAL Y ALERGIAS INÓRGANICAS

La medicina natural es un excelente antídoto para las enfermedades causadas por la civilización moderna. Las sustancias químicas y los contaminantes interfieren con nuestra capacidad natural para mantenernos sanos, lo cual se traduce en estados como una reacción alérgica. Por otra parte, las alternativas de la medicina natural restablecen la conexión entre mente, cuerpo y espíritu, y ayudan al cuerpo a curarse a sí mismo. La medicina natural puede ser provechosa tanto para tratar los síntomas de alergia inorgánica como para la renovación de las aptitudes curativas naturales del cuerpo.

Las alergias inorgánicas pueden provocar en algunas personas los mismos síntomas asociados a otras alergias, como fiebre del heno y alergia a alimentos. Aunque en este capítulo se incluyen tratamientos para estos síntomas, tal vez quiera remitirse a otros en busca de sugerencias adicionales para aliviar sus síntomas específicos. El estrés es un factor importante en la alergia inorgánica; entre las alternativas que se tratan en este capítulo se pone énfasis en la reducción del estrés.

Acupresión

La acupresión, que se ha descrito con más detalles en el capítulo 3, puede aplicarse para aliviar los síntomas de la alergia inorgánica. Estos síntomas incluyen a los que se han descrito en otros capítulos bajo el título de acupresión.

Aunque las alergias inorgánicas pueden causar una amplia variedad de síntomas, a continuación se describen algunas técnicas de acupresión para aliviar algunos de los más comunes:

Dolor de cabeza

La acupresión es un medio excelente para librarse de los dolores de cabeza. De acuerdo con la localización del dolor de cabeza, se eligen puntos distantes para eliminarlo. Por ejemplo, para dolores de cabeza en las sienes use el punto TW 5. Para aquellos a lo largo de la frente, use el punto LI 4. Para el dolor en la coronilla, puede utilizar el punto LI 20. (Véanse los diagramas en las últimas páginas .) Los profesionales de acupresión reducen el dolor de cabeza a través de puntos cercanos al tabique nasal y a la nuca. Incline la cabeza hacia atrás y con la punta del pulgar derecho presione el centro de la base del cráneo. Con el pulgar izquierdo y el dedo índice, presione en el hueco superior de la cuenca del ojo cerca del tabique nasal. Respire hondo durante un par de minutos.

Dolor de cabeza e indigestión

Otro modo de aliviar un dolor de cabeza, y también una indigestión, es por medio de un punto que se halla entre las cejas, que recibe el nombre de punto del Tercer Ojo (Yingtang). Mantenga las palmas juntas e incline la cabeza hacia abajo. Coloque los dedos índice y mediano de ambas manos entre sus cejas, en la depresión que el tabique nasal forma con la frente. Centre su mente en este punto y respire hondo mientras presiona. Mantenga la posición durante al menos dos minutos. Asimismo, para dolores de cabeza con indigestión use el punto LI 4.

Dolor de cabeza localizado en la frente

El dolor de cabeza localizado en la frente puede aliviarse presionando un punto sobre la membrana entre el pulgar y el dedo índice (punto LI 4). Coloque la mano derecha sobre la parte superior de la mano izquierda. Con el pulgar, presione la membrana entre el pulgar y el índice de la mano izquierda. Presione hacia ese hueso que conecta con el dedo índice. Mantenga la presión durante al menos un minuto, mientras respira lenta y profundamente, y luego repita el ejercicio sobre la otra mano.

Afirmaciones

Los contaminantes medioambientales, así como el estrés psicológico, ponen en alerta al sistema inmunológico, que se vuelve excesivamente sensible. Es probable que empeore la situación si se envía mensajes verbales acerca de lo estresado que está o de lo nervioso que se siente. Tal vez contemple el aire contaminado o pase junto a la chimenea de una fábrica y diga algo como: «En este momento tengo problemas». Éstas son las llamadas afirmaciones negativas, y si las dice a menudo y con convicción, su sistema inmunológico le tomará la palabra y reaccionará en consonancia, muy probablemente con algunos síntomas de alergia. Aun cuando no sea consciente de estos mensajes, es probable que esté en espera de lo peor.

Por otra parte, las afirmaciones positivas tienen el efecto opuesto sobre su sistema inmunológico. Puede utilizarlas para serenarse y enviar mensajes de relajación y bienestar que, a su vez, alivian el nerviosismo y la hipersensibilidad que provoca una reacción alérgica.

Las siguientes son algunas afirmaciones para emplear en el alivio del estrés que puede traducirse en reacciones alérgicas inorgánicas:

- Estoy seguro en mi casa y en mi ciudad. Puedo relajarme y liberarme del miedo y del estrés que albergo en mi interior.
- Aspiro aire puro y espiro todas las toxinas que he acumulado dentro de mí. La naturaleza está limpiando mi organismo.
- Acepto los desafíos de la vida y me hago más fuerte cada día.

Piense en las sustancias químicas y en los otros contaminantes que más le afectan, y elabore afirmaciones que contrarresten sus efectos sobre usted. Escríbalas en una hoja de papel o en tarjetas pequeñas, y téngalas a mano como recordatorios de un autodiscurso positivo. Quizá quiera pegarlas encima del fregadero de la cocina o cerca del espejo del baño para mantenerse centrado.

El mejor momento para decir afirmaciones es durante la mañana, cuando su mente está fresca, así como por la noche antes de irse a la cama. También puede registrar sus afirmaciones en una cinta magnetofónica y luego escucharlas mientras conduce o trabaja en casa.

Aromaterapia

La aromaterapia puede ser de gran utilidad en el tratamiento de los efectos de las alergias inorgánicas y de los irritantes industriales crónicos. En primer lugar, los aceites esenciales contribuyen a estimular la buena salud general, la paz espiritual y la capacidad de resistir a las presiones de la vida cotidiana. Y la aromaterapia puede aplicarse en el tratamiento de los efectos de los irritantes industriales cuando afectan a la piel, al aparato respiratorio y al aparato gastrointestinal.

Los aceites esenciales de aromaterapia, algunos de los cuales se describen con más detalles en el capítulo 4, afectan a las partes subconscientes de su mente. Estas partes subconsicentes producen una descarga de energía positiva que ayuda a contrarrestar los síntomas. Un aromaterapeuta cualificado le escuchará cuando describa sus síntomas y también le formulará preguntas sobre su casa y su rutina habitual. Luego le hará recomendaciones acerca de los aceites esenciales que podrían ser de mayor utilidad, y sobre cómo y cuándo utilizarlos.

Puesto que estamos crónicamente expuestos a muchos irritantes industriales a través de la atmósfera, la utilización de aceites esenciales en una lámpara de aroma será una parte habitual de su tratamiento. También puede indicársele que vierta unas gotas de un aceite esencial en un recipiente con agua caliente y aspire el vapor. Otros aceites se aplicarán directamente a la piel, en particular para tratar irritaciones cutáneas. Otros pueden ingerirse, aunque no se aconseja hacerlo sin consultar a un aromaterapeuta cualificado y a un médico.

Son muchos los aceites esenciales que resultan útiles para aliviar los efectos de las alergias inorgánicas. Algunos se mencionan en los párrafos siguientes.

Las dificultades respiratorias y la tos

El aceite esencial de cedro, en particular del que crece en Marruecos y Argelia, brinda efectos revitalizadores y calmantes. El aceite de cedro también tiene efectos benéficos sobre los bronquios y es un buen expectorante que ayuda a aliviar la tos. Ponga unas gotas de aceite de cedro en una lámpara de aroma. Si lo desea, el cedro puede mezclarse con limón o hisopo.

El aceite de ciprés actúa en armonía con el sistema nervioso central ofreciendo serenidad y fortaleciendo los tejidos conectivos. Se sabe que el ciprés detiene el flujo excesivo y que, como tal, es un excelente expectorante que alivia la congestión pulmonar. Ponga unas gotas de aceite de ciprés en una lámpara de aroma, o pida a su aromaterapeuta un ungüento que lo incluya en su fórmula y frótelo directamente sobre la espalda y el pecho.

Los poderes curativos del eucalipto se han conocido ampliamente como un tratamiento para las dificultades respiratorias. En realidad, muchos medicamentos para la tos que se venden en las farmacias contienen eucalipto, igual que diversos preparados tópicos para el tratamiento del dolor. Todo el proceso respiratorio es ayudado por el eucalipto, porque contribuye a regenerar el tejido de los pulmones, además de actuar como expectorante y descongestivo. Ponga unas gotas de eucalipto en una lámpara de aroma para aliviar la tos y la fatiga. Quizá quiera hablar con el aromaterapeuta de la posibilidad de utilizar un ungüento natural para frotarse el pecho por la noche.

De todos los aceites esenciales que se utilizan en la práctica de la aromaterapia, el romero figura entre los más comunes. Se cree que el romero fortalece y estimula la conciencia, debido a su efecto sobre el sistema nervioso central. Como tal, es especialmente útil en conjunción con la meditación y la visualización. Para el tratamiento de los síntomas respiratorios generales, ponga unas gotas de aceite esencial de romero en una lámpara de aroma. El romero también puede ingerirse pero, como siempre, consulte primero a un aromaterapeuta.

Irritación cutánea

La manzanilla se asocia a la relajación y al estímulo del bienestar, y suele consumirse como un té herbal. El aceite esencial de manzanilla tiene esas mismas propiedades y es útil en el tratamiento de estados relacionados con nerviosismo y ansiedad, incluidos los trastornos estomacales y cutáneos. La manzanilla puede reducir los síntomas de eczema, urticaria y erupciones. Pueden añadirse unas gotas al agua del baño, usarse en un aceite de masaje y aplicarse a las zonas afectadas en forma diluida. Además, es posible añadir unas gotas a una lámpara de aroma. Consulte a un aromaterapeuta antes de ingerir el aceite de manzanilla.

El aceite de siempreviva es famoso por ayudar a la gente a escudriñar dentro de sí mismas y lograr conciencia. También tiene fama de utilizarse como un tratamiento para trastornos de la piel, del sistema linfático y de las membranas mucosas, en particular de los problemas provocados por irritantes medioambientales. La siempreviva es útil para tratar las erupciones relacionadas con la alergia, a menudo en conjunción con lavanda y jara. La siempreviva puede usarse en una lámpara de aroma en el baño, o en un aceite de base (con la asistencia de un aromaterapeuta).

Problemas gastrointestinales

Uno de los usos principales del aceite de manzanilla es para el alivio de los síntomas de problemas de estómago e intestinales. Ponga unas gotas en una lámpara de aroma o en un baño caliente, y aspire la fragancia calmante y curativa. También puede obtener alivio de los retortijones agudos empapando una compresa en agua caliente a la que se hayan añadido unas gotas de manzanilla. Cuide que el agua esté a una temperatura agradable, pero no excesivamente caliente. Vuelva a empapar la compresa en el agua y aplíquela nuevamente.

La aromaterapia puede resultar útil en conjunción con medicación y yoga al ayudar a crear un entorno relajante y estimulador de la salud. Si los síntomas persisten, póngase en contacto con un médico.

Hágalo de inmediato si la respiración se vuelve difícil o si los síntomas ponen en peligro la vida.

Medicina botánica

La filosofía de la medicina botánica es un estupendo tratamiento complementario para las alergias inorgánicas. Para comprender la razón de esta relación complementaria comience con la causa de esta forma de alergia. Las alergias inorgánicas son provocadas principalmente por el medio ambiente, incluidos los irritantes industriales y las sustancias químicas que nos afectan constantemente. Y recuerde lo que se dijo en el capítulo 3 sobre la filosofía de muchos profesionales de medicina botánica. Las hierbas más efectivas son aquellas que crecen en nuestra región geográfica. Las alergias inorgánicas son causadas por el medioambiente y la medicina botánica se basa en ese mismo medioambiente, utilizando hierbas que aprovechan la energía curativa que hay en el entorno para efectuar un tratamiento.

La medicina botánica puede emplearse en el tratamiento de los síntomas que provocan las reacciones a irritantes químicos. Por ejemplo, las hierbas pueden utilizarse para tratar los ojos enrojecidos y con escozor, la dificultad respiratoria, las irritaciones cutáneas y los problemas de estómago. Algunos de estos remedios se describirán más adelante en este apartado. Sin embargo, la fuerza real de la medicina botánica en el tratamiento de las alergias inorgánicas reside en la utilidad de las hierbas para fortalecer y renovar los aparatos y sistemas del cuerpo humano. Al centrarse en desarrollar fuerza y vitalidad, acrecienta la capacidad para mantener un equilibrio interno y una energía realzada, a pesar del medio ambiente.

Para tratar las alergias inorgáncias con medicina botánica, céntrese primero en la prevención: regular el metabolismo y el equilibro de líquidos, desarrollar resistencia a la enfermedad y aumentar la energía. Los tés herbales utilizados diariamente, complementados con tónicos, serán provechosos para mantener a los órganos internos operando en un nivel óptimo. Preste atención a los síntomas que sufre, principalmente respiratorios o gastrointestinales, y elija hierbas que aborden específicamente las necesidades de esos órganos. Considere también la utilización de emolientes y aceites de base herbal que hagan su piel más suave y sana, y menos susceptible a la urticaria, el eczema u otras erupciones.

Los medioambientalistas suelen decirnos que somos víctimas de un ambiente enfermo. Por medio de la medicina botánica podemos buscar y usar los elementos curativos presentes en nuestro entorno ambiental. A continuación se indican algunos preparados que puede emplear para desarrollar su resistencia a los contaminantes industriales.

Mejoría y fortalecimiento de la circulación

Un baño de raíz de jengibre estimulará la circulación, además de ejercer sobre el cuerpo un efecto general de calentamiento. Prepare un té de jengibre usando la receta del capítulo 4, en cantidades suficientes para poder llenar la bañera con un tercio de té de jengibre y dos tercios de agua. Procure que el agua esté lo más caliente que pueda aguantar, sin que llegue a resultar molesta. Relájese y sumérjase en el agua mientras el jengibre fortalece su aparato circulatorio y realza su capacidad para resistir a los contaminantes presentes en el medio ambiente.

Cuando se utiliza en una compresa, el jengibre no sólo intensifica la circulación, sino que también aumenta el nivel de energía, refuerza al sistema inmunológico y ayuda a reducir la acumulación de toxinas en su cuerpo. Para preparar una compresa de jengibre siga estas instrucciones:

1. Prepare un té de jengibre fuerte.
2. Remoje en el té durante diez minutos una toallita.
3. Saque la toallita del té con unas tenacillas y estrújela.
4. Póngase la toallita sobre el pecho, la región lumbar o cualquier otra zona que quiera calentar y estimular.
5. Cubra la toallita con una toalla y, si es posible, ponga encima una botella de agua caliente para mantenerla cálida.
6. Relájese en una posición cómoda y mantenga en su lugar la toallita durante media hora.

Congestión del pecho y tos

La congestión del pecho o la tos que suele producirse como consecuencia de la exposición a contaminantes mediambientales pueden aliviarse frotando una pequeña cantidad de aceite de eucalipto directamente sobre el pecho. Esto puede hacerse antes de acostarse, para permitir que la acción curativa se produzca mientras duerme.

También puede tratar la tos con una mezcla de aceites herbales, que se venden en las tiendas de alimentos naturales. Mezcle 25 gramos de cada uno de los aceites herbales siguientes: canela, eucalipto, tomillo, alcanfor y mejorana. Añada unas gotas de aceite de oliva para diluir la mezcla y guárdela en una botella. Extienda la mezcla sobre el pecho a la hora de acostarse; obtendrá una acción curativa y balsámica, que contribuirá a aliviar la tos y la congestión, a la vez que acrecentará la vitalidad del aparato respiratorio.

Irritaciones cutáneas

La hierba que se obtiene de las raíces y de las semillas de la planta de bardana es especialmente útil en el tratamiento de las irritaciones cutáneas. La bardana es un excelente purificador de la sangre y del sistema linfático, y se ha empleado con mucho éxito para que desaparezcan varias clases de sarpullidos. La bardana también contiene hierro por lo que, si se ingiere, fortalece la sangre y, puesto que desintoxica al hígado, también tiene un efecto relajante. Cuando utilice la bardana para tratar afecciones cutáneas, es mejor aplicarla externamente como si se tratara de un aceite. Aunque el aceite de bardana puede comprarse en una tienda de alimentos naturales, o a un profesional, las siguientes son instrucciones para que prepare su propia mezcla:

1. Desmenuce con las manos 50 gramos de hierba de bardana y póngalos en una jarra de cristal.
2. Añada 50 gramos de aceite de oliva o de sésamo, y tape la jarra herméticamente.
3. Agite la jarra cada día durante dos semanas.
4. Cuele el contenido para quitar los fragmentos de hierba.

5. Vierta la mezcla en una jarra limpia, añada un poco de vitamina E para ayudar a conservar el contenido y vuelva a tapar el recipiente herméticamente.

Frote el aceite de bardana sobre las zonas afectadas al menos una vez al día hasta que los síntomas remitan.

Las irritaciones cutáneas también pueden tratarse con el uso de la hierba de malvavisco, que se obtiene de las raíces de la planta. Cuando se utiliza en té, el malvavisco actúa como un tónico para fortalecer al cuerpo y aumentar la vitalidad interna. Esto contribuye a fortalecerle contra las toxinas que pueden conducir a reacciones alérgicas y problemas cutáneos. El malvavisco puede usarse externamente en cataplasma para tratar las erupciones cutáneas o beberse como té.

Para preparar un té con malvavisco, siga los pasos que se indican a continuación:

1. Ponga 25 gramos de hierba de malvavisco en medio litro de agua.
2. Caliente el agua hasta que hierba.
3. Mantenga el agua a fuego lento durante sesenta minutos.
4. Cuele el té.

Beba tres tazas al día de té de hierba de malvavisco y sienta sus efectos balsámicos y revitalizadores.

Para emplear la hierba de malvavisco en una cataplasma, siga estos pasos:

1. Desmenuce unos gramos de hierba de malvavisco utilizando un mortero o una licuadora.
2. Añada agua suficiente para formar una pasta.
3. Frote la pasta sobre la zona afectada y luego cúbrala con una tela o con un vendaje. Déjela unas horas y luego reemplácela por otra cataplasma fresca hasta que desaparezcan los síntomas.

Si experimenta una reacción adversa, interrumpa su uso.

Dolencias gastrointestinales

El anís es una hierba caliente, útil para tratar el estómago, el hígado y los riñones. Es probable que tenga un poco de anís en el estante de las especias, con su sabor tan característico. El anís calienta al aparato digestivo y a toda la zona abdominal, y alivia la náusea y los gases, reduce los dolores abdominales y estimula la digestión. La manera más fácil de administrar anís es en una taza de té caliente, de acuerdo con las siguientes instrucciones:

1. En un recipiente pequeño, triture una cucharadita de anís usando un mortero o el lado redondeado de una cuchara.
2. Hierva medio litro de agua.
3. Saque el agua del fuego directo y viértala sobre el anís.
4. Deje en infusión durante unos minutos, cubra el recipiente y luego cuele el líquido para quitar el anís.

Puede beber tres o más tazas de anís cada día, o cuando lo necesite para tratar sus síntomas. Quizá quiera también preparar un té de sabor fuerte que incluya, además de anís, jengibre, canela y cardamomo. Adopte la costumbre de beber una taza de este té después de cada comida para estimular la digestión. Con un té de hinojo obtendrá resultados similares.

La pimienta de cayena es otra hierba de uso común, tanto en la cocina como en la preparación de tratamientos herbales. Se trata de una hierba picante, conocida por su efecto estimulante sobre la circulación sanguínea y la digestión. También se emplea para tratar retortijones y diarrea, como estimulante del apetito y para ayudar a la disolución de gases. La pimienta de cayena tiene un efecto benéfico sobre el estómago, a pesar de que es picante, y en pequeñas dosis resulta útil para cicatrizar las úlceras de estómago.

Administre la pimienta de cayena vertiendo una pizca en un vaso de agua y agitando con energía para mezclarla. Aun cuando le guste la pimienta de cayena en los alimentos, sus papilas gustativas necesitarán cierto tiempo para acostumbrarse a su sabor sin que esté mezclado con el de la comida. Al principio utilice una pequeña cantidad y vaya aumentándola en forma gradual hasta experimentar los beneficios plenamente. No se preocupe si le provoca náuseas, porque esa sensación debería pasarse con rapidez y entonces comenzará a experimentar alivio de los demás síntomas. Aunque se trata de una hierba segura, úsela con cuidado. Si le irrita el estómago, interrumpa su uso.

Pruebe algunos de estos remedios botánicos y vea cómo funcionan en su caso. Quizá desee combinar la medicina botánica con la meditación y hacer que ambos enfoques trabajen juntos para ayudarle a relajarse y renovarse.

Masaje holístico

A veces, las sustancias químicas y otros contaminantes medioambientales pueden parecer conspirar en su contra, exacerbados por el ruido y la energía negativa procedente del mundo ajetreado en que vivimos. El masaje holístico ayuda a devolver el equilibrio al organismo, restableciendo la sensación de calma y relajación, de modo que tenga un mayor control de sus sentimientos y reacciones.

El masaje holístico se describió en el capítulo 4 y tal vez desee repasar ese apartado. Pruebe a programar un masaje semanal, con un profesional o con su pareja. Con ello estimulará la sensación de conexión con otras personas y disipará el sentimiento de marginación que le provoca nerviosismo e hipersensibilidad. Si practica el masaje con una pareja, descubran sus propias caricias diciéndose lo que les resulta placentero. De este modo no sólo obtendrá un masaje que funcione en su caso, sino que también favorecerá la comunicación y la confianza mutuas.

Cuando practique el masaje, tenga presente que las partes de su cuerpo trabajan conjuntamente como un todo y que es importante centrar los esfuerzos en todas ellas, desde la cabeza a los pies, para fomentar un estado de relajación completa. El masaje funciona bien con otras técnicas de relajación, incluida la meditación.

Homeopatía

Las sustancias químicas y otros contaminantes presentes en el medio ambiente y los aditivos contenidos en los alimentos pueden generar desequilibrios en el organismo, capaces de hacer que el cuerpo enferme en su intento de combatir la toxicidad. La homeopatía trata a la alergia inorgánica de la misma manera que a las otras formas de alergias: como una indicación de que las defensas naturales del cuerpo necesitan un estímulo para ayudarle a completar el ciclo curativo. Así, la homeopatía trata a los síntomas asociados a las alergias provocadas por los irritantes químicos, y ayuda a mantener el equilibrio y la vitalidad del organismo.

Si las reacciones que tiene a las toxinas presentes en su entorno son relativamente predecibles, y le producen molestias perceptibles, es aconsejable que hable con un médico acerca de la necesidad de emprender un programa de tratamiento. De acuerdo con su constitución, tiene a su disposición una variedad de remedios homeopáticos que pueden resultarle útiles para el tratamiento de las alergias inorgánicas, y esas medicinas no incorporarán a su organismo sustancias químicas que sólo enmascaran los síntomas, como hacen muchos medicamentos convencionales. Lo más probable es que el homeópata le recomiende que evite los alérgenos siempre que le sea posible, en particular cuando reaccione a productos domésticos que pueden suprimirse.

A continuación se indican algunos remedios homeopáticos que pueden ayudar en el tratamiento de síntomas específicos relacionados con las alergias inorgánicas. Antes de tomar un remedio debería consultar a su médico para asegurarse de que es adecuado en su caso.

Dolor de cabeza

Una de las medicinas más utilizadas para el dolor de cabeza es la belladona. Los síntomas de dolor de cabeza compatibles con el uso de este remedio incluyen dolor intenso, con sensibilidad al ruido, a la luz y demás estímulos del entorno. En general, el dolor se centra en la frente y es probable que pase pronto. El rostro puede estar acalorado, mientras que los pies y las manos se mantienen fríos.La *Nux vomica* es otro remedio para el dolor de cabeza acompañado de irritabilidad, que suele aparecer después de comer en exceso, o beber café o alcohol. Por otra parte, la pulsatilla se emplea con frecuencia para los trastornos digestivos. Tome una dosis cada dos horas, hasta un total de tres dosis, e interrumpa el tratamiento cuando los síntomas mejoren. Si después de las tres dosis no observa ninguna mejoría, pruebe otra medicina.

Congestión y tos

La contaminación medioambiental que produce síntomas de alergia como congestión nasal y tos puede aliviarse con Wyethia. La Wyethia puede resultar útil si los síntomas incluyen una intensa sensación de picor en el paladar blando o debajo de la nariz. Los síntomas también pueden incluir sensación de sequedad en la garganta y en los conductos nasales, aun cuando tenga goteo nasal.

El arsenicum album, que se obtiene del trióxido de arsénico, puede ser una medicina adecuada si las alergias incluyen también fatiga. Los síntomas que indican necesidad de arsénico incluyen estornudos violentos, una fuerte sensación de ardor en los conductos nasales, dolor de cabeza, tos y vías respiratorias constreñidas, y cierta fatiga. Otras indicaciones de la necesidad de arsénico incluyen experimentar alivio de la tos después de beber un líquido caliente y sensación de ardor en el pecho.

Cuando utilice cualquiera de estas medicinas, pruebe primero una dosis, espere y observe la reacción. En general, el proveedor de la medicina homeopática le dará información sobre la dosis que debe administrarse; en el envase se indicará la dosis estándar. Si después de tomar una dosis del medicamento su estado mejora, espere a que vuelvan los síntomas para tomar otra. Si los síntomas no mejoran al cabo de cuatro horas, tome otra dosis y espere unas horas más antes de pensar en la posibilidad de probar un remedio diferente.

Dolencias gastrointestinales

El arsénico es también una de las medicinas homeopáticas más usadas para el tratamiento de las dolencias del aparato gastrointestinal, con síntomas que incluyen vómitos, diarrea, y dolor estomacal o intestinal.

La ipecacuana es una medicina homeopática útil si el síntoma principal es náusea, con o sin diarrea o vómitos. La utilizan las personas con mayor probabilidad de no enfermar tan seriamente como aquellas que necesitan arsénico. Las náuseas continúan, incluso después de vomitar, y empeoran sólo con el olor a comida. Pueden ir acompañadas de diarrea y gases.

En general, estas medicinas deberían administrarse una vez por hora hasta que los síntomas empiecen a remitir. Cuando utilice una medicina homeopática para posibles síntomas de alergia a alimentos, debería observar mejoría con bastante rapidez. Si no es así, cambie de medicamento. Y una vez más, si los síntomas llegan a ser serios, busque asistencia médica.

Irritaciones cutáneas

La dermatitis de contacto suele producirse como consecuencia de tocar un producto químico doméstico. *El Rhus toxicondendron,* que se obtiene de la hiedra venenosa, es un tratamiento útil para síntomas que incluyen ardor, picor y erupciones cutáneas con ampollas, que parecen empeorar por la noche, al aire libre y mientras se está acostado en una cama caliente. El picor puede intensificarse después de rascarse y es posible aliviarlo con un baño de inmersión muy caliente. Las sensaciones de inquietud e irritabilidad son también indicios que señalan que el *Rhus toxicodendron* podría ir muy bien para el tratamiento de estos síntomas.

Una reacción alérgica en la que la piel se ve inflamada y con ampollas, pero sin picor, podría requerir aceite de ricino. Un sarpullido acompañado de picor también podría requerir aceite de ricino, aunque en principio podría aliviarse rascándose un poco. Sin embargo, esta acción inflama al sarpullido y hace que el simple roce provoque dolor. Además, un sarpullido que puede tratarse con aceite de ricino suele aparecer con mayor intensidad alrededor de los ojos, en el cuero cabelludo y en la zona vaginal.

Hay otros remedios que son igualmente útiles en el tratamiento de la dermatitis de contacto, pero cada prescripción debe basarse en las diferencias de aspecto y en los síntomas que la acompañan. Por ejemplo, para una erupción que incluye protuberancias secas acompañadas de irritabilidad se prescribe Bryonia. Cuando los síntomas incluyen ampollas llenas de un líquido amarillento, se utiliza anacardo.

Si en estos momentos no recibe atención médica, la homeopatía puede resultar útil para ayudarle a vigorizar su organismo a fin de que resista a los efectos de los irritantes medioambientales. La homeopatía también es provechosa cuando se combina con ejercicios respiratorios para fortalecer los pulmones.

La meditación y el masaje le ayudarán a alcanzar la serenidad necesaria para mantenerse centrado y permanecer relajado. Si los síntomas son tan serios que está siendo tratado por un médico, hágale saber que también emplea remedios homeopáticos.

Naturopatía

La filosofía y las técnicas de la naturopatía pueden resultar muy útiles en el tratamiento de las alergias inorgánicas y de los efectos de la exposición a sustancias extrañas, como los irritantes industriales crónicos. Por ejemplo, dar apoyo al sistema inmunológico y contribuir a su reconstrucción es un sello que caracteriza a la práctica naturopática, y quienes la ejercen utilizan una variedad de dietas y preparados herbales para mantener al sistema inmunológico funcionando en su nivel óptimo. En esto el hígado juega un papel importante, por ser el órgano responsable de la eliminación de las sustancias químicas nocivas que bombardean constantemente al organismo. Y puesto que los naturópatas consideran que cuerpo, mente y emociones trabajan juntos para determinar nuestro estado general de salud, los efectos del estrés, y las maneras de abordarlo, también interesan al naturópata.

La naturopatía presenta un mundo de posibilidades para desarrollar el vigor que requiere la tarea de hacer frente a las sustancias químicas y al estrés emocional de la vida moderna. Aunque para elaborar su propio programa de bienestar individualizado tendrá que trabajar con un naturópata, a continuación se describen algunas de las opciones.

La mejora del sistema inmunológico

Las toxinas pueden debilitar al sistema inmunológico y hacerlo más vulnerable, de modo que todo tipo de bacterias y alérgenos, así como muchos productos químicos domésticos, pueden conducir a importantes reacciones alérgicas. El funcionamiento del timo, la glándula principal del sistema inmunológico, puede verse menoscabado por factores como una dieta deficiente o el exceso de estrés. El timo produce células T, que son glóbulos blancos que intervienen en la inmunidad y ayudan a proteger de los virus y las infecciones, y también participan en la prevención de la alergia. Cuando el estrés y las toxinas medioambientales consumen la energía del timo, la persona se encuentra en una clara situación de desventaja ante la aparición de nuevos contaminantes en su entorno.

Los naturópatas tratan las insuficiencias del timo con complementos vitamínicos. Las vitaminas C y E, así como el selenio y el zinc, suministran los nutrientes necesarios para mejorar el funcionamiento del timo. Los naturópatas emplean también medicinas herbales en el tratamiento de las deficiencias del sistema inmunológico. Por ejemplo, la equinacea y el regaliz han demostrado tener un efecto positivo sobre el timo. Cuando el timo se fortalece, la persona está en mejores condiciones de resistir a los contaminantes de su entorno.

Los naturópatas también se centran en otras partes del sistema inmunológico para fortalecerlo contra los efectos de los productos químicos tóxicos. El sistema linfático, que contribuye a mantener al organismo libre de bacterias y desechos de células y a combatir la enfermedad, puede fortalecerse con una serie de técnicas. Por ejemplo, el ejercicio y la respiración profunda aumentan la circulación linfática en todo el cuerpo. Hierbas como la equinacea y la ranúncula, así como el ginseng, estimulan la función linfática. La ranúncula mejora el flujo sanguíneo a través del bazo, el órgano de mayor tamaño del sistema linfático.

Otros aspectos del sistema inmunológico incluyen a los glóbulos blancos, que comprenden a los linfocitos, o células T, y a los monocitos, que intervienen en la eliminación de toxinas y combaten las bacterias. Los naturópatas usan también medicinas herbales, en particular la equinacea, para mejorar el funcionamiento de los glóbulos blancos.

Los naturópatas consideran que el estrés es un factor importante en el modo en que reaccionamos ante el medio ambiente. El estrés hace que la glándula suprarrenal aumente la producción de hormonas que inhiben la producción de glóbulos blancos y hacen que el timo se encoja. Como consecuencia de ello, el sistema inmunológico resulta inhibido y la persona se vuelve mucho más susceptible a la enfermedad. Entre los tratamientos que se recomiendan para el estrés figuran la meditación, la visualización, el descanso y la relajación.

Los naturópatas tratan también al sistema inmunológico con nutrición, a través de una dieta que incluya las proteínas adecuadas, y bajas cantidades de azúcar y grasa.

El refuerzo del hígado

El tratamiento naturopático para las alergias inorgánicas en general incluye el refuerzo del hígado para mejorar su funcionamiento. Cuando está expuesto a toxinas, es su hígado el que soporta la mayor carga. Por ejemplo, el hígado se encarga de eliminar la toxicidad de todas las toxinas que ingiere con los alimentos, incluidos los pesticidas y conservantes. El hígado segrega bilis, que le ayuda a absorber las sustancias solubles en grasa, incluidas las vitaminas. Además, el hígado participa en el almacenamiento de vitaminas y minerales y en la producción de histamina, que provoca alergias.

Los naturópatas consideran que el hígado tiene un papel importante en el desarrollo de alergias. Cuando está expuesto constantemente a productos químicos tóxicos, así como a drogas y alcohol, se vuelve inactivo y su capacidad para realizar el trabajo de desintoxicación se ve perjudicada. El resultado es sensibilidad a los productos químicos y a los irritantes industriales.

Como siempre, el enfoque naturopático para mejorar el funcionamiento del hígado es holístico. Comienza con la dieta, mediante la eliminación de las grasas saturadas que hacen que el hígado se vuelva graso e inactivo. Por otra parte, la fibra dietética estimula la secreción de bilis. Se recomienda consumir productos alimenticios de cultivo orgánico, con la menor cantidad posible de pesticidas y otras sustancias químicas. Las vitaminas C y E, así como el zinc y el selenio, ayudan a proteger al hígado de los daños que puedan producirle las sustancias químicas que pasan a través de él. La ingestión de legumbres y de yema de huevo también previene la acumulación de grasas en el hígado.

Las medicinas botánicas también resultan útiles para mejorar la capacidad de desintoxicación del hígado. La raíz de diente de león realza la producción y el flujo de bilis, y mejora el funcionamiento general del hígado. El cardo lechero también protege al hígado contra el daño de las toxinas que pasan por él diariamente, igual que las hojas de alcachofa.

Reducción del estrés

La reducción del estrés realza muchísimo la fortaleza del cuerpo. Como se dijo brevemente en párrafos precedentes de este apartado, hay una razón física que explica esto. Cuando se siente estresado, las glándulas suprarrenales secretan hormonas para mantener el equilibrio de muchas funciones, entre ellas el ritmo cardíaco y la digestión. Con el tiempo, el estrés repetido puede agotar a las glándulas suprarrenales. Como consecuencia de ello, es más propenso a la reacción alérgica, al asma, a la presión sanguínea alta, a la inhibición del sistema inmunológico y a una variedad de otras dolencias.

Los naturópatas recomiendan cambios en el estilo de vida, una dieta sana, complementos nutricionales y preparados botánicos como medios de reducir el estrés y sus efectos negativos sobre la salud. El ejercicio se considera un reductor del estrés. Un programa de ejercicio regular puede realzar la autoestima y ayudarle a sentir que tiene un mayor control sobre su vida. El ejercicio también mejora la resistencia y la energía, y fortalece al corazón y al aparato respiratorio, mientras disminuye el ritmo cardíaco y la presión sanguínea. También reduce el exceso de producción de las glándulas suprarrenales en reacción a las situaciones estresantes.

Los naturópatas recomiendan asimismo ejercicios de relajación para ayudarle a mantenerse en una actitud mental más positiva. La relajación puede implicar descansar y dormir más, y tomarse tiempo para realizar actividades placenteras como leer y ver televisión. Un naturópata también podría recomendarle que escuche cintas magnetofónicas específicas que le enseñen a generar un estado de relajación. Además, podría aconsejar la visualización y la meditación.

Puesto que la salud de las glándulas suprarrenales es importante para resistir los efectos de las toxinas medioambientales, los naturópatas también recomiendan el uso de hierbas y complementos nutricionales para apuntalar el funcionamiento de las suprarrenales. El potasio fortalece a las suprarrenales, y puede obtenerse comiendo aguacate, judías blancas, plátanos, melocotones, pechuga de pollo, cordero y bacalao.

Entre los nutrientes necesarios para favorecer la producción de hormonas por las glándulas suprarrenales figuran las vitaminas C y B6, el zinc y el magnesio. Estos nutrientes se incluyen en muchas fórmulas multivitaminadas y minerales, y son especialmente importantes durante los períodos de estrés elevado. El ácido pantoténico es otro nutriente importante para las glándulas suprarrenales, y aunque puede obtenerse mediante complementos nutricionales, también se halla presente en los cereales integrales y en las legumbres, en hortalizas como el brécol y la coliflor, en el salmón, en el hígado y en otros alimentos.

El ginseng es una hierba china que tiene una larga historia de uso en el fortalecimiento del funcionamiento de las glándulas suprarrenales. Es útil en períodos de estrés, y ayuda a protegerse del cansancio físico y mental. El ginseng actúa directamente sobre el sistema nervioso para ayudarle a mantenerse sereno en los momentos de estrés, y también es una excelente protección contra las toxinas medioambientales, así como de los efectos del ruido, del calor, del trabajo excesivo y otros estresantes de la vida cotidiana. Se recomienda una dosis de uno o dos gramos de ginseng por día para obtener un suministro constante de los efectos equilibradores y reforzadores de esta hierba sobre las suprarrenales.

El trabajo con un naturópata

La visita a un naturópata podría ser una manera estupenda de iniciar la creación de un estilo de vida más sano y la prevención de las reacciones alérgicas causadas por factores medioambientales. El naturópata comenzará formulándole una serie de preguntas acerca de lo que come, de su estado emocional actual y de la clase de síntomas que tiene y cuándo los experimenta. Lo más probable es que le haga algún tipo de examen en busca de síntomas que indiquen desequilibrios que le vuelven vulnerable. Es de esperar que el naturópata considere su afección con un enfoque holístico y le recomiende introducir cambios en su estilo de vida, incluyendo dieta y ejercicio, complementados tal vez por vitaminas, además de tónicos y remedios herbales. Hará uso de la nutrición, la homeopatía y la medicina botánica, así como de la meditación, la terapia, la visualización y otras prácticas.

La naturopatía puede hacer mucho para permitirle asumir un mayor control sobre su salud. No obstante, vigile sus síntomas. Si observa que los síntomas de alergia interfieren con su capacidad para cumplir con lo que debe hacer cada día, o si por momentos llegan a ser debilitantes, considere la posibilidad de acudir a un médico. Esto resulta especialmente necesario si por momentos tiene dificultades para respirar.

Meditación

La meditación es un modo estupendo de relajarse cuando hay que hacer frente al estrés de la vida cotidiana. Y cuando sienta que se avecina una reacción alérgica, o se halla sufriendo una, generar una sensación de paz y de relajación también calmará al sistema inmunológico. La evidencia científica apoya esta teoría, pues la investigación ha demostrado que la meditación puede reducir la presión sanguínea, así como los ritmos cardíaco y respiratorio.

El mejor enfoque para la meditación es aprender una técnica y luego practicarla diariamente, aunque sólo sea unos minutos, en general por la mañana. El resultado de esta práctica es una sensación de calma que le acompañará el resto del día. Además, con práctica será capaz de usar su técnica de meditación para contribuir a lograr serenidad cuando de repente se encuentre en una situación estresante, en particular una en la que podría ser más susceptible a los alérgenos.

En el capítulo 4 se ofreció una técnica para la meditación.

Reflexología

La reflexología es útil para mantener el equilibrio energético entre los órganos vitales y favorecer la relajación, a fin de estar en mejores condiciones de resistir a las toxinas medioambientales, y mantener una actitud centrada y relajada. Puesto que, en general, la reflexología se practica en pareja con otra persona, también estimula una sensación de conexión con los demás, algo que solemos pasar por alto en nuestras ajetreadas vidas. La reflexología fue descrita en los capítulos 3 y 6.

Los pulmones

Existe una zona refleja del pulmón en las manos y en los pies. Para una descripción del modo en que puede trabajar la reflexología para fortalecer los pulmones, remítase a las pp. 228-229.

Los riñones

Los riñones son responsables de filtrar las sustancias tóxicas de la sangre y de mantener regulado el equilibrio de los líquidos presentes en los tejidos. Cuando los riñones están fuera de equilibrio, las toxinas pueden acumularse en el organismo hasta el punto de experimentar reacciones alérgicas. Las zonas reflejas que corresponden a los riñones se localizan en las manos y en los pies. Esta zona se halla en las palmas de las manos, dentro del tendón del pulgar, justo debajo del dedo índice. En los pies, la zona refleja del riñón se encuentra en medio del arco, casi en el centro de la planta.

Para aplicar la reflexología a la mano, localice la zona refleja del riñón y presiónela con el pulgar de la otra mano. Presione ligeramente la primera vez, libere un poco la presión y vuelva a presionar, esta vez un poco más fuerte. Repita esta acción siete veces, aumentando la presión cada vez.

Para aplicar la reflexología a los pies, localice la zona refleja del riñón en el arco del pie sobre la planta y presiónela con el pulgar de la otra mano. Use la misma técnica que empleó con la mano, presionando ligeramente, liberando y volviendo a presionar con más fuerza. Haga esto siete veces, aumentando gradualmente la presión.

Recuerde que tiene dos riñones. Masajee ambos pies y ambas manos.

El estómago

Uno de los primeros lugares en que aparece el estrés es en el estómago, con síntomas de náusea, retortijones y tensión. Para empeorar las cosas, los aditivos alimenticios y otras toxinas que consumimos atacan al estómago con toda su fuerza. Las técnicas de la reflexología se centran en ayudar al estómago a trabajar con más eficacia. A su vez, hacen menos probable que el estómago entre en un estado reactivo cuando se ingieran alimentos. Además, si el estómago trabaja sin problemas, la recuperación de una reacción alérgica será más completa.

Los puntos reflejos para el estómago se localizan en las manos y en los pies. Puesto que el estómago se halla descentrado hacia el lado derecho del cuerpo, sus zonas reflejas son más grandes en la mano y en el pie izquierdos. La zona refleja del estómago en la mano izquierda se localiza en la palma, justo debajo del pulpejo, en la base de los dedos anular, medio e índice. La zona refleja del estómago en el pie izquierdo se halla en la planta, casi a mitad de camino hacia abajo, entre los dedos y el talón. Se extiende desde el dedo gordo hasta el cuarto dedo. En el pie derecho se halla en la misma posición, pero se localiza sólo debajo del dedo gordo.

Cuando trabaje con la zona refleja del estómago en la mano izquierda, utilice su pulgar para masajear toda esa parte con un movimiento circular. Comience debajo del dedo anular y desplácese hacia el dedo índice, presionando ligeramente la primera vez y haciéndolo un poco más fuerte cada vez, hasta un total de siete repeticiones. Repita los mismos movimientos en la mano derecha, pero sólo debajo del dedo índice.

Cuando masajee el pie izquierdo, use la misma técnica de masaje circular que empleó en la mano izquierda, empezando debajo del dedo gordo y desplazándose hacia el cuarto dedo. Repita siete veces este movimiento de masaje hacia afuera, aumentando ligeramente la presión en cada ocasión. Efectúe también este masaje en el pie derecho, pero sólo en la zona debajo del dedo gordo.Cuando pruebe estos ejercicios, no olvide regular la respiración. Aspire cuando presione con el pulgar y espire cuando libere la presión.

Aplicación de la reflexología

Cuando realice los ejercicios de reflexología, visualícese en un entorno sano y sereno, como la playa o un bosque, respirando aire fresco y puro. Imagine que espira todas las toxinas acumuladas en su cuerpo.

Visualización

Viva donde viva, en el campo o en un entorno urbano, está expuesto a la contaminación atmosférica, a las sustancias nocivas procedentes de los alimentos que ingiere, al ruido y al estrés emocional. La visualización, que se describió con mayor profundidad en el capítulo 3, puede ayudarle a rodearse de una atmósfera de calma y serenidad. La visualización trabaja desde dentro hacia fuera; cuando visualiza la clase de entorno en que quiere vivir, un entorno que estimule la salud y el bienestar, comienza a experimentar las sensaciones que acompañan a este tipo de medio. Y con práctica puede mantener esa serenidad con independencia de lo que suceda a su alrededor.

A continuación se incluye una visualización para ayudarle a mantenerse sereno y centrado en un mundo de alérgenos e irritantes industriales.

Busque un lugar tranquilo, en el que pueda estar sentado solo durante un rato. Siéntese erguido o acuéstese boca arriba, según le resulte más cómodo. Quizá desee poner una música suave como fondo.

Imagine a su cuerpo como a una ciudad abrumadora, sucia y peligrosa.

Ahora, imagine que una sensación de paz y calma se apodera de la ciudad. El aire es limpio. El cielo es azul. El sol brilla en todas partes. La gente en las calles está relajada y sonriente.

Su sistema inmunológico está alerta, pero relajado. El peligro real ha desaparecido.

Permanezca relajado y concéntrese en la sensación de relajación y seguridad que fluye ahora a través de su «ciudad interior». Piense en lo luminosa y limpia que se ve la ciudad. Aspire el aire puro y espire lentamente. Sienta el calor del sol sobre su piel. Disfrute la confianza que tiene en quienes le rodean.

Quizá quiera modificar esta visualización para adaptarla a sus propias circunstancias vitales, imaginando a su propia ciudad y adjudicando rostros reales a las personas que caminan por las calles. Pruebe esta visualización a menudo, en especial cuando experimente estrés.

Hacen falta años de práctica para crear las imágenes negativas que todos llevamos a cuestas, y contrarrestarlas con imágenes positivas requerirá tiempo y dedicación. No se sorprenda si al principio el proceso le resulta molesto o si se siente incapaz de crear una visualización. Céntrese en aprender a relajarse, y luego empiece a imaginar situaciones de su pasado en las que se sintió seguro y feliz. Una vez que haya aprendido a relajarse y a crear visualizaciones positivas, puede comenzar a dirigirlas hacia situaciones nuevas que quiera crear en su vida.

Yoga

El yoga es una práctica excelente para estimular la relajación y mantener los pulmones, así como el resto del cuerpo, ejercitado y sano. El hatha yoga pone énfasis en la importancia de ser consciente del cuerpo y de la mente, y para lograrlo enseña varias técnicas de relajación y de respiración profunda que expande los pulmones.

9. Alergias cutáneas y eczemas

Alergia cutánea es una definición amplia que cubre una gran variedad de síntomas, con una diversidad aún mayor de activadores potenciales. Aunque la alergia cutánea tiene sus raíces en el sistema inmunológico, en gran medida como otras formas de alergia, los síntomas pueden ser causados por el contacto con un alérgeno, un cambio en la temperatura o como consecuencia de una emoción, por nombrar sólo algunos de los activadores posibles.

Este capítulo se centra en tres formas de alergia cutánea: dermatitis alérgica, urticaria y eczema, y en lo que se puede hacer para obtener alivio.

Dermatitis de contacto

¿Alguna vez le ha salido un sarpullido casi inmediatamente después de haberse puesto una camisa nueva recién sacada de su envoltorio? La causa más probable debe de haber sido una dermatitis de contacto. La dermatitis de contacto, como el nombre indica, es el resultado de tocar una sustancia alergénica. La característica singular de la dermatitis de contacto es que se produce como consecuencia de la interacción prolongada con la sustancia agresora, como sería el caso de usar una camisa durante un período de tiempo. Asimismo, los síntomas de la dermatitis de contacto aparecen en forma localizada toda vez que se produce la interacción, más que darse en todo el cuerpo. Por lo tanto, si la camisa es lo que causaba la reacción, el sarpullido aparecerá en el pecho, en el cuello y en los brazos.

Aunque son muchas las sustancias que pueden provocar una reacción para quienes padecen de dermatitis de contacto, a continuación se incluye una lista de algunas de las más comunes.

Frente: cinta de sombreros, tinte de cabello.
Nuca: tinte de cabello.
Párpados: cosméticos.
Lóbulos de las orejas: pendientes.
Rostro: cosméticos, loción de afeitar, crema de afeitar.
Tabique nasal: gafas.
Axilas: desodorante, ropa.
Nariz: jabón, cosméticos o productos de tocador.
Pies: calcetines, zapatos de material sintético.
Manos: productos químicos, metal, goma, plantas, detergentes domésticos.
Piernas: ropas.

Entre las sustancias con mayores probabilidades de provocar una reacción de dermatitis alérgica figuran los cosméticos, el metal, la ropa, las plantas y la goma.

Urticaria

Los síntomas de urticaria incluyen a los verdugones: pequeñas zonas de piel rojas, redondas e hinchadas, que generalmente pican. Estas zonas hinchadas pueden ser grandes desde el inicio, o ir extendiéndose gradualmente. La urticaria también puede estar acompañada de inflamación de ciertas partes del cuerpo, como la lengua, los labios, las manos y los pies. Un caso de urticaria puede ser agudo, lo cual significa que puede durar desde unas horas hasta unas semanas. Algunas personas sufren urticarias crónicas que duran mucho más de unas semanas. Los verdugones causados por la urticaria pueden aparecer en un lugar del cuerpo y desaparecer después de un breve período de tiempo, para reaparecer más adelante en un punto diferente. La acción de rascarse empeora mucho más las cosas.

Como otras alergias, la urticaria es causada por una producción excesiva de histamina en la piel y los tejidos que se hallan debajo de ésta. Esta histamina dilata las paredes de los vasos sanguíneos, lo cual permite que los líquidos se filtren hacia los tejidos circundantes. Esto provoca picor e inflamación. Sin embargo, la razón que explica la producción de esta histamina es muy difícil de establecer con exactitud. Por ejemplo, la exposición a la luz del sol o de una lámpara solar puede provocar urticaria. Las temperaturas muy bajas también pueden ser un activador, igual que beber líquidos fríos. Y una causa de urticaria todavía más común son las drogas como la tetracicilina, la penicilina, la sulfa, el fenobarbital, la aspirina y los tranquilizantes. La alergia a alimentos es otra culpable (que se tratará en el capítulo 10). Entre los alimentos que suelen producir urticaria figuran los frutos secos, los tomates, los mariscos, las fresas, las frambuesas y las moras. Además, usar un cinturón o ropas que aprieten, o frotarse con una toalla puede provocar urticaria.

Una afección llamada angioedema que suele acompañar a la urticaria puede provocar inflamación en las capas más profundas de la piel, incluidas las manos, los pies y el rostro. También puede afectar a la garganta, y esta inflamación puede interferir con la capacidad de respirar o tragar. Esta situación puede poner en peligro la vida y requiere un tratamiento de emergencia.

La urticaria también puede estar fuertemente influenciada por las emociones. Las sensaciones de miedo, depresión, pánico, ansiedad, etc., pueden provocar un caso de urticaria.

Eczema alérgico

Los síntomas de eczema alérgico, que también recibe el nombre de dermatitis atópica, son piel seca acompañada de picor. El eczema alérgico puede darse en bebés, así como en niños y adultos. En los bebés, el eczema suele estar asociado a una alergia a alimentos como la leche, los huevos, los cereales, y algunas frutas y hortalizas. Esta relación entre el eczema alérgico y la comida no es tan fuerte en los niños mayores y en los adultos.

El eczema alérgico hace que la piel presente lesiones, o manchas secas y agrietadas o escamosas. Estas manchas suelen aparecer en los pliegues del cuerpo, incluidas las zonas de la muñeca y del antebrazo, alrededor de los ojos y de las orejas, en el rostro y en el cuello, detrás de las orejas y de las rodillas. Una vez más, el síntoma principal es el picor. Este picor puede ser el inicio de un círculo vicioso, porque la mayoría de la gente responde rascándose, lo cual produce enrojecimiento de la piel y más picor. El eczema puede extenderse de una zona del cuerpo a otras, con la aparición de manchas que se hinchan y supuran.

Aspectos emocionales de las alergias cutáneas

Si sufre una dermatitis alérgica o un eczema, es probable que haya observado que sus reacciones son más serias en algunos momentos que en otros. Su estado emocional tiene un gran efecto sobre el modo en que suelen recrudecer sus alergias cutáneas y en su nivel de seriedad.

La ira, si no se expresa y se resuelve, o se libera de otro modo, por ejemplo gritando o golpeando una almohada, puede permanecer reprimida e intensificarse. Esta ira contenida puede manifestársele en las manos o en otras partes del cuerpo si tiene tendencia a las alergias cutáneas. Podría encontrarse descargando su ira en usted mismo, atacándose las manos o los brazos, inconscientemente o incluso en sueños. En algunas personas esta reacción es tan pronunciada, que llegan a rascarse en determinadas partes del cuero cabelludo hasta que se les cae el pelo.

Cuando ha volcado la ira contenida contra usted, en lugar de abordar su fuente, cualquier tendencia a la alergia cutánea puede ofrecerle un objetivo fácil. Al rascarse con fuerza puede dañarse la piel, incluso seriamente, y este comportamiento es autodes- tructivo.

Si bien las emociones no completan el panorama, pueden ayudar a activar una alergia cutánea, además de hacer que la reacción sea más severa.

Aspectos espirituales de la alergia cutánea

Seguir nuestro propio crecimiento y desarrollo espiritual requiere cambios, y el cambio es algo que, en cierta medida, todos tememos. Si su miedo al cambio es tan fuerte que llega a dejarle totalmente paralizado, entonces puede estar socavando su potencial de crecimiento. Por ejemplo, este miedo puede mantenerle en una relación que quiere dejar o en un trabajo que no le ofrece ningún porvenir.

El picor cutáneo puede ser el modo que tiene su cuerpo de decirle que, espiritualmente, «le pica el gusanillo» de pasar la página hasta la etapa siguiente de su vida. Antes de buscar tratamientos y curas, tómese todo el tiempo que necesite para escuchar a su cuerpo y contemplar el mensaje que está tratando de darle. La visualización y la meditación, que se describen más adelante en este capítulo, pueden resultar útiles.

Alergia cutánea: Detecte a sus activadores

Como otras alergias, las causas exactas de la alergia cutánea son un misterio. Ciertamente, entrar en contacto con determinados alimentos o productos químicos puede provocar dermatitis alérgicas. Y la luz del sol puede producir urticaria. Sin embargo, sigue sin saberse la razón por la cual algunas personas experimentan esos síntomas y otras no. Aquí incide decisivamente el factor hereditario, en especial en el eczema. Y como se dijo anteriormente, las emociones también intervienen.

Los tratamientos naturales que se describen en este capítulo adoptan una gran variedad de enfoques para la alergia cutánea. Según cuáles sean los activadores de los síntomas, algunos de los tratamientos serán más útiles que otros. El mejor modo de averiguar cuál es el tratamiento que funciona en su caso consiste en probar algunos. En ese proceso llegará a conocer más a fondo los activadores de su alergia cutánea.

Acupresión

Los profesionales de acupresión consideran que el estrés y la tensión son factores que provocan alergias cutáneas. El estrés y la tensión pueden aliviarse utilizando los puntos de presión del cuerpo para relajar la tensión muscular. Los acupuntores usan también puntos locales, o puntos de presión cercanos a las zonas afectadas, para ayudar a aumentar la circulación. Para estimular los órganos y las glándulas relacionados con la buena salud de la piel se usan puntos de presión adicionales. El acupuntor también empleará puntos tonificantes, localizados en la región lumbar, para estimular al sistema inmunológico y a las glándulas suprarrenales.

Para aliviar las alergias cutáneas pueden utilizarse puntos en todo el cuerpo. A continuación se incluyen algunos ejercicios de acupresión que tal vez quiera probar por su cuenta. Remítase a los diagramas de las páginas finales.

Eczema

Uno de los puntos de acupresión útil para aliviar el eczema es el Mar de Vitalidad (B 23), que se localiza en la región lumbar. Para localizar esos puntos, llévese la mano a la espalda a la altura de la cintura, entre la segunda y la tercera vértebra lumbar, y calcule una distancia respecto de la columna equivalente al ancho de dos a cuatro dedos. Use el dorso de las manos y frote la zona durante al menos un minuto. Respire hondo y con calma. Frotar el Mar de Vitalidad brinda alivio y favorece la curación y el alivio de los síntomas.

También se consigue alivio para el eczema empleando un punto de presión debajo de la rodilla, llamado Punto de las Tres Millas (St 36). Este punto se localiza a cuatro dedos por debajo de la rótula hacia el exterior de la tibia. Siéntese erguido en una silla y estire una pierna delante de usted. Utilice el pulgar para frotar con fuerza el Punto de las Tres Millas en la pierna opuesta. Emplee un movimiento hacia arriba y abajo. Sabrá que ha encontrado el punto si el músculo debajo de él se flexiona cuando lo frota. Continúe esta acción durante al menos un minuto, respirando hondo, y luego repita en la otra pierna.

Preparación de la piel

Para mejorar el estado general de su piel, use los puntos 2 y 3 del riñón. La presión sobre estos puntos estimula la liberación del cortisol interno del cuerpo. La presión en los puntos LI 4 y LI 11 libera calor del cuerpo.

Acupuntura

La acupuntura es muy efectiva para el tratamiento de algunas alergias cutáneas. Los acupuntores creen que los desequilibrios en la energía de los pulmones puede manifestarse en forma de alergias cutáneas. Además, las alergias cutáneas pueden producirse cuando el calor procedente del interior del cuerpo se manifiesta en la superficie, o deberse a diversos desequilibrios en el aparato circulatorio.

Afirmaciones

Las alergias cutáneas pueden tener un fuerte componente emocional, con sentimientos como estrés e ira, que suelen conducir a erupciones cutáneas. Cuando reacciona al estrés sintiéndose atacado, envía señales a su cuerpo, consciente o inconscientemente, de que se prepare para los síntomas de alergia cutánea. Las afirmaciones, o autodiscurso, son mensajes que nos enviamos a nosotros mismos para definir nuestras expectativas en una situación determinada. Y esas afirmaciones pueden ser positivas o negativas, de acuerdo con sus expectativas. Las afirmaciones negativas crean un ambiente favorable a los síntomas de alergia cutánea.

Puede contrarrestar esas afirmaciones negativas con otras positivas que definan sus expectativas de llevar una existencia libre de síntomas. Cuando las alergias le molesten, también puede utilizar el autodiscurso positivo. Puede usar afirmaciones que le recuerden que no debe ser una víctima, redefiniendo a un alérgeno como una sustancia neutral que está allí afuera, y que no tiene que reaccionar a él. Las siguientes son algunas afirmaciones que puede emplear para las alergias cutáneas:

- ♦ Estoy sereno y tranquilo. No necesito rascarme y hacerme daño para sentirme mejor
- ♦ Mi piel irradia salud. Me siento protegido
- ♦ Acepto mis sentimientos y no les tengo miedo

Cree afirmaciones que trabajen con sus síntomas específicos y con las situaciones que los producen. Escríbalas en una hoja de papel o en pequeñas tarjetas, y téngalas a mano como recordatorios de un autodiscurso positivo. Quizá quiera también pegarlas encima del fregadero de la cocina o cerca del espejo del cuarto de baño para mantenerse centrado.

Aromaterapia

Los aceites esenciales de aromaterapia pueden ser útiles en el tratamiento de los síntomas asociados a las alergias cutáneas y al eczema, a la vez que estimulan el bienestar general y una sensación de calma. La fragancia de algunos de estos aceites puede inhalarse, permitiéndoles que estimulen las células cerebrales de la membrana olfatoria y envíen mensajes de curación hacia el sistema nervioso central. A través de la inhalación suele alcanzarse la relajación y la paz espiritual, y ese estado mental puede contrarrestar una sensación de irritación y la necesidad de rascarse, que con frecuencia se asocian a la alergia cutánea. Otros aceites esenciales pueden aplicarse directamente a la piel para aliviar los síntomas, por medio de compresas calientes y frías, o con lociones y ungüentos. Algunos aceites esenciales también pueden aplicarse directamente a la piel o agregarse al agua del baño.

Los servicios de un aromaterapeuta serán particularmente útiles en el tratamiento de las alergias cutáneas y del eczema, porque el profesional estará en condiciones de ofrecerle mezclas preparadas teniendo en cuenta sus necesidades y síntomas específicos. Esta pericia será invalorable para la preparación de lociones y ungüentos.

Aunque la lectura de un libro de aromaterapia pueda resultarle de utilidad, el aromaterapeuta aportará un nivel de conocimiento y una experiencia que aumentarán el potencial de los aceites esenciales para aliviar sus síntomas. Y el alivio es la palabra clave en aromaterapia: su aplicación puede reducir los efectos de las alergias cutáneas. La aromaterapia también es útil para favorecer la salud general de la piel, añadiendo una vitalidad que ayuda a fortalecer al organismo a fin de que los brotes no sean tan frecuentes.

A continuación se indican algunos aceites esenciales utilizados en aromaterapia que pueden aplicarse en casa:

Bergamota

El árbol de bergamota, que crece en Italia y en África, pertenece a la familia de los cítricos. El aceite esencial de bergamota, que tiene un aroma afrutado, destaca por su efecto balsámico y se ha utilizado también en lámparas de aroma para el tratamiento de la ansiedad y la depresión. La bergamota también es útil para tratar el eczema y otros problemas cutáneos como la psoriasis. Para tratar el eczema, puede aplicarse el aceite de bergamota sobre la piel. Sin embargo, debe estar muy diluido, 5 a 1 por ciento, en un aceite de base. Cuando se aplica a la piel un aceite de bergamota inadecuadamente diluido puede provocar exceso de pigmentación e incluso degenerar en melanomas malignos. Si no está seguro de la manera de conseguir una dilución adecuada, es mejor que trabaje con un aromaterapeuta.

Manzanilla

La manzanilla se asocia a la relajación y al estímulo del bienestar, y suele consumirse en forma de té. El aceite esencial de manzanilla tiene las mismas propiedades y es útil en el tratamiento de afecciones relacionadas con el nerviosismo y la ansiedad, incluidos los trastornos estomacales y cutáneos. La manzanilla puede reducir los síntomas de eczema y urticaria. Pueden agregarse unas gotas al agua del baño, usarse en un aceite de masaje o aplicarse a las zonas afectadas en forma diluida. Además, pueden verterse unas gotas en una lámpara de aroma. Consulte a un aromaterapeuta antes de ingerir aceite esencial de manzanilla.

Siempreviva

El aceite de siempreviva es conocido por ayudar a la gente a mirar dentro de sí misma y a lograr conciencia. También tiene historia en el tratamiento de problemas de la piel, del sistema linfático y de las membranas mucosas, en particular trastornos causados por irritantes presentes en el medioambiente. La siempreviva es útil para tratar el eczema y las erupciones relacionadas con alergias, a menudo en conjunción con la lavanda y la jara. Puede emplearse en una lámpara de aromas, en el agua del baño o diluida en un aceite de base (con la asistencia de un aromaterapeuta).

Jazmín

El jazmín, un miembro de la familia del olivo, es conocido por fomentar la confianza en sí mismo, e intensificar los estados de ánimo y la apertura al amor sensual. También es útil en el tratamiento de las dolencias relacionadas con las emociones, incluidas las alergias cutáneas, la dermatitis y el eczema. El aceite de jazmín puede emplearse en una lámpara de aroma, en el agua de un baño o en una loción, pero no debería ingerirse. Es un aceite muy caro.

Limón

El aceite esencial de limón puede ser muy eficaz en el tratamiento de afecciones cutáneas como el eczema acompañado de picor. Añada unas gotas de aceite de limón a una esponja de baño y comprobará que luego de lavarse con ella experimentará una sensación de alivio de la irritación y del picor de la piel.

Mezclas de baño para fomentar la salud de la piel

Los aceites esenciales y algunos ingredientes naturales pueden utilizarse en el baño para ayudar a la relajación y añadir vitalidad a la piel. Unas gotas de miel en el agua del baño nutren la piel y actúan como un agente antiinflamatorio. Para suavizar la piel, añada cuatro o cinco cucharadas de una crema fragante al agua del baño, con unas gotas de un aceite perfumado, como los de romero o naranja.

Las sales de baño tienen el beneficio añadido de ayudar a eliminar las sustancias tóxicas del cuerpo y fortalecer el sistema inmunológico. Agregue sal marina al baño, con unas gotas de un aceite esencial como los de limón, eucalipto, lima o lavanda para añadirle fragancia.

Use siempre estas mezclas en un ambiente apacible y tranquilo, detrás de una puerta cerrada a fin de que nadie le moleste mientras permanece sumergido en el baño. Y preste atención a la temperatura del agua, que debe resultarle agradable. No se obligue a soportar una temperatura elevada.

Como otros tratamientos naturales, la aromaterapia no es una cura. Puede resultar útil para el tratamiento de síntomas y fomentar una piel sana, pero no curará las alergias cutáneas. Si los síntomas persisten, o si tiene una reacción alérgica a alguno de los aceites esenciales, interrumpa su uso de inmediato.

Medicina botánica

Los preparados herbales pueden tener un efecto maravilloso sobre las alergias cutáneas. En realidad, muchos de los preparados cutáneos que se venden en las tiendas de productos naturales contienen una importante cantidad de hierbas. Con un par de buenas recetas recogidas de un libro de medicina botánica puede comenzar a elaborar sus propios tratamientos cutáneos herbales; un profesional de medicina botánica está en condiciones de profundizar este tratamiento valiéndose de su experiencia para formular preparados individualizados en función de sus características y necesidades específicas.

El enfoque de la medicina botánica para las alergias cutáneas se centra tanto en el tratamiento de los síntomas como en mejorar la vitalidad y la elasticidad naturales de la piel. Un profesional considerará a las alergias cutáneas en primer término como una manifestación de las toxinas que circulan por el organismo; la urticaria y la dermatitis son el modo en que las toxinas se manifiestan exteriormente. Por consiguiente, el enfoque del tratamiento comenzará con hierbas que desintoxican al organismo y purifican la sangre. Estas hierbas se administran externa e internamente. El tratamiento de los síntomas específicos será la preocupación secundaria de un enfoque de medicina botánica, basado en el supuesto de que, una vez que se han eliminado las toxinas, los síntomas de la enfermedad remitirán. También interesará fortalecer los órganos internos, en especial aquellos que podrían estar asociados a las dolencias cutáneas.

Lo más probable es que las alergias cutáneas sean provocadas por alérgenos del medio ambiente. De acuerdo con la filosofía de seleccionar el tratamiento a partir del mismo entorno que causa el problema, debería escogerlo entre las hierbas que crecen en la región en que vive y usarlas en la preparación de tónicos que fortalezcan el organismo, además de utilizar emolientes y lociones que tengan una acción balsámica y curativa sobre la piel. Puesto que las alergias cutáneas pueden volver, debería considerar siempre la utilización de preparaciones herbales. Los toxinas pueden llevar años acumulándose en el organismo, y el proceso de recuperación del equilibrio y de la vitalidad también puede ser relativamente largo.

Trabaje con un profesional de medicina botánica para determinar las causas de sus alergias cutáneas. Si las alergias están relacionadas con una mala circulación, quizá necesite añadir calor a su organismo por medio de hierbas como el jengibre. Sin embargo, la inflamación es un estado caliente y tal vez deba enfriar su organismo con hierbas refrescantes como el diente de león. El profesional estará en condiciones de determinar sus necesidades luego de haberle entrevistado unas veces y de tener un mayor conocimiento de sus síntomas y del momento en que se producen, así como a partir de la observación de su estado general. Las hierbas alterativas, que mejoran estados como las irritaciones cutáneas, serán especialmente útiles en el tratamiento de su afección; las hierbas emolientes aliviarán y protegerán su piel, en particular durante una reacción alérgica; y las hierbas sedantes tendrán un efecto calmante, que puede contribuir a reducir la necesidad de rascarse. Un profesional también podría prescribir otros tipos de hierbas, como las laxantes, para ayudar a eliminar las toxinas del organismo.

Tratamientos y remedios herbales para las alergias cutáneas

Un profesional de medicina botánica puede diseñar un plan de tratamiento específicamente orientado hacia el estado de su piel y los síntomas de sus alergias cutáneas. Mientras tanto, a continuación se indican algunas de las hierbas más útiles en los tratamientos y remedios para la piel, así como métodos para probarlas por su cuenta en casa.

Bardana

La hierba que se obtiene de las raíces y de las semillas de la planta de bardana es especialmente provechosa en el tratamiento de las afecciones cutáneas. En primer lugar, la bardana ingerida es un excelente purificador de la sangre y del sistema linfático, y se ha utilizado con mucho éxito para eliminar erupciones, urticarias y eczemas. La bardana también contiene hierro, por lo que fortalece la sangre y, puesto que desintoxica al hígado, tiene además un efecto relajante. Cuando use la bardana externamente para tratar afecciones cutáneas, es mejor aplicarla como un aceite. El aceite de bardana puede comprarse en una tienda de productos naturales o a un profesional de la especialidad.

Malvavisco

El malvavisco se obtiene de las raíces de la planta. Cuando se usa en un té, el malvavisco actúa como un tónico para fortalecer los líquidos corporales y realzar la vitalidad interna. Esto puede ayudar a fortalecerle contra las toxinas que pueden conducir a una reacción alérgica y problemas cutáneos. El malvavisco también puede emplearse externamente, en una cataplasma, para tratar las erupciones cutáneas.

Consuelda

La consuelda se obtiene de la raíz y de las hojas de la planta de consuelda y es famosa por estimular el desarrollo de las células, mientras también actúa humectando, lubricando y suavizando la piel inflamada. Como tal, es especialmente buena para el tratamiento del eczema.

La aplicación del ungüento directamente sobre las zonas irritadas debería aliviar rápidamente los síntomas. La consuelda también puede usarse en una cataplasma, que se prepara siguiendo las mismas instrucciones dadas para la preparación de una cataplasma de malvavisco.

Regaliz

Las alergias cutáneas suelen recrudecer como una reacción al estrés. El regaliz puede emplearse para ayudar a contrarrestar el estrés al brindarle una sensación de bienestar, armonía y relajación. También tiene un efecto rejuvenecedor y fortalecedor sobre todo el cuerpo. La hierba de regaliz puede consumirse en un té, que se prepara con dos o tres trozos por taza. Beba dos o tres tazas de té de regaliz por día.

El trabajo con el profesional de medicina botánica

El profesional de medicina botánica querrá entrevistarse con usted y saber lo más posible acerca de cómo y cuándo aparecen sus síntomas de alergia cutánea, además de valorar el estado general de su organismo, para llegar a descubrir cuáles son los aparatos o sistemas que se hallan desequilibrados. De acuerdo con la medicina botánica, los trastornos cutáneos suelen estar relacionados con problemas del colon y de los pulmones. Una vez que haya hecho un análisis, el profesional desarrollará una rutina de tratamiento y le indicará cómo iniciarla. En sesiones adicionales, después de que usted haya tenido tiempo de decidir si el tratamiento le resulta útil o le provoca reacciones negativas, hará ajustes. No deje de informarle de cualquier dificultad que pueda surgir. Si también está recibiendo tratamiento médico para sus alergias cutáneas, quizá quiera comunicar a su facultativo sus tratamientos herbales a fin de tener la seguridad de que ningún preparado externo interactuará con las medicaciones tópicas que utiliza.

Las alergias cutáneas también pueden ser el resultado de la clase de alimentos que ingiere, y lo más probable es que el profesional al que acuda tenga en cuenta este aspecto. Los profesionales de medicina botánica consideran que el consumo de carne, huevos y estimulantes genera desequilibrios, que actúan como activadores de la alergia cutánea. Es probable que le pregunte por el tipo de alimentos que ingiere y le recomiende que incluya en su dieta más frutas, hortalizas y cereales integrales.

Homeopatía

La homeopatía considera a las alergias como el resultado de un desequilibrio en el organismo, que se traduce en una sensibilidad excesiva. En el caso de las alergias cutáneas, el exceso de sensibilidad puede conducir a síntomas como urticaria, dermatitis de contacto y eczema. Y como en otras alergias, el principal remedio homeopático es el sentido común. Debería tenerse el cuidado de evitar las sustancias que parecen causar las alergias. Esto se aplica particularmente para las dermatitis de contacto, que pueden ser provocadas por el contacto con joyas, ciertas plantas, productos domésticos comunes y otras sustancias químicas.

La medicina homeopática ofrece una variedad de remedios para las alergias relacionadas con la piel. El diagnóstico de estas dolencias se centra en el aspecto de la irritación cutánea, en las sensaciones corporales asociadas, como sensibilidad al frío y al calor, y en el modo en que se producen los síntomas. En base a estos factores, la medicina homeopática brinda remedios que pueden ingerirse o aplicarse a la piel. Los homeópatas no fomentan la utilización de hidrocortisona, un remedio de venta sin receta de uso generalizado, porque consideran que es un medicamento demasiado potente que al ser absorbido por el aparato circulatorio puede provocar otros desequilibrios. Asimismo, no se recomienda el empleo de la loción de calamina porque enmascara los síntomas.

En primer lugar, los homeópatas aconsejan a sus pacientes que traten de averiguar cuál fue la causa de la reacción alérgica y que la eviten durante una o dos semanas, para ver si los síntomas desaparecen solos. Sin embargo, las causas subyacentes de los síntomas también pueden tratarse, en especial si son lo bastante serios como para interferir con el sueño y otras actividades. Los siguientes son algunos de los remedios homeopáticos más ampliamente utilizados para las alergias cutáneas:

Rhus toxicodendron

El *Rhus toxicodendron,* que se obtiene de la hiedra venenosa, es útil para tratar las reacciones a esa planta y al zumaque, y otros tipos de dermatitis de contacto. Entre los síntomas que pueden tratarse con Rhus toxicodendron figuran las erupciones cutáneas que escuecen, pican y presentan ampollas, y parecen empeorar por la noche, al aire libre y al permanecer acostado en una cama caliente. La erupción también empeora después de rascarse. El picor puede aliviarse con un baño de inmersión en agua muy caliente. Las sensaciones de desasosiego e irritabilidad también indican que el *Rhus toxicodendron* podría ir bien para tratar esos síntomas.

Ricino

Una reacción alérgica en la cual la piel está irritada y con ampollas, pero no pica, podría requerir ricino. Algunas erupciones que requieren ricino también producen picor, que podría aliviarse en principio rascándose un poco. No obstante, esta acción hace que la erupción se inflame tanto, que hasta el simple roce provoca dolor. En general, una erupción que pueda tratarse con ricino se manifestará con mayor intensidad alrededor de los ojos, sobre el cuero cabelludo y en la zona genital.

Hay otros remedios homeopáticos que también resultan útiles para tratar la dermatitis de contacto; cada prescripción se basa en las diferencias de aspecto y en los síntomas asociados que presenta la dolencia. Por ejemplo, la Bryonia se prescribe para una erupción que incluye protuberancias secas acompañadas de una sensación de irritabilidad. El anacardo se utiliza cuando los síntomas incluyen ampollas llenas de un líquido amarillento.

Apis

El apis se usa en el tratamiento de las urticarias con excesivo picor, que empeoran con la exposición al calor, con el ejercicio o debido a un cambio en las condiciones climatológicas. Entre las emociones que acompañan a estas urticarias figuran la tristeza, la depresión y la irritabilidad. Asimismo, los síntomas suelen manifestarse primero sobre el lado derecho del cuerpo y se extienden gradualmente hacia el izquierdo, y parecen responder positivamente cuando la piel es expuesta a temperaturas frías.

Aunque lo que más se utiliza es el Apis, también pueden ser útiles la *Urtica urens,* que se obtiene de la ortiga, y el *Rhus toxicodendron,* que procede de la hiedra venenosa.

Deberían bastar no más de tres dosis diarias de cualquiera de estas medicinas, durante tres días o hasta que se observe mejoría.

El eczema que a veces acompaña a los síntomas de las afecciones respiratorias suele tratarse con medicinas que se proponen curarlas. Los homeópatas podrían tratar al eczema con sabadilla, arsénico o Wyethia, de acuerdo con la variedad específica de síntomas respiratorios que lo acompañen.

El trabajo con un médico homeopático

Las alergias cutáneas son difíciles de tratar para una persona lega, porque la selección de la medicina homeopática se basa en diferencias sutiles entre grupos de síntomas relacionados. Por ejemplo, es difícil para un lego distinguir entre varios tipos de ampollas o protuberancias. Por lo tanto, es mejor trabajar bajo la orientación de un profesional homeopático cualificado.

Meditación

El estrés es un factor importante, aunque difícil de medir, en las alergias cutáneas. La meditación goza de amplio reconocimiento como un modo excelente de aliviar el estrés al generar una sensación de paz interior. Y cuando sienta que se avecina una reacción alérgica, o se encuentre padeciendo una, el hecho de lograr una sensación de paz y relajación también calmará a su sistema inmunológico.

Naturopatía

Los principios rectores de la naturopatía se describen en el capítulo 3. Los naturópatas consideran que las alergias tienen su origen en el aparato digestivo y, por consiguiente, son causadas, al menos en parte, por reacciones a alimentos. Las alergias cutáneas no son ninguna excepción a aquellas que la naturopatía aborda más directamente, en particular en lo que respecta al eczema y a las urticarias.

Los naturópatas consideran que, en cierta medida, el eczema es provocado por factores hereditarios. También puede estar relacionado con una debilidad del sistema inmunológico, incluida la capacidad menoscabada para combatir a las enfermedades cutáneas provocadas por bacterias y virus. Asimismo, como en otras alergias, la acidez estomacal baja igualmente puede ser una causa. El picor que acompaña al eczema también puede ser causado por el estrés. El enfoque naturopático para el tratamiento del eczema se basa en abordar esas causas.

Las causas de las urticarias pueden ser físicas y no físicas. Entre las causas físicas se cuentan el contacto con joyas o con la ropa de cama, con el calor o con el frío. Los naturópatas consideran que las causas no físicas de las urticarias incluyen medicamentos como la penicilina y la aspirina, que en algunas personas provocan la formación de anticuerpos. El consumo de colorantes alimenticios, aromatizantes artificiales, conservantes y otros aditivos también puede causar urticarias.

Puesto que el eczema y la urticaria suelen estar relacionados con las alergias a alimentos, una primera defensa prescrita por el naturópata sería utilizar la dieta de eliminación para descubrir la causa de la alergia y proceder luego a interrumpir su ingestión. La dieta de eliminación consiste principalmente en pescado, plátano, arroz, patata, brécol y repollo. Estos alimentos no tienen probabilidades de producir reacciones alérgicas y son nutritivos; mientras tanto, el organismo elimina gradualmente las toxinas causadas por otros alimentos.

Podría seguirse esta dieta durante una semana o más, momento a partir del cual es posible introducir alimentos adicionales, uno nuevo cada uno o dos días. Debe estar atento a cualquier reacción a estos alimentos. Si se producen síntomas alérgicos, habría que suprimir al nuevo alimento. Esto requiere llevar un registro minucioso, pero es un modo excelente de elaborar una dieta que funcione en su caso.

Eczema

En el tratamiento del eczema también se utilizan complementos nutricionales. Por ejemplo, las personas con eczema suelen tener una deficiencia de ácidos grasos esenciales, lo cual provoca una disminución de la capacidad para combatir la inflamación, por lo que podría recetarse aceite de hierba del asno para equilibrar esta deficiencia y aliviar los síntomas. También podría recomendarse comer más pescado o usar un complemento de aceite de pescado por sus efectos antialérgicos y antiinflamatorios, así como tomar bioflavonoides. La vitamina A contribuye a mejorar la salud general de la piel. Además, podría prescribirse la ingestión de zinc, en parte porque ayuda a aumentar la producción de ácido clorhídrico en el estómago.

Un naturópata también podría prescribir medicinas botánicas para tratar el eczema. El Vaccinium myrtillus, que se obtiene de la hoja de arándano, y la Prunus spinosa, que deriva del endrino o ciruelo silvestre, se utilizan para inhibir la producción de histaminas y sirven como antiinflamatorios. La raíz de bardana también tiene un efecto curativo directo sobre el eczema. El regaliz y la manzanilla pueden emplearse en preparados que ofrecen alivio temporal.

Los naturópatas creen que la cortisona tiene efectos negativos a largo plazo sobre el cuerpo. El uso de cortisona para tratar el eczema continúa el efecto en cascada que comienza con los antibióticos. Mientras que los antibióticos destinados a combatir infecciones interfieren con el aparato digestivo y finalmente provocan el envío de histaminas hacia la piel, la cortisona envía estas histaminas hacia los pulmones, y el resultado de ello puede ser rinitis alérgica y asma.

Los naturópatas también recomiendan el uso de un ungüento de zinc no graso para aliviar el picor asociado al eczema y emplear sólo jabones neutros.

Urticarias

En el tratamiento de las urticarias, la tendencia fundamental de la naturopatía es la dieta. En general, los naturópatas comienzan con la dieta de eliminación para descubrir cualquier alimento, y aditivo alimenticio, que pueda estar causando esos síntomas. También suele prescribirse vitamina B12 para corregir una probable deficiencia en las personas que sufren de urticaria. La relajación, para reducir el estrés, también es un componente importante en el tratamiento de la urticaria; con frecuencia los naturópatas recomendarán cintas magnetofónicas de relajación o meditación.

Cuando trabaje con un naturópata, tome las mismas precauciones que con otros profesionales. Si padece una afección que puede ser fatal, trabaje en estrecha colaboración con su médico para tener la certeza de que ambos enfoques de tratamiento, el naturopático y el convencional, no entran en conflicto. Las modificaciones de la dieta, los remedios cutáneos basados en hierbas naturales y la práctica de meditación, visualización y otras técnicas para reducir el estrés pueden aportar a su vida una dimensión nueva y positiva.

Nutrición

Los alimentos que ingiere pueden ser activadores indiscutibles de las alergias cutáneas, en especial del eczema. También puede suceder que no tengan ningún efecto activador y que los síntomas sean causados por sustancias como el polvo doméstico, la lana, el polen y muchos otros alérgenos. Sin embargo, como en otras alergias, seguir una dieta con abundancia de productos químicos puede aumentar la hipersensibilidad a los alérgenos y hacer que la persona sea mucho más susceptible.

La consulta a un nutricionista puede ponerle en la dirección correcta para conocer mejor la relación entre lo que come y sus síntomas de alergia cutánea. Lo más probable es que tenga que empezar con una dieta de eliminación, a fin de conceder unos días a su organismo para que se desintoxique. Bajará su nivel general de sensibilidad al ingerir alimentos que no deberían activar sus alergias. Por ejemplo, si sospecha que el cordero puede inducir el eczema, la dieta de eliminación no debe incluirlo, aunque puede reintroducirse más adelante para ver cómo se comporta. Lo mismo se aplica a los huevos, los frutos secos u otros alimentos que se sabe provocan alergias cutáneas. Estos alimentos pueden colocarse en la lista prohibida y luego reintroducirse en forma gradual, uno a uno. Si está siendo tratado de alergias cutáneas por un médico, infórmele de cualquier dieta nueva que decida probar.

Psicoterapia

Quienes sufren de alergia cutánea suelen decir que experimentan un sentimiento de ira o miedo antes de que aparezca una erupción acompañada de picor, ardor y molestias. Y escarbarse y rascarse las erupciones cutáneas puede ser una forma de comportamiento autodestructivo. Sin embargo, evitar estos arrebatos, aun cuando la causa emocional sea obvia, no es nada simple.

La psicoterapia es sumamente útil para llegar al origen de las emociones que pueden estar provocando síntomas de alergia cutánea. Con un terapeuta hablará de sus miedos, de las malas experiencias de su infancia, de las situaciones vitales que le hacen sentir ira o frustración. Cuando comience a entender sus emociones y el modo de hacerles frente, podrá estar en condiciones de prevenir los brotes de urticaria o de eczema.

La psicoterapia, en la forma que elija, será un trabajo difícil. Lo más probable es que trabaje mano a mano con un terapeuta, con una frecuencia de una o dos sesiones semanales, para hablar de su vida. Tal vez le interese probar la psicoterapia de grupo, en especial en un grupo de apoyo con otras personas cuyos conflictos internos suelen producirles síntomas físicos. En todo caso, asegúrese de encontrar un terapeuta con el que se sienta cómodo. Tenga paciencia mientras avanza en la psicoterapia, siendo consciente de que no descubrirá las respuestas de la noche a la mañana.

Reflexología

Los profesionales de la reflexología consideran a las alergias cutáneas como el resultado de desequilibrios internos causados por la acumulación de toxinas en el organismo. El reflexólogo trata a la alergia cutánea centrándose en desequilibrios específicos. Aunque los desequilibrios en cualquier órgano pueden provocar problemas dermatológicos, aquellos que con mayor frecuencia se traducen en alergia cutánea son los que tienen lugar en los riñones y en el sistema linfático. Los riñones pueden llegar a estar sobrecargados con materiales de desecho y tóxicos, y como resultado de ello la sangre no se purifica de manera adecuada. El sistema linfático también puede verse afectado, lo cual interfiere con su aptitud para eliminar desperdicios tóxicos del cuerpo. Estos estados pueden contribuir a la sensibilidad excesiva que conduce a las reacciones alérgicas.

Una visita a un reflexólogo incluiría trabajar sobre los puntos reflejos que corresponden a los riñones y al sistema linfático, así como a otros órganos, para brindar a todo el organismo una sensación de equilibrio que estimula la salud. A continuación se incluyen algunos ejemplos del modo en que un reflexólogo podría tratar los pulmones y el sistema linfático. Tal vez quiera probar estas técnicas en casa con una pareja.

Los riñones

Las zonas reflejas del riñón se localizan en las manos y en los pies. Esa zona se halla en la palma de las manos, dentro del tendón del pulgar, justo debajo del dedo índice. En los pies, la zona refleja del riñón se encuentra en medio del arco, casi en el centro de la planta.

Para aplicar la reflexología a la mano, localice la zona refleja del riñón y presiónela con el pulgar de la otra mano. Presione ligeramente la primera vez, afloje un poco y vuelva a presionar, esta vez un poco más fuerte. Repita esta acción siete veces, aumentando la presión cada vez.

Para aplicar la reflexología a los pies, localice la zona refleja del riñón en el arco del pie sobre la planta y presiónela con el pulgar de la otra mano. Use la misma técnica que empleó con la mano, presionando ligeramente, soltando y volviendo a presionar, pero con más fuerza. Haga esto siete veces, aumentando la presión en forma gradual.

Recuerde que tiene dos riñones. Masajee ambos pies y ambas manos.

El sistema linfático

Los puntos reflejos que corresponden al sistema linfático se localizan en las manos y en los pies. En las manos, estos puntos se localizan en el dorso, donde la mano se une a la muñeca, y se extienden como un brazalete desde el borde externo hacia el interno. En los pies, el punto reflejo del sistema linfático se localiza en la parte superior, en el ángulo en que el pie se une al tobillo, desde la parte externa del tobillo.

Para usar las manos, coloque los dedos índice y medio en la zona refleja y desplácese por ella con un movimiento circular. Puesto que esta zona refleja tiene una forma parecida a la de un aro o brazalete, avance sobre ella con pequeños movimientos ondulantes, desde un extremo al otro. Comience suavemente y cuando llegue al extremo del aro, vuelva a empezar desde el principio. Aumente ligeramente la presión en cada pasada a lo largo de la zona, hasta un total de siete repeticiones. No presione con demasiada fuerza.

Puede usar una técnica muy similar en los pies. Utilice los dedos índice y medio en un movimiento circular a lo largo de la zona refleja, empezando en el hueso interior del tobillo y desplazándose por la parte superior del pie hacia el hueso exterior. Repita esta acción siete veces, aumentando en forma gradual la presión.

Como en otros ejercicios de reflexología, es importante masajear las zonas reflejas en ambas manos y luego en ambos pies. Aspire cuando presione un punto reflejo y espire cuando relaje la presión.

El uso de la reflexología para las alergias cutáneas

La reflexología no sirve como un alivio instantáneo para el recrudecimiento de una erupción. En cambio, debería aplicarse en forma gradual, y a intervalos regulares, como un medio de equilibrar la energía del organismo y de aumentar su capacidad para relajarse. Con el tiempo, cuando tenga un mayor control sobre la frecuencia y la intensidad de sus síntomas podrá llegar a ver resultados específicos. En todo caso, la reflexología es útil como un masaje calmante y relajante.

Aunque puede escoger un libro de reflexología y hacer uso de algunas de sus técnicas básicas, es mejor trabajar con un profesional, al menos al comienzo. La práctica de la reflexología incluye una posición específica del pulgar y de los demás dedos, y si esto no se hace de la manera adecuada se corre el riesgo de no lograr plenamente el efecto benéfico que se busca. Un profesional puede enseñarle algunas técnicas básicas para que las use en su casa; quizá quiera también tomar una clase.

Visualización

Hay dos cosas que pueden empeorar la dermatitis de contacto, el eczema u otro tipo de erupción. La primera es rascarse, aunque con el intenso picor que pueden crear estos estados el deseo de hacerlo puede llegar a ser casi incontrolable, en especial cuando brinda alivio temporario. La otra cosa que puede empeorar una alergia cutánea es el estrés, con sentimientos como ira y frustración, que suelen provocar un rebrote de los síntomas. La visualización puede ayudar a generar una atmósfera de curación y a mantener un estado relajado.

La visualización se basa en la filosofía dc que lo que se siente por dentro puede reflejarse externamente. Si le torturan la ira, el miedo, la depresión o cualquier otro sentimiento negativo, las alergias cutáneas pueden ser un reflejo directo de ese estado emocional. Una mancha de eczema puede ser un reflejo de una «mancha» de rabia aún mayor que está tratando de contener. La visualización es un antídoto para las imágenes tóxicas que lleva a cuestas. Es un medio de sustituir imágenes negativas por otras de relajación y curación, de una piel sana.

Cuando sienta que la piel empieza a picarle, o si experimenta algún otro tipo de molestia cutánea, busque un lugar tranquilo y silencioso. Siéntese erguido en una silla cómoda, o acuéstese de espaldas sobre el suelo. Tal vez quiera poner una música suave como fondo o usar una lámpara de aroma con una fragancia balsámica.

La visualización comienza con una relajación, porque no es posible centrar la mente hasta que no se ha ordenado el caos. Las técnicas de meditación pueden ayudar a relajarse. Pruebe a concentrarse en su respiración, contando las aspiraciones y las espiraciones. Una vez que su mente esté relajada, introduzca las imágenes deseadas.

Visualice a su piel sintiéndose suave y fresca, tal vez mientras alguien le frota con una loción eliminando el ardor y el picor. Imagine a su piel curándose, a las protuberancias y a los puntos en carne viva desapareciendo. Visualícese tendido en una playa, o en el campo, mientras el sol brilla en su piel, refrescada por una suave brisa.

Cuando visualice a los síntomas de su alergia cutánea, imagínelos como unas feas manchas que quiere que desaparezcan. Por ejemplo, imagine una gran mancha oscura sobre una tira de seda blanca que se desvanece lentamente. O piense en una gran mancha de barro en medio de un césped verde y brillante, e imagínese ocupándose de la zona hasta que el barro es sustituido por hierba. Imagine a sus alergias cutáneas como colores oscuros y opresivos, que son reemplazdos por otros brillantes y vivificadores.

Visualícese relajado, rodeado de personas que le desean lo mejor en la vida. Imagínese en comunión con su entorno, teniendo y recibiendo confianza, sano y salvo.

Recuerde que la visualización es una medida preventiva. Practíquela diariamente para mantener la sensación de calma y el flujo de curación.

10. Alergias a alimentos

El viejo lugar común que dice que lo que para algunos es placer para otros puede ser un infierno nunca es más cierto que cuando se aplica al problema de las alergias a alimentos. Si es alérgico a uno u otro alimento es probable que haya tenido que contemplar a alguien disfrutar con una comida que a usted le hace mal sólo con mirarla. Como otras alergias, las alergias a alimentos varían muchísimo de una persona a otra, tanto en términos de las comidas que provocan reacciones como en el grado de seriedad de éstas. En este capítulo hablaremos de las alergias a alimentos y de lo que puede hacerse al respecto.

Síntomas de una alergia a alimentos

Las alergias a alimentos pueden provocar una amplia variedad de síntomas físicos, desde leves hasta graves. Sin embargo, es importante tener presente que esos síntomas también pueden ser causados por virus y otras dolencias, así como por la exposición a alérgenos que no proceden de los alimentos. A continuación se enumeran los principales signos de alergia relacionados con los alimentos. Preste mucha atención no sólo a los síntomas, sino también al momento en que suelen aparecer.

Respiratorios

Fatiga; goteo, picor o congestión nasal; bronquitis; y ojos enrojecidos y llorosos. El asma también puede ser activada por una alergia a alimentos. En general, estos síntomas aparecen al cabo de una hora de haber ingerido un alimento al que se es alérgico.

Gastrointestinales

Colitis, retortijones, diarrea, náusea, úlceras, enuresis nocturna, cálculos biliares y vómitos. Asímismo, al cabo de media hora podrían darse síntomas como ardor de estómago e indigestión, pero quizá tarden dos o tres días en manifestarse.

Cutáneos

Eczema, llagas en la boca, erupciones y urticarias, picores persistentes y dolor. Transcurridas seis a doce horas pueden aparecer síntomas como urticaria y erupciones.

Músculos y articulaciones

Artritis, achaques y dolores sin ninguna causa específica manifiesta. Estos síntomas pueden aparecer en un plazo de cuarenta y ocho a noventa y seis horas.

Corazón y circulación

Pulso acelerado, espasmos y dolores que se parecen a la angina de pecho o al ataque cardíaco, presión sanguínea alta, acaloramiento o desmayo y migraña. Al cabo de una hora puede aparecer dolor de cabeza.

Estado mental y emociones

Depresión, ataques de pánico, sensaciones maníacas, dificultad para concentrarse, hiperactividad. El tiempo que tarden estos síntomas variará, dependiendo en parte del estado mental general de la persona.

¿Ha descubierto que algunos alimentos le causan molestias toda vez que entra en contacto con ellos, mientras que otros sólo lo hacen a veces? Las reacciones alérgicas a los alimentos no siempre son predecibles en términos de la rapidez con que aparecen los síntomas, de la seriedad que revisten y del tiempo que duran. Por ejemplo, quizá deba comer una gran cantidad de un alimento determinado para que le produzca una reacción alérgica. O un alimento puede provocarle una reacción alérgica sólo cuando están presentes en el aire otros alérgenos, como la ambrosía.

De acuerdo con los síntomas que las acompañan, las alergias se agrupan en cuatro categorías que pasamos a describir.

Reacción fija

La reacción fija es el tipo más común y el más fácil de predecir. Como el término indica, una reacción fija es la que se produce cada vez que se ingiere un alimento específico. Por ejemplo, la ingestión de fresas puede provocar automáticamente un caso de urticaria. Las reacciones fijas pueden producirse justo después de ingerir el alimento agresor, incluso al cabo de unos segundos, pero también puede ser retardada y darse uno o varios días después, cuando las alérgenos circulan por el torrente sanguíneo.

Reacción acumulativa

Las reacciones acumulativas se producen como resultado de una acumulación de alérgenos en el organismo. Por ejemplo, la ingestión diaria de un alimento como las fresas durante varios días puede desembocar en una reacción acumulativa cuando el cuerpo haya almacenado suficientes alérgenos como para responder. Puede requerirse una semana o más de ingestión de alérgenos para que el cuerpo tenga una reacción acumulativa.

Asimismo, un alérgeno alimenticio específico quizá no provoque ninguna reacción pero, en combinación con otros, el resultado puede ser más pronunciado. Un ejemplo de reacción acumulativa podría deberse a sensibilidad a las fresas o al melón. La ingestión de alimentos a los que se es alérgico en primavera, cuando el polen y los alérgenos de la hierba están presentes en el medio ambiente, también puede producir una reacción acumulativa si, además, se es alérgico a todas esas sustancias.

Reacción variable

Las alergias a los alimentos no siempre son predecibles en el sentido de que un alimento específico puede provocar una reacción alérgica en algunas ocasiones, pero no en otras. Es posible que afecten a sus reacciones a la comida factores como su estado mental y el grado de estrés o depresión que pueda estar experimentando. El medio ambiente, incluida la presencia de contaminación, puede hacerle más sensible a los alérgenos de los alimentos.

Adicción

Los alimentos también pueden ser adictivos, lo cual complica todavía más el proceso de tratamiento. La persona puede fluctuar entre el ansia extrema seguida por reacciones físicas que remiten sólo para ser sustituidas por un ansia aún mayor. La ingestión excesiva de alimentos como azúcar, sal o derivados del trigo puede ser una forma de adicción cuando ello se traduce en síntomas de alergia u otras enfermedades.

Cuando busque tratamientos naturales para su alergia a alimentos deberá tener presente el tipo de síntomas que se producen, así como qué es lo que parece provocarlos. Quizá baste con evitar ciertos alimentos para tratar algunas alergias. Por ejemplo, cuando salga a comer con amigos evite la tarta de fresa y pida otro postre.

Lamentablemente, el tratamiento de muchas alergias a alimentos no es tan sencillo, en particular si se trata de una alergia de carácter acumulativo y, por consiguiente, menos previsible. Las alternativas de medicina natural que fortalecen al cuerpo y refuerzan al aparato gastrointestinal, como la medicina botánica y la homeopatía, serán provechosas. Las técnicas de relajación como la visualización, y los apoyos emocionales como la psicoterapia y los grupos de doce pasos, también pueden ayudar.

En todo caso, cuando considere la posibilidad de adoptar métodos de tratamiento alternativos, tómese cierto tiempo para saber todo lo que sea posible sobre sus alergias a alimentos. Y siga pautas de sentido común, como las que se describen más adelante en este capítulo.

Otra reacción exagerada del sistema inmunológico

Las alergias a alimentos son similares a otras alergias en el sentido de que lo más probable es que sean causadas por una reacción exagerada del sistema inmunológico. Cuando se ingiere el alimento inadecuado, el organismo produce anticuerpos, en particular IgE, en cantidades insalubres. Como en otras alergias, hay producción de histamina. Los vasos sanguíneos se agrandan y los músculos blandos se contraen, por lo que las zonas de la piel afectadas enrojecen, se inflaman y pican. Los anticuerpos IgE presentes en los tejidos y las secreciones producen los síntomas clásicos de alergia a alimentos, como urticaria, diarrea e inflamación de las membranas.

Pero ¿por qué el sistema inmunológico de algunas personas, y quizá usted sea una de ellas, reacciona de manera exagerada ante ciertos alimentos? En muchos aspectos, las alergias a alimentos son tan misteriosas como la rinitis alérgica y las alergias cutáneas. Sin embargo, la herencia puede ser un factor interviniente. Por ejemplo, si uno de sus progenitores, o ambos, padecen una alergia, es muy probable que usted sufra de esa misma dolencia. La exposición excesiva a un alimento determinado puede provocar también una alergia. Por ejemplo, algunos japoneses son alérgicos al arroz, mientras que la alergia al pescado es común entre los escandinavos.

Las reacciones a un alimento determinado pueden estar afectadas también por el estado físico general en ese momento. Si tiene malestar de estómago o está experimentando otros síntomas de alergia como fiebre del heno, quizá también sea más susceptible a la alergia a alimentos.

Otro factor importante en la alergia a alimentos lo constituyen las emociones. El estado mental general, por ejemplo sentir ira o estar estresado, también puede provocar una reacción exagerada.

Cuando siente ira u otro tipo de disgusto, ¿comprueba que se le contrae el estómago y que pierde el apetito? ¿O come impulsado por la depresión, considerando la comida como un medio de brindarse alguna gratificación necesaria? La conexión entre apetito y comer es complicada, aunque innegable. Si sufre de alergia a alimentos, el papel de las emociones en sus síntomas es incluso más complicado.

Cuando el estrés se mezcla con un alimento que tiende a provocar síntomas de alergia, éstos pueden llegar a ser aún más pronunciados debido a que sus defensas ya están comprometidas como consecuencia del estrés. La medicina natural ofrece una variedad de opciones para apaciguar las emociones que pueden ser el preludio de una reacción alérgica.

No todas las reacciones son alérgicas

Es importante tener presente que no todas las reacciones a los alimentos son el resultado de una alergia a éstos. Los alimentos pueden afectar de diversos modos. Quizá encuentre que tiene aversión por un alimento determinado debido a razones psicológicas. Y aunque tal vez no esté seguro de esas reacciones, sabe que cuando ve o huele ese alimento tiene el impulso de correr en dirección contraria, o incluso se siente descompuesto. O determinados alimentos o especias pueden provocarle ardor de estómago.

También puede suceder que su organismo no sea capaz de digerir ciertos alimentos, como la leche, debido a la deficiencia en una enzima. La diabetes o la hipoglucemia (bajo nivel de azúcar en la sangre) también pueden interferir con la capacidad del organismo para tolerar determinados alimentos. Éstos son problemas relacionados con la comida, pero no todos son alergias a alimentos.

Los principales culpables

Los alimentos con mayor probabilidad de causar reacciones alérgicas son:

Productos lácteos

Las alergias a los productos lácteos pueden darse tanto en niños como en adultos, además de una incapacidad para digerir la lactosa.

Trigo

La alergia al trigo puede deberse también a una intolerancia al gluten, que es un elemento componente de este cereal.

Huevos

La clara es la parte del huevo que más alergias suele causar. Esta intolerancia al huevo puede o no extenderse al pollo.

Frutos secos

Las reacciones alérgicas pueden ser producidas por ciertos tipos de frutos secos, como las almendras o las avellanas.

Hortalizas y legumbres

En este grupo, los principales causantes de reacciones alérgicas son los guisantes, las judías y los tomates. Estas reacciones pueden ser provocadas por inhalación, por ejemplo cuando se procede a pelar las legumbres, así como por ingestión.

Carne

Las carnes con mayores probabilidades de provocar reacciones alérgicas son las de vaca, cerdo y pollo.

Pescado y marisco

Las reacciones al pescado y al marisco pueden ser violentas.

Alcohol

Las reacciones alérgicas a las bebidas alcohólicas suelen ser el resultado de alergias no sólo al alcohol, sino también a ingredientes como la levadura, las melazas, los sulfitos y la malta.

Maíz

El maíz aparece en una gran variedad de alimentos, incluidos el jarabe de maíz, las salsas, las sopas, la maizena, el aceite de maíz. Por lo tanto, las reacciones al maíz pueden surgir de manera inesperada.

Cafeína

El chocolate, el té, el café y las bebidas sin alcohol que contienen cafeína pueden provocar reacciones alérgicas.

Frutas

Los frutos cítricos y las manzanas pueden producir reacciones alérgicas.

Y mientras los alimentos pueden causar reacciones alérgicas, los aditivos que contienen constituyen un nuevo conjunto de alérgenos potenciales.

La prevención es lo primero: Evite los aditivos en los alimentos

Algunos de los principales culpables en las alergias a alimentos son los conservantes y los aditivos que se encuentran en muchos de ellos. Una simple rebanada de pan puede contener harina de trigo refinada, una variedad de conservantes, sal con iodo añadido, vitaminas sintéticas, blanqueante de benzoil peróxido y otras sustancias químicas artificiales para mantener la masa blanda. Y una rebanada de pan puede tener un papel relativamente pequeño en la dieta diaria. Piense en todos los alimentos envasados y procesados que consume entre el desayuno y la hora de acostarse.

La siguiente es una lista de algunos de los aditivos que más suelen emplearse y de los alimentos en los que se encuentran más comúnmente.

Aspartamo

Es un edulcorante bajo en calorías que se utiliza para sustituir al azúcar en postres, refrescos, goma de mascar, pastillas de menta, caramelos y otros alimentos. El aspartamo puede provocar dolor de cabeza, urticaria e inflamación de labios, manos y párpados, aunque estas reacciones se consideran raras.

BHA y BHT

Son agentes que reciben el nombre de antioxidantes y previenen la absorción de oxígeno. Estos agentes se utilizan como conservantes en caramelos, galletas saladas, cereales y otros productos que los incluyen. Pueden producir dolor de cabeza y erupciones en personas que son alérgicas a ellos, e hiperquinesis en los niños.

Tintes y colorantes

Se utilizan en alimentos que van desde el pan, los helados, el jamón, el pescado ahumado, los cereales de desayuno, hasta las cerezas al marrasquino. Pueden causar urticaria, así como congestión bronquial.

Glutamato monosódico

El glutamato monosódico suele encontrarse en productos alimenticios chinos y japoneses, y en otros alimentos asiáticos. Las reacciones al GMS incluyen dolor de cabeza, diarrea, sudoración, náusea, tensión en el pecho y una sensación de ardor a lo largo de la nuca. Es importante destacar que el GMS se utiliza como un realzador de sabor en una gran variedad de alimentos, entre ellos las comidas rápidas y algunas sopas y salsas enlatadas, y no sólo en las comidas asiáticas.

Nitratos y nitritos

Se emplean para conservar, realzar el sabor y dar color a los alimentos preparados. Estos agentes se encuentran por lo general en productos cárnicos, como los frankfurts, el jamón y las carnes en conserva, así como en las mezclas para sopas. Los nitratos y los nitritos pueden causar dolor de cabeza, náusea, vómitos, urticaria, cianosis y alteraciones de la presión sanguínea.

Parabenos

Como el benzoato metílico y sódico, se usan como conservantes. Los parabenos pueden hacer que la piel se inflame, escueza o pique, y enrojezca.

Sulfitos

Como el dióxido de azufre y el bisulfito sódico, se utilizan para conservar alimentos, y también en la desinfección de recipientes para bebidas fermentadas. Los sulfitos se encuentran en una variedad de alimentos enlatados, congelados y deshidratados, incluidos las frutas deshidratadas, las galletas saladas y las patatas fritas envasadas hechas con cereales procesados, los mariscos enlatados, los zumos de fruta, la sidra, el vino y la cerveza. Los sulfitos pueden provocar tensión en el pecho, diarrea, calambres abdominales, erupciones, mareo, debilidad y aceleración del pulso.

Es evidente que es imposible dejar de comer. Quizá tampoco pueda prescindir del todo de los alimentos preparados. Sin embargo, si experimenta algunos de los síntomas que se describieron en los párrafos precedentes, lea atentamente las etiquetas de los alimentos que ingiere. Y cuando comience a advertir una pauta, como reacciones a alimentos que contienen sulfitos, puede empezar a tratarse evitándolos. Lea las etiquetas de los alimentos preparados antes de ponerlos en el carro de la compra. Siempre que sea posible, sustitúyalos por alimentos naturales de cultivo orgánico, y por comidas caseras.

Pautas para una ingestión defensiva

Aunque estas alergias son impredecibles en términos de las clases de alimentos que las provocan, los tipos de síntomas que presentan y el momento en que se producen, sigue habiendo algunas pautas generalmente aceptadas cuyo seguimiento contribuye a mantenerlas al mínimo. Estas pautas son las siguientes:

1. Evite las hortalizas y legumbres enlatadas y congeladas. El revestimiento interior de las latas de metal, así como las bolsas de plástico que se utilizan para envasar las hortalizas y las legumbres congeladas, pueden provocar reacciones alérgicas. No siempre resulta posible, o asequible, comprar exclusivamente alimentos de cultivo orgánico. No obstante, las hortalizas y legumbres frescas son preferibles a las enlatadas y congeladas.
2. Compre la carne en la carnicería. El envase de la carne suele contener poliestireno y poliuretano. Estas sustancias son derivados petroquímicos. Evítelos en la medida de lo posible comprando la carne en una carnicería, donde la envuelven en papel.

3. Evite los alimentos procesados, que a menudo contienen sustancias químicas, además de grandes cantidades de azúcar y sal. Evite estas soluciones rápidas, y céntrese en alternativas sanas y fáciles de preparar.
4. Compre agua mineral. El agua del grifo suele contener cloro, además de pesticidas y otras sustancias químicas que pueden haberse filtrado en la red de agua corriente. El agua mineral se vende en envases adecuados a un precio razonable.
5. Tenga cuidado con los restaurantes. No siempre puede estar seguro respecto de los tipos de conservantes u otros aditivos contenidos en las comidas que sirven. Preste especial atención a las ensaladas de barra, donde las frutas y las hortalizas pueden llevar días, siendo tratadas con sustancias químicas para que parezcan frescas.
6. Siga una dieta variada. Elabore una lista completa de los grupos alimenticios básicos y, cada día, escoja alimentos diferentes de cada uno de ellos. Quizá descubra que ha adoptado la pauta de ingerir alimentos a los que es alérgico, una pauta que no se pone de manifiesto hasta que la rompe al introducir la variedad.

El descubrimiento de las alergias a alimentos

Nadie conoce mejor que usted sus alergias a las comidas, aunque quizá no sepa con seguridad cuáles son los alimentos específicos que le afectan. Antes de comenzar a tomar decisiones acerca de alternativas de tratamiento para sus alergias a alimentos, es importante que tenga el mayor conocimiento posible de aquello a lo que es alérgico y del modo en que esas dolencias le afectan. Para comenzar a realizar su propio trabajo de detective, lo mejor es llevar un diario.

Coja una hoja de papel y haga una lista de todo lo que se lleva a la boca, desde el momento en que se levanta hasta que se va a la cama. Recuerde que en esa lista debería figurar todo lo que pasa por sus labios, así como la hora exacta del día en que ingiere cada alimento. Asimismo, siga la pista de los síntomas que pueda tener. Dolor de cabeza. Erupciones. Náusea. La aparición de cualquiera de estos síntomas debería hacerse constar en el diario, indicando también la hora exacta en que se produjeron. Como se dijo anteriormente en este capítulo, recuerde que algunos síntomas pueden tardar cierto tiempo en aparecer.

Lleve este diario durante un par de semanas y observe las pautas que emergen. ¿Las frutas parecen estar asociadas a la urticaria? ¿Sufre dolor de cabeza después de ingerir alimentos envasados? Igualmente, basándose en su diario, comience a analizar las siguientes cuestiones:

- ¿Dónde ingiere sus comidas? ¿En casa? ¿En el coche?
- ¿Sus hábitos alimenticios cambian durante los fines de semana?
- ¿«Pica» mucho entre comidas? ¿Y qué es lo que acostumbra «picar»?
- ¿Cuándo bebe café? ¿Gaseosas? ¿Té?
- ¿Cuáles son sus hábitos alimenticios en el trabajo?
- ¿Dónde come? ¿Al aire libre? ¿En un restaurante? ¿En su escritorio? ¿Come en un lugar tranquilo?
- ¿Cuándo bebe alcohol? ¿Durante el almuerzo? ¿Por la tarde? ¿Por la noche? ¿Bebe cócteles? ¿Cerveza? ¿Vino?
- ¿Por la noche ingiere comidas que se compran preparadas?
- ¿Come postre?
- ¿Toma algún tentempié después de haber cenado? ¿En qué consiste?
- ¿Algunas comidas le resultan demasiado pesadas? ¿Las come de todas maneras?
- ¿Toma vitaminas? ¿Cuáles?
- ¿Consume laxantes, descongestivos, aspirinas, antiácidos, pastillas de menta y goma de mascar?

Responda estas preguntas con cuidado y piense en ellas cada día de la semana. Una vez más, el objetivo es buscar pautas que podrían ser una clave para cualquier reacción alérgica que experimente. No olvide que los mismos alimentos pueden interactuar unos con otros. Y el alcohol y los medicamentos pueden complicar el cuadro.

Para ayudarse en este ejercicio, quizá quiera también consultar un libro sobre alimentos, que le brinde información detallada acerca de conservantes, reacciones alérgicas potenciales y otra información, como podría ser una tabla de calorías.

El hecho de conocer los alimentos a los que es alérgico, y los tipos de síntomas que le producen, le coloca en una posición más ventajosa a la hora de comenzar a tomar decisiones respecto de las alternativas de tratamiento.

MEDICINA NATURAL Y ALERGIA A ALIMENTOS

La medicina natural trata la causa y los síntomas de las alergias a alimentos. Por ejemplo, un nutricionista puede ayudarle a eliminar de su dieta los alimentos que le producen alergia y a diseñar otra que satisfaga mejor sus necesidades. Una dieta macrobiótica puede ser una de sus opciones. La naturopatía y la homeopatía pueden ofrecerle remedios para síntomas de alergia a alimentos, como pueden ser los problemas gastrointestinales. La reflexología y la visualización pueden ayudarle a lograr relajación y a reducir el estrés que suele hacerle más susceptible a la alergia a alimentos.

Los alimentos específicos, o combinaciones de alimentos, que provocan reacciones alérgicas, las situaciones en las cuales se producen esas reacciones y los síntomas difieren de una persona a otra. Cuando lea información sobre alternativas de medicina natural para su alergia a alimentos, tenga presente su propia situación específica y la clase de alivio que busca. Algunas alternativas serán más provechosas que otras. Y si está bajo la atención de un médico, manténgale informado de sus decisiones a fin de no tomar ninguna que pueda interferir con el tratamiento que esté recibiendo.

Acupresión

La acupresión puede ofrecer alivio para los síntomas de alergias a alimentos, incluidas la diarrea y la náusea. El tratamiento incluye lograr el equilibrio del aparato digestivo. La acupresión puede ser un buen enfoque para utilizar en conjunción con tratamientos que aborden de manera más directa las alergias a alimentos, como el herbalismo, la nutrición y la medicina botánica. La acupresión se describió con más profundidad en el capítulo 3.

A continuación se indican algunos ejemplos de tratamientos de acupresión que puede probar por su cuenta:

Diarrea

Los puntos de acupresión útiles para el alivio de la diarrea son St 36, Sp 6 y 9, y CV 6. Véanse los gráficos de las páginas finales. Siéntese erguido en una silla. Llévese una mano a la espalda al nivel de la cintura, entre las vértebras lumbares segunda y tercera, y calcule un espacio equivalente al ancho de dos a cuatro dedos desde la columna. Use el dorso de las manos y frote esa zona durante al menos un minuto. Respire profunda y tranquilamente. Esta acción le relajará y estimulará la curación y el alivio de sus síntomas.

Hay otro modo de realizar este ejercicio, que es el siguiente: Acuéstese boca arriba, con las piernas flexionadas y los pies planos sobre el suelo. Levante lentamente la pelvis y coloque los puños debajo de la región lumbar. Sitúe los nudillos entre la columna vertebral y los músculos de la región lumbar. Relájese apoyando la región lumbar sobre los puños. Cierre los ojos y respire hondo con el estómago.

Digestión

La digestión mejora a través del Punto de las Tres Millas (St 36), que se localiza debajo de la rodilla. Este punto se encuentra cuatro dedos por debajo de la rótula, hacia el exterior de la tibia. Siéntese erguido en una silla y estire una pierna hacia afuera delante de usted. Use el dedo índice para frotar con energía el punto de las Tres Millas (St 36). Use un movimiento ascendente y descendente. Sabrá que ha encontrado el punto correcto si el músculo debajo de ese punto se flexiona cuando lo frota. Continúe esta acción durante al menos un minuto, respirando hondo, y luego repítalo con la otra pierna.

Espasmos abdominales

Los espasmos abdominales pueden aliviarse a través del punto del Centro de Poder (CV 12), un punto de acupresión cercano al estómago. Tiéndase boca abajo y deslice la mano derecha debajo del estómago hasta localizar el punto entre la base del esternón y el ombligo. Luego, coloque la palma de la mano izquierda entre el hueso púbico y el ombligo (sobre el punto CV 4-6). Vuelva la cabeza hacia un lado. Cierre los ojos y respire profunda y lentamente. El ejercicio debería tener un efecto inmediato, haciendo que sus síntomas remitan al cabo de unos minutos.

Acupuntura

El enfoque de la acupuntura para la alergias a alimentos consiste en determinar, y luego resolver, el desequilibrio energético subyacente que predispone a alguien a esas dolencias. Estos desequilibrios varían de una persona a otra. Un profesional de acupuntura cualificado puede hacer este diagnóstico y comenzar una serie de tratamientos.

Afirmaciones

El empleo de afirmaciones, que se describió en el capítulo 3, es un modo de enviar mensajes curativos positivos y relajación directamente al cuerpo, en especial a las zonas más afectadas por la alergia a alimentos. A continuación se incluyen algunas afirmaciones que pueden utilizarse para las alergias a alimentos:

- Estoy dándome permiso para disfrutar con la comida
- Estoy relajado y seguro, y preparado para hacerme cargo de mi vida
- Puedo digerir fácilmente mi comida. Confío en la vida y me libero de mis miedos
- Estoy receptivo a la paz, al bienestar y a la alegría de vivir

Cree afirmaciones que contrarresten los efectos de los alimentos a los que parece ser más alérgico o que se relacionan más directamente con sus síntomas de alergia a alimentos, como urticaria o diarrea. Escriba las afirmaciones sobre una hoja de papel o en tarjetitas, y téngalas a mano como recordatorios de autodiscurso positivo. Quizá quiera también grabar sus afirmaciones en una cinta magnetofónica y luego escucharla mientras conduce o trabaja en casa. El mejor momento para decir afirmaciones es por la mañana, cuando la mente está fresca, así como por la noche antes de acostarse.

Aromaterapia

La aromaterapia, que se describió en el capítulo 3, puede usarse en el tratamiento de los síntomas asociados a las alergias a alimentos, aunque no es una cura para estas afecciones y puede no ser necesariamente útil para prevenir los síntomas. Sin embargo, los aceites esenciales que se utilizan en aromaterapia pueden ser buenos para aliviar los calambres abdominales y de estómago. Si las alergias a alimentos se manifiestan en forma de erupciones, quizá desee remitirse al capítulo 9 en busca de orientación en relación con el empleo de la aromaterapia para disminuir los síntomas. Y puesto que la aromaterapia estimula la relajación y las sensaciones de calma y bienestar, puede aplicarla para ayudarse a reducir el estrés que suele contribuir a empeorar los síntomas.

En el tratamiento de los síntomas de alergia a alimentos puede utilizar los aceites esenciales en una lámpara de aroma, en un baño o en compresas calientes. Como se dijo anteriormente, nunca es una buena idea ingerir aceites de aromaterapia sin la orientación de un aromaterapeuta; además, debe contarse con la autorización del médico. El organismo puede ser especialmente sensible a los potenciales efectos tóxicos de los aceites.

A continuación se indican algunos aceites esenciales que son útiles en el tratamiento de síntomas gastrointestinales:

Angélica

El aceite de la planta de angélica, que crece en Europa oriental, es útil para el desarrollo del vigor físico y mental. Cuando se emplean unas gotas en una lámpara de aroma pueden percibirse los efectos fortalecedores de la angélica y, a la vez, alivio para la náusea. Cuando se ingiere, la angélica estimula el aparato digestivo y favorece la digestión. Sin embargo, sólo debería ingerirse bajo la orientación de un profesional cualificado.

Manzanilla

Uno de los principales usos del aceite de manzanilla es para aliviar los síntomas de problemas estomacales e intestinales. Coloque unas gotas en una lámpara de aroma o en un baño caliente, y aspire su fragancia calmante y curativa. También puede obtener alivio para los espasmos agudos empapando una compresa en agua caliente a la que habrá añadido unas gotas de manzanilla. Asegúrese de que el agua esté caliente sin llegar a molestar; cuando la compresa se enfríe, vuelva a empaparla en el agua caliente y repita la aplicación.

Menta

El aceite de menta es útil para aliviar síntomas como calambres, náusea y vómitos. Use unas gotas de aceite de menta en una lámpara de aroma. El aceite de menta también puede ingerirse, aunque es importante que se diluya bien en agua. Una vez más, busque el consejo de un profesional antes de ingerirlo.

Medicina botánica

La medicina botánica tiene numerosas aplicaciones en el tratamiento de las alergias a alimentos. Las hierbas pueden utilizarse para renovar el aparato digestivo, mejorando así la capacidad para resistir las agresiones al organismo que pueden resultar de la exposición a un alimento que, en su caso, actúa como un alérgeno. También pueden utilizarse para tratar los síntomas de alergia a alimentos, desde náusea a diarrea. Además, sirven para favorecer la relajación y ayudan a ser menos sensible a los alimentos que se ingieren, con lo cual se reducen las probabilidades de reaccionar. Sin embargo, muchas de las hierbas que se utilizan en el tratamiento de las alergias se ingieren o se administran en forma de enemas o lavativas. Por lo tanto, deberían tomarse precauciones especiales.

De acuerdo con la teoría que se halla detrás de la medicina botánica, reaccionamos a los alimentos debido a las toxinas que se han acumulado en nuestros organismos. Las sustancias químicas y otros aditivos alimenticios, así como las toxinas a las que nos expone el aire contaminado que respiramos, han generado un ambiente interno hostil que se halla constantemente en un estado reactivo. Así, un alimento aparentemente inocuo puede desencadenar una reacción violenta. Y con frecuencia continuamos acumulando más toxinas al consumir excesivas cantidades de carne, azúcar refinada, alcohol y alimentos tratados con pesticidas y conservantes. Esto puede conducir a un ciclo de reacciones adversas que etiquetamos de alergia a alimentos.

El tratamiento herbal para los síntomas de alergia a alimentos es el enfoque estándar a tres niveles, como se describió en el capítulo 3. En primer lugar, se administrarán hierbas para favorecer la eliminación de las toxinas del aparato digestivo. Este paso podría incluir hierbas que, como la pimienta de cayena y la menta, estimulan la sudoración; eméticas, como la ipecacuana, para inducir el vómito; y laxantes, como la raíz de ruibarbo y el sen. También se administrarán hierbas para purificar la sangre. El tratamiento para los síntomas asociados con la alergia a alimentos podría incluir hierbas carminativas como las de anís e hinojo para aliviar los gases, y antiácidas, como el olmo americano, para reducir la acidez estomacal. Las hierbas también son útiles para fortalecer y energizar a los órganos digestivos, a fin de que los síntomas no sean tan serios y desaparezcan con mayor rapidez.

Las siguientes son algunas de las hierbas más utilizadas en el tratamiento de los problemas digestivos, incluidos los síntomas de alergias a alimentos, con sugerencias para emplearlas en casa. La mayoría de estas hierbas son relativamente fáciles de encontrar.

Anís

El anís es una hierba caliente, útil en el tratamiento del estómago, el hígado y los riñones. Es probable que tenga anís en el estante de las especies y que su sabor característico le resulte familiar. El anís calienta el aparato digestivo, en particular la zona abdominal, y alivia la náusea y los gases, reduce los dolores abdominales y estimula la digestión. El modo más fácil de administrar anís es en una taza de té caliente.

Pimienta de cayena

La pimienta de cayena es una hierba caliente conocida por su efecto estimulante sobre la digestión. Puede utilizarse en el tratamiento de los retortijones y de la diarrea, como un estimulante del apetito y para ayudar a disipar los gases. En pequeñas dosis también es útil para ayudar a curar las úlceras de estómago.

Menta

La menta es una hierba útil en el tratamiento de la indigestión, pues contribuye a aliviar los gases, el vómito y la náusea. Tiene un sabor agradable y su uso más generalizado es en forma de té. Puede preparar un té de menta usando el mismo método que se describió para hacer el té de anís. El té de menta también puede comprarse en una tienda de productos naturales, en hojas o en bolsitas. Beba unas tazas de té de menta y experimente su efecto calmante sobre el aparato digestivo.

Manzanilla

La manzanilla es útil para aliviar la tensión nerviosa, así como para calmar al aparato digestivo. Alivia los retortijones, el estómago revuelto y los gases, y mejora el proceso digestivo. La manzanilla tiene también el beneficio adicional de suministrar calcio al organismo.

Para preparar un té de manzanilla siga las instrucciones para el té de anís. También puede comprar té de manzanilla en una tienda de productos naturales o en cualquier tienda de comestibles.

Jengibre

El jengibre tiene efectos curativos y desintoxicantes sobre el aparato digestivo y, puesto que produce una energía reconfortante, también puede utilizarse en el tratamiento del estómago revuelto y de los problemas digestivos. Prepare un té con unos trozos de jengibre fresco, si lo tiene a mano, o con 25 gramos de raíz de jengibre deshidratada, en medio litro de agua. Beba una taza cada dos horas aproximadamente, hasta que desaparezcan los síntomas.

Si sus alergias a alimentos le producen dolor abdominal, puede aliviarlo con una compresa de jengibre siguiendo estas instrucciones:

1. Prepare un té de jengibre cargado.
2. Empape una toallita de baño en el té durante diez minutos.
3. Quite la toallita con unas tenacillas, estrújela bien y colóquela sobre su abdomen.
4. Cubra la toallita con una toalla seca y póngale encima una botella de agua caliente.
5. Deje la compresa sobre el abdomen durante media hora.

La compresa de jengibre tendrá un efecto de calentamiento y, por consiguiente, balsámico, sobre sus retortijones. Repita este tratamiento hasta que los síntomas desaparezcan.

Medicina botánica y adicción

La recuperación de una adicción es un proceso complejo, que implica factores físicos, sociales, psicológicos y espirituales. No existen curas rápidas. Y, en general, los remedios botánicos no abordan la cuestión del alcoholismo y otras adicciones. Sin embargo, las propiedades de las hierbas pueden ser útiles en el tratamiento de este estado, en conjunción con su programa de terapia tradicional. Aunque la adicción puede no ser un resultado de la presencia de toxinas en la sangre, sustancias como el alcohol ciertamente se suman a las toxinas y también perjudican al funcionamiento de los riñones, el hígado y otros órganos. Las hierbas pueden emplearse para ayudar a eliminar las toxinas de la sangre, así como para renovar y fortalecer a esos órganos. El alcohol afecta también a los aparatos circulatorio y digestivo, y al sistema nervioso; los remedios herbales pueden ayudar a recomponer a esos órganos y a restablecer la energía perdida. Las hierbas que tienen un efecto calmante y relajante pueden ayudar a reducir la necesidad de utilizar sustancias tranquilizantes al eliminar el estado de agitación mental que suele conducir a un comportamiento adictivo. Asimismo, la hierba escutelaria tiene una historia de uso en el tratamiento del alcoholismo y de otras adicciones.

La medicina botánica que se utiliza en el tratamiento de la adicción puede ser provechosa solamente por sus propiedades reconstituyentes. A continuación se indican algunas de las hierbas que podrían resultar útiles en el tratamiento de la adicción y de los síntomas relacionados, y el modo en que puede utilizarlas en casa. Debería consultar a su médico antes de tomar un remedio nuevo.

Escutelaria

La escutelaria se clasifica como una hierba nervino, lo cual quiere decir que estimula la relajación y reduce la tensión nerviosa. La escutelaria contiene potasio, magnesio y calcio, y actúa directamente sobre el sistema nervioso central para producir sus efectos calmantes. Es útil durante el período en que se deja de ingerir la sustancia adictiva no sólo por sus efectos relajantes, sino porque tiene una propiedad de desintoxificación que ayuda a disminuir síntomas de abstinencia como los temblores.

Puede tomarse en un té que se prepara con una cucharada de tintura de escutelaria por taza de agua caliente, o 25 gramos de hierba deshidratada por medio litro de agua. Si utiliza hierbas deshidratadas, siga estas instrucciones:

1. Coloque la escutelaria en una tetera.
2. Hierva medio litro de agua en otro recipiente. Cuando el agua comience a hervir, viértala sobre la hierba en la tetera.
3. Cubra la tetera y deje la hierba en infusión durante quince minutos.
4. Cuele la infusión.

Durante el período de abstinencia, beba una taza de té cada hora aproximadamente. Puede comprar tintura de escutelaria en una tienda de productos naturales o pedírsela a un profesional. Si usa la tintura durante el período de abstinencia, tome quince gotas cada dos horas.

Para uso general, bastan tres tazas de té de escutelaria por día para experimentar sus efectos calmantes.

El abandono de la adicción al alcohol es una situación seria y no debería realizarse sin estar bajo el cuidado de un médico o en un entorno vigilado. Los preparados herbales pueden contribuir a reducir los síntomas, pero no anulan la necesidad de atención médica.

Bardana

La hierba que se obtiene de la raíz y de las semillas de la planta de bardana purifica la sangre, y puesto que contiene hierro y otros minerales, también tiene un efecto fortalecedor. Asimismo, la bardana es útil para la desintoxicación del hígado y, como posee propiedades diuréticas, también estimula la eliminación de sustancias nocivas de los riñones. Puede tomarse en un té, que se prepara de la manera siguiente:

1. Coloque 25 gramos de bardana en una tetera que contenga medio litro de agua.
2. Lleve el líquido a ebullición y luego baje el fuego y deje en infusión durante una hora aproximadamente.
3. Cuele el té.

Beba el té de bardana tres veces al día para experimentar los efectos desintoxicantes y renovadores.

Aplicación de la medicina botánica a la adicción

Como se describió en los párrafos precedentes, los tratamientos de la medicina botánica para la adicción se limitan a brindar alivio potencial de los síntomas de abstinencia al inducir la relajación y la paz mental, y desintoxicar y fortalecer al organismo. Los efectos reconstituyentes de las hierbas pueden ser invalorables; si desea experimentarlos puede utilizar remedios herbales por su cuenta. Un profesional de medicina botánica está en condiciones de ayudarle a usar combinaciones de hierbas con el objeto de optimizar los beneficios de este enfoque.

Sin embargo, es importante recordar que aunque una adicción como el alcoholismo puede tener una causa física y ser en realidad una alergia, su tratamiento es un proceso complejo. Los preparados herbales no pueden sustituir a apoyos emocionales como los grupos de doce pasos y la terapia. Y si está experimentando síntomas de abstinencia, también es importante que reciba tratamiento médico.

El trabajo con un profesional de medicina botánica

Un profesional de medicina botánica no le animará a que se limite a tratar los síntomas de alergia a alimentos; en cambio, le sugerirá introducir cambios en su dieta. Le interrogará acerca del tipo de comida que ingierc antes y después de experimentar síntomas de alergia. Tal vez le pida que lleve un diario durante unas semanas para que registre en él todo lo que come. Esta información se utilizará como base para la preparación de los remedios herbales y la elaboración de la dieta.

Según los profesionales de medicina botánica, los alimentos actúan del mismo modo que las hierbas una vez que entran en el organismo. Algunos alimentos, como las carnes, tienen una energía caliente. Otros, como las frutas, ejercen sobre el cuerpo un efecto neutral o refrescante. Si come demasiada carne, quizá haga que su cuerpo reaccione con síntomas asociados a la alergia a alimentos, como dolor abdominal y gases. Los alimentos también pueden añadir toxinas al organismo. Así, los síntomas pueden no ser tanto el resultado de la ingestión de un alimento específico como del exceso de ciertos tipos de alimentos. Al seguir una dieta equilibrada también se equilibran estas energías calientes y frías.

Con el tiempo, el profesional de medicina botánica le guiará hacia la adopción de una dieta que incluya alimentos de los grupos básicos, ricos en frutas y hortalizas, cereales y frutos secos, con inclusión de cierta cantidad de productos lácteos y cárnicos, de acuerdo con su estilo de vida. Es probable que, en primer lugar, tome medidas para contrarrestar cualquier desequilibrio del organismo. Por ejemplo, quizá le indique eliminar la carne de su dieta por un tiempo, hasta que el cuerpo tenga oportunidad de liberarse de las toxinas, así como de enfriarse de la energía caliente producida por ese alimento. También puede sugerirle beber después de las comidas ciertos preparados herbales, como el jengibre, para facilitar la digestión.

Sea cauteloso con las hierbas

Puesto que muchos de los remedios herbales para las alergias a alimentos se ingieren, hay que ser cauteloso al utilizarlos. Algunas hierbas pueden tener efectos secundarios tóxicos, en especial si se ingieren en grandes dosis, y es aconsejable mantener el uso interno al mínimo, con excepción de los tés herbales estándar, a menos que se haga bajo la orientación de un profesional. Recuerde que su aparato digestivo ya es sensible, y que los preparados herbales, si no se usan con cuidado, pueden generar más presión. También hay que ser cuidadoso con la utilización de hierbas laxantes, pues pueden resultar demasiado fuertes para el organismo.

Si ha decidido someterse a un régimen completo de medicina botánica, comuníqueselo a su médico a fin de tener la certeza de que no interferirá con las medicinas que pueda estar tomando. Asimismo, observe atentamente sus reacciones. Si los preparados le sientan mal, o si tiene reacciones alérgicas con mayor frecuencia, informe de esto a su profesional de medicina botánica para que pueda introducir los cambios pertinentes. Si los síntomas son anormales y/o serios, hable también con su médico.

Homeopatía

De acuerdo con la homeopatía, la alergia a alimentos es provocada por las toxinas que se han acumulado en el aparato digestivo y han generado un desequilibrio. El tratamiento se propone combatir síntomas como vómitos, náusea y diarrea con una medicina homeopática que los reproduce y ayuda al cuerpo a recuperar el equilibrio. Además, los remedios homeopáticos pueden resultar provechosos para crear un ambiente que propicie la curación. La filosofía de la homeopatía se describió en los capítulos 2 y 3.

Los remedios homeopáticos suelen ser una alternativa fiable a los medicamentos basados en sustancias químicas, que no sólo añaden toxinas al organismo, sino que enmascaran síntomas que volverán una vez que se hayan suprimido las medicinas, lo cual puede interferir con los procesos digestivo y curativo naturales. Muchos remedios de venta sin receta también contienen sustancias químicas que pueden contribuir a los desequilibrios del organismo y conducir a problemas adicionales.

Como con otras alergias, un médico homeopático a veces recomendará dejar que los síntomas de alergias a alimentos sigan su curso sin ninguna intervención específica. Por ejemplo, sus recomendaciones podrán ser evitar las comidas específicas que producen reacciones alérgicas, beber mucha agua para compensar la pérdida de líquidos como consecuencia de la diarrea y mantenerse abrigado y cómodo hasta que desaparezcan los síntomas. En muchas situaciones, no hará falta nada más que esto.

Si los vómitos son serios, es muy probable que las paredes del estómago se inflamen, tal vez como resultado de la alergia. La comida y los líquidos pueden irritarlas aún más. En primer lugar, durante doce horas ingiera la cantidad mínima de líquidos para permitir que los síntomas se atenúen. Luego comience a beber cantidades muy pequeñas de líquidos solos, como caldo vegetal, zumo de fruta o agua mineral sin gas. Evite los productos lácteos y animales. Al cabo de uno o dos días aumente en forma gradual la cantidad de líquidos y empiece a comer alimentos sólidos como tostadas y yogur. Las alergias a alimentos pueden producir dolor abdominal. Esto puede tratarse con descanso y con la ingestión de comidas poco abundantes, consistentes en líquidos y alimentos livianos. Esto permitirá que los síntomas desaparezcan solos. El dolor abdominal también puede estar relacionado con una apendicitis más que con una alergia a alimentos, y cuando se produce sin estar acompañado de otros síntomas y continúa o empeora, se requiere atención médica inmediata.

Los síntomas como dolor abdominal, vómitos y diarrea pueden tratarse igualmente con medicinas homeopáticas. Algunas de las más usadas son las siguientes:

Arsenincum album

El arsénico es una de las medicinas homeopáticas más utilizadas para el tratamiento de dolencias del aparato gastrointestinal, con síntomas que incluyen vómitos, diarrea, y dolor estomacal o intestinal. Otros síntomas que indican la necesidad de arsénico son miedo, cansancio y desasosiego, así como sed excesiva y escalofríos. Estos síntomas empeoran por la noche y todo lo que se come o se bebe se vomita de inmediato. Se sufren ardor y retortijones en el estómago o en el abdomen. Puede haber fiebre, pero también una sensación de frío.

Ipecacuana

La ipecacuana es una medicina homeopática útil si el síntoma principal es la náusea, con o sin diarrea o vómito. La ipecacuana es utilizada por personas con menos probabilidad de enfermar seriamente que aquéllas que necesitan arsénico. La náusea continúa, aún después de vomitar, y empeora ante el simple olor de la comida. Puede estar acompañada de algo de diarrea y gases.

Coloquíntida

La coloquíntida, que es una especie de pepino amargo, es indicada si el síntoma principal lo constituyen retortijones abdominales, que empeoran al comer o beber. Este tipo de retortijones pueden aliviarse mediante una suave presión sobre el abdomen y con la aplicación de calor. Si el dolor llega a ser intenso, pueden producirse vómitos. También puede haber sensación de irritabilidad.

La belladona también puede resultar útil en la etapa inicial del problema gastrointestinal, si los síntomas han aparecido de repente.

En general, estas medicinas deberían darse una vez por hora en los casos agudos hasta que los síntomas comiencen a remitir. Si los síntomas son menos serios, deberían administrarse cada doce horas. Cuando utilice una medicina homeopática para probables síntomas de alergia a alimentos, debería notar mejoría con bastante rapidez. Si no es así, cambie por otra medicina homeopática. Consulte siempre al médico antes de tomar cualquier remedio nuevo. Y una vez más, si los síntomas llegan a ser graves, busque asistencia médica.

Meditación

Como se dijo anteriormente, los síntomas de alergia a alimentos pueden empeorar debido al estrés y, por otra parte, aliviarse con relajación. La meditación contribuye a aliviar al estrés al generar una sensación de relajación y de paz interior.

El mejor enfoque para la meditación es aprender una técnica y luego practicarla diariamente, aunque sólo sea unos minutos al día, en general por la mañana. El resultado de esta práctica es una sensación de calma, que le acompañará el resto del día. Además, con práctica será capaz de utilizar la técnica de meditación para que le ayude a serenarse caundo de repente se encuentre en una situación estresante, en especial aquellas en las que podría ser más susceptible a los alérgenos relacionados con los alimentos. En el capítulo 4 se describe un ejemplo de técnica de meditación.

Naturopatía

Los naturópatas consideran a la alergia a los alimentos como el resultado de una gran variedad de causas. La herencia es un factor que interviene. También lo es el sistema inmunológico, cuando algunos alimentos estimulan la producción de histaminas que, a su vez, pueden conducir a síntomas de alergias a alimentos. La permeabilidad del intestino también es un factor que interviene en la alergia a los alimentos, pues permite que las proteínas digeridas parcialmente atraviesen la pared intestinal y sean absorbidas por el corriente sanguíneo, lo cual conduce a la respuesta alérgica. Otro factor es un índice de acidez estomacal bajo, que también hará que los alimentos sin digerir entren en el torrente sanguíneo.

Los naturópatas tratan a la alergia a alimentos fundamentalmente por medio de dietas de eliminación. Este proceso comienza con un régimen que podría consistir en cordero, patatas, plátanos, arroz, y hortalizas como el brécol y el repollo. No es probable que estos alimentos produzcan reacciones alérgicas; en cambio, aportarán sustancias nutritivas mientras las toxinas causadas por otros son gradualmente eliminadas del organismo. En general, debería seguir esta dieta durante una semana o más; a partir de entonces pueden introducirse otros alimentos, uno nuevo cada uno o dos días. Si se producen otros síntomas alérgicos, puede suprimirse el nuevo alimento. Este método requiere llevar un registro minucioso, pero es un modo excelente de elaborar una dieta que funcione en su caso. La dieta de eliminación funciona particularmente bien con determinadas alergias a alimentos, porque el tiempo que transcurre entre la ingestión y la consiguiente reacción alérgica puede ser relativamente corto. Por lo tanto, descubrir a qué alimentos es alérgico puede ser un proceso relativamente simple.

Los naturópatas también recomiendan la dieta diversificada rotatoria para las alergias a alimentos. Esta dieta ayuda a mantener los síntomas al mínimo al reducir la exposición a las alergias conocidas, y contribuye también a prevenir las nuevas. Los naturópatas consideran que si los alimentos tolerados se ingieren con regularidad, no se inducirán nuevas alergias. En la dieta diversificada rotatoria los alimentos tolerados se ingieren a intervalos específicos, cada cuatro a siete días. Con esta rutina firmemente establecida, pueden introducirse en forma gradual los alimentos que se sabe provocan síntomas alérgicos. De este modo, es posible volver a disfrutar de alimentos prohibidos hasta entonces.

Debido a la posibilidad de reacciones provocadas por la ingestión de alimentos de la misma familia, esta dieta requiere cierta rotación de los grupos alimenticios. Esto puede resultar un poco complicado hasta llegar a desarrollar una pauta. Los naturópatas que no se especializan en nutrición pueden solicitar la intervención de otro profesional para que les ayude a elaborar una dieta.

La alergia a alimentos suele asociarse a una disfunción del sistema inmunológico. Los naturópatas suelen prescribir complementos nutricionales, como el selenio, el zinc y el complejo B, que fortalecen al sistema inmunológico.

Como con otras alergias, el tratamiento naturopático para la alergia a los alimentos es holístico. Las recomendaciones dietéticas se complementarán con técnicas para reducir el estrés, incluida la meditación, así como la terapia de apoyo, el ejercicio y posiblemente algún tipo de trabajo corporal, con el objetivo de aliviar los síntomas, y de ayudar a desarrollar una actitud y un estilo de vida más positivos. Si está bajo atención médica, hable con el facultativo antes de hacer algún cambio importante en su dieta. Quizá ya haya sido sometido a pruebas para detectar reacciones alérgicas a algunos de los alimentos que podría eliminar o introducir en la dieta recomendada por el naturópata. Asimismo, si sufre de diabetes o de bajo nivel de azúcar en la sangre, hable con su médico acerca de cualquier cambio en su dieta.

Nutrición

Casi todos los alimentos que se ingieren pueden provocar una reacción alérgica, aunque algunos, como los frutos secos, los cítricos, los mariscos y los productos lácteos, tienen mayores probabilidades de actuar como activadores de la alergia. Muchos enfoques naturales para tratar la alergia a alimentos se basan en el alivio de síntomas como náusea, diarrea y vómito. El campo de la nutrición tiene una respuesta decepcionantemente simple para el problema de la alergia a los alimentos: ir directamente a la causa y luego tratar el problema a través de la evitación.

Si sabe a qué alimentos es alérgico, un nutricionista puede ayudarle a establecer una dieta que los evite, suprimiendo también a los componentes de la misma familia alimenticia que puedan activar reacciones. Si no sabe con seguridad cuáles son los alimentos que le hacen mal, su nutricionista también puede elaborar una dieta de eliminación para que le ayude a descubrir sus alergias y qué es lo más conveniente de acuerdo con su estilo de vida y sus preferencias alimenticias. Busque un nutricionista con experiencia en el tratamiento de alergias a alimentos y muéstrese dispuesto a trabajar con él, aun cuando ello signifique pesar y registrar los alimentos que ingiere, y tomar nota también de los síntomas que experimente. Aunque tenga que evitar alimentos que le gustan, como los helados, el hecho de verse libre de los síntomas de alergia debería compensar con creces la pérdida.

La alergia a algunos alimentos, como los mariscos, puede resultar mortal. No sólo es imperativo evitarlos por completo, sino también contar con asistencia médica. Informe a su médico de sus alergias a alimentos y asegúrese de disponer de la medicación que pueda necesitar, y hable con el facultativo y el nutricionista para asegurarse de que los tratamientos no sigan caminos divergentes.

Psicoterapia

¿Sus alergias a los alimentos son psicosomáticas? ¿La ira no resuelta ha hecho que se vuelva alérgico al trigo, por ejemplo? Probablemente no. Sin embargo, hay una fuerte conexión entre las emociones y lo que se siente por la comida. El estrés, la ira, la depresión, etc., pueden afectar a cómo y qué se come. La adicción también puede ser un factor que intervenga en las pautas alimenticias. Es probable que recuerde las comidas familiares en su infancia, cuando se sentía bien comiendo o, por el contrario, estaba tan a disgusto que no podía terminar la comida. Y es probable que pueda recordar que se sentía mal después de haber comido ciertos alimentos; y quizá recuerde la atención que recibía, o no recibía, como consecuencia de esos síntomas.

La psicoterapia puede ayudarle a analizar la conexión entre sus emociones y conflictos no resueltos, y el modo en que puedan estar afectando a sus alergias a los alimentos. Aun cuando no exista una relación directa causa-y-efecto, sus emociones pueden hacerle todavía más susceptible a las alergias a alimentos. Con un psicoterapeuta puede explorar las experiencias que tuvo de niño, y las situaciones que está enfrentando ahora de adulto, y comenzar a establecer las conexiones, si existen, con su alergia a determinados alimentos. Puede aprender a enfrentarse mejor al miedo y a la ira, y evitar, por ejemplo, las molestias de estómago o irritaciones del colon que pueden ser exacerbadas por ingerir los alimentos que las provocan.

La psicoterapia puede ser un proceso a largo plazo. Aunque pueda experimentar algún alivio después de unas sesiones simplemente porque pasa cierto tiempo con una persona que le escucha y se ocupa de usted, conocerse mejor y aprender métodos más efectivos para salir adelante lleva tiempo. Trate de encontrar un terapeuta que haya trabajado con personas con trastornos alimenticios, o cuyas emociones suelen provocarles síntomas físicos. Y asegúrese de que sea alguien en quien confía y en cuya compañía se siente cómodo.

Reflexología

Como con otras ramas de la medicina china, la reflexología trata a la alergia a los alimentos eliminando del aparato digestivo la acumulación de toxinas que se han traducido en un bloqueo de energía, que deja a los principales órganos digestivos fuera de equilibrio con el resto del cuerpo. Debido a estos desequilibrios el aparato digestivo es demasiado sensible y reacciona ante ciertos alimentos como si fuesen alérgenos, lo cual provoca problemas gastrointestinales, erupciones y otros síntomas. Aunque la herencia y otros factores pueden estar igualmente relacionados con la alergia a alimentos, la reflexología procura restablecer el flujo de energía a lo largo de los meridianos del cuerpo, y desintoxicar y renovar los órganos, además de brindar relajación. Como consecuencia de ello, los síntomas pueden darse con menor frecuencia y ser menos serios. La reflexología se describió con más detalles en el capítulo 3.

Si acude a un reflexólogo en busca de ayuda para sus alergias a alimentos, el tratamiento se centrará en equilibrar todos los aparatos y sistemas del organismo. El reflexólogo masajeará todos sus puntos reflejos, no sólo los que corresponden a los órganos implicados en la digestión. Las zonas reflejas más sensibles señalan a los órganos fuera de equilibrio, y esas zonas recibirán atención adicional. También le animará a seguir una dieta equilibrada y a eliminar de su vida tanto estrés como sea posible, pues el exceso de conservantes y de tensión también contribuye a la aparición de problemas digestivos.

Los ejemplos siguientes ilustran el modo en que un reflexólogo podría tratar su estómago y sus intestinos. Quizá quiera también probar estas técnicas por su cuenta, o con una pareja.

El estómago

Las técnicas de reflexología centradas en el estómago le ayudan a trabajar con más eficacia al mantener sanas las membranas mucosas que lo revisten por dentro. A su vez, es menos probable que el estómago tenga una disposición reactiva cuando se introduzcan los diferentes alimentos. Además, si el estómago trabaja sin problemas, la recuperación de una reacción alérgica será más rápida y completa.

Los puntos reflejos para el estómago se localizan en las manos y en los pies, aunque debido a que el estómago está un poco descentrado, pues se desvía hacia el lado derecho del cuerpo, sus zonas reflejas son más grandes en la mano y en el pie izquierdos. La zona refleja del estómago sobre la mano izquierda se localiza en la palma, en las carnosidades debajo de los dedos anular, medio e índice. En la palma derecha es una zona más pequeña, justo debajo del dedo índice. La zona refleja del estómago sobre el pie izquierdo se halla en la planta, casi a mitad de camino entre los dedos y el talón. Se extiende desde el dedo gordo hasta el cuarto dedo. Se encuentra en la misma posición en el pie derecho, pero se localiza sólo debajo del dedo gordo.

Cuando trabaje la zona refleja del estómago sobre la mano izquierda, utilice el pulgar para masajearla con un movimiento circular. Comience debajo del dedo anular y desplácese hacia el índice, presionando levemente al principio, y ejerciendo una presión un poco más fuerte cada vez, durante un total de siete repeticiones. Repita los mismos movimientos sobre la mano derecha, pero sólo debajo del dedo índice.

Cuando masajee el pie izquierdo, utilice la misma técnica de masaje circular que usó en la mano izquierda, comenzando debajo del dedo gordo y desplazándose hacia el cuarto dedo. Repita siete veces este movimiento de masaje hacia afuera, aumentando ligeramente la presión cada vez. Realice también este masaje sobre el pie derecho, pero sólo en la zona debajo del dedo gordo.

Cuando pruebe estos ejercicios, no olvide regular la respiración. Aspire cuando presione con el pulgar, y espire cuando libere la presión.

Los intestinos

Cuando los intestinos están sanos, se hallan en condiciones de cumplir con su papel en el procesamiento de los alimentos y en la eliminación del cuerpo del material de desecho. Cuando los intestinos están fuera de equilibrio con el resto del cuerpo, las toxinas pueden acumularse y estancarse. Los síntomas de alergias a algunos alimentos pueden ser más serios. La utilización de técnicas de reflexología para los intestinos puede ayudar a curarlos de la diarrea y de las molestias que suele provocar la alergia a alimentos, y contribuir a desintoxicarlos de la acumulación de aditivos alimenticios que pueden estar participando en los síntomas.

Las zonas reflejas del intestino sobre las manos comienzan en el centro de la palma y ocupan el tercio inferior de ésta en una zona con la forma de un cuadrado. En los pies, la zona refleja de los intestinos se localiza en la planta y comienza en la parte superior del talón, extendiéndose hasta debajo del centro del pie, también en una zona que tiene aproximadamente la forma de un cuadrado.

Para masajear la zona refleja de los intestinos en las manos, utilice los dedos índice, medio y anular y presione con fuerza, empleando un movimiento circular, desde el centro y hacia afuera. Repita esta acción siete veces, aumentando un poco más la presión en cada ocasión.

Para masajear los pies, utilice el pulgar sobre la zona refleja del intestino, empleando el mismo movimiento circular que utilizó en las manos. Comience en el centro de la zona refleja y desplácese gradualmente hacia afuera hasta que haya masajeado toda la zona. Repita este masaje siete veces. Como antes, comience con un tacto suave, y luego presione con más fuerza poco a poco.

Masajee suavemente la zona refleja del intestino, en las manos y en los pies. Si experimenta alguna sensibilidad o dolor en esa zona, ello es un signo de que tiene algún problema en el tracto intestinal. Esto puede tener relación con la alergia a los alimentos. Continúe masajeando las zonas reflejas del intestino para acabar con el bloqueo que ocasiona el problema.

El trabajo con la reflexología

La reflexología no le curará de las alergias a los alimentos, pero puede resultar útil para revitalizar los órganos que, como resultado de sus síntomas, se han quedado sin energía. Por ejemplo, la diarrea o los retortijones pueden dejar al tracto intestinal fuera de sincronización con el resto del cuerpo, y la reflexología puede contribuir a reequilibrar esta zona. Si su alergia a los alimentos le provoca síntomas relacionados con la piel, como erupciones o congestión nasal, quizá también quiera repasar los apartados de reflexología incluidos en los capítulos 4 y 9 para saber cómo aplicarla en su tratamiento.

La reflexología es un proceso gradual. Aunque puede sentirse relajado después de la primera sesión con un reflexólogo, dé tiempo al proceso para recuperar la energía que se han llevado años de ingestión de aditivos alimenticios y otras toxinas.

Reflexología y adicción

El comportamiento adictivo es un modo de recompensarse con acciones que le llevan a hacerse daño. Además, la conducta adictiva alivia el estrés, al menos por un tiempo. La reflexología también hace estas dos cosas. Es un modo autoafirmador de hacer que se sienta bien sin dañar su cuerpo y su mente. Y es una manera estupenda de reducir el estrés, serenando su mente y estabilizando sus nervios a fin de que pueda hacer frente a su vida cotidiana.

Con independencia de que su adicción implique a la comida o al alcohol, una visita regular a un reflexólogo una o dos veces por semana puede ofrecerle una pausa para dedicarse a satisfacer sus necesidades y volver a estar centrado, al margen de las distracciones de la vida cotidiana. Uno de los aspectos salutíferos de la reflexología es que implica a dos personas en una situación en la que el profesional comunica comprensión e interés sin palabras. Esta comunicación puede realzar la sensación de autoestima y es por amor a nosotros mismos que rompemos las pautas de comportamiento adictivo.

Además de utilizar la reflexología para ayudar a sentirse relajado y centrado, también puede resultarle útil en el tratamiento de órganos específicos del cuerpo afectados por la adicción. Incluso su adicción puede haberle causado algún daño físico. El tratamiento del páncreas con reflexología ayuda a mantener regulado el nivel de azúcar en la sangre, lo cual, a su vez, disminuye el deseo de azúcar y alcohol. El tratamiento del hígado y de los intestinos activa el proceso de eliminación de las toxinas acumuladas en el organismo. El masaje de las zonas reflejas asociadas con las suprarrenales puede hacer que los estados de ánimo sean más equilibrados. El tratamiento de la tiroides equilibra el metabolismo.

El reflexólogo hablará con usted de su adicción, e iniciará un curso de acción para mejorar la relajación y restablecer el equilibrio. Es una buena idea comprometerse a una rutina regular de sesiones de reflexología para ayudarse a mantenerse emocionalmente centrado. Recuerde que el comportamiento adictivo se desarrolla con el curso de los años y superarlo también supone un proceso que lleva su tiempo. Quizá quiera aprender una rutina de reflexología que pueda practicar con una persona amiga, tal vez masajeándose mutuamente. Esto puede profundizar la relación y ayudar a ambos a asumir un compromiso con la buena salud.

Shiatsu

Los síntomas de alergia a los alimentos pueden ser una reacción a un desequilibrio, como un exceso de toxinas, en algún órgano del cuerpo. Por consiguiente, sus síntomas son exclusivamente suyos. Un profesional de shiatsu cualificado tomará una decisión respecto de la naturaleza y del origen de sus alergias a alimentos. El tratamiento de shiatsu se centrará en la corrección de esos desequilibrios, en una situación en la que el profesional utiliza técnicas que se proponen corregir su estado y restablecer la energía y el equilibrio en todo su cuerpo.

El masaje de shiatsu también puede aplicarse en el tratamiento de los síntomas de alergia a alimentos, incluidos el dolor abdominal y la diarrea. Puesto que estos síntomas tienden a producir deshidratación y a impedir la asimilación de nutrientes, el cuerpo puede debilitarse. Para prevenir este debilitamiento, el tratamiento de shiatsu se propone estimular la digestión y regular el funcionamiento de los intestinos. Como consecuencia de ello, se produce una eliminación más rápida de cualquier comida o toxina presente en el aparato digestivo a la que el cuerpo reaccione. El tratamiento de shiatsu para los síntomas de alergia a los alimentos se centra en la región lumbar, donde se controla al sistema nervioso autónomo, así como en los omóplatos, donde se localiza el meridiano del intestino delgado.

Los siguientes son ejemplos del modo en que se utiliza el shiatsu en el tratamiento de los síntomas de alergia. Quizá quiera probar estas técnicas con una pareja.

El alivio de la diarrea y del dolor abdominal

Una técnica de shiatsu para aliviar la diarrea y el dolor abdominal comienza con la persona receptora tendida boca abajo. La otra persona le masajea suavemente la nuca, justo debajo del cráneo, luego pasa a los puntos de la parte superior de los hombros, a ambos lados de la columna, y en la base de ésta. Desde allí, se aplica la presión del pulgar a cada lado de las nalgas, en los puntos a lo largo de la pierna, en la articulación del tobillo, y en un punto en la base del dedo gordo de cada pie. Todo esto se hace con suavidad, aunque en los puntos de las piernas y del tobillo se aplica más presión. Después de esto, la persona receptora se gira y recibe una suave presión de la mano sobre la zona abdominal.

El resultado de este ejercicio debería ser un alivio, al menos moderado, de las molestias que acompañan a la diarrea y a los problemas abdominales.

Estimulación de la digestión y alivio de la ansiedad

Los omóplatos son atravesados por el meridiano del intestino delgado, que está asociado a la digestión. Para este tratamiento, la persona receptora se tiende boca abajo.

En primer lugar, hay que proceder a masajear el borde de los músculos a lo largo de la parte superior de los hombros. Esta zona suele soportar una tensión excesiva. El mejor modo de masajear esta zona es con los pulgares, trabajando un omóplato a la vez, mientras el masajista está sentado y frente a la coronilla de la cabeza de la persona receptora. Ponga una mano sobre el omóplato y el pulgar de la otra mano a lo largo de la parte superior de un hombro. Inclínese hacia adelante y presione hacia afuera desde el cuello hasta el hueco de la articulación del hombro.

Desde aquí, trabaje hacia abajo sobre los omóplatos. Coloque una mano encima del hombro de la persona receptora y apoye el codo del otro brazo en la hendidura al otro lado de la columna. Trabaje hacia abajo toda la zona entre los omóplatos y luego cambie de mano para trabajar sobre el otro lado de la columna.

Asimismo, trate de presionar con los pies sobre los hombros. Siéntese apartado de la cabeza de la persona receptora y llévese las manos a la espalda. Ponga los pies sobre la parte superior de los hombros de la persona receptora y presione ligeramente. Como se dijo anteriormente, estos tratamientos pueden ser útiles para aliviar síntomas específicos. No obstante, para el alivio de las alergias a alimentos, es mejor programar una consulta a un profesional de shiatsu que pueda determinar en qué lugar de su cuerpo están los desequilibrios que quizá las provoquen. Una vez que se determinen estos desequilibrios, visitará al profesional en sesiones regularmente programadas en las que éste le aplicará las técnicas del shiatsu para estimular la curación.

Antes de someterse a las técnicas del shiatsu, hable con su médico. Aunque esté seguro de las causas de sus alergias a alimentos, es importante que su médico apoye este método de tratamiento. Puede ser una buena idea hacerse un chequeo médico primero, en especial si ha estado experimentando algún síntoma nuevo, para asegurarse de que no tiene ninguna otra dolencia. Por ejemplo, el shiatsu no se recomienda si tiene apendicitis, peritonitis, pancreatitis, úlceras, enfermedades contagiosas o problemas intestinales. Una vez que obtenga la aprobación de su médico, visite a un profesional de shiatsu y pruebe su técnica.

Los profesionales de shiatsu también pueden hacer recomendaciones dietéticas para ayudarle a evitar síntomas, entre ellas reducir el consumo de carne y de productos lácteos, y comer más cereales integrales, frutas y hortalizas. El shiatsu también es compatible con la acupuntura y la medicina herbal.

Grupos de doce pasos

Los grupos de doce pasos tienen sus raíces en Alcohólicos Anónimos, que se organizó en torno a los doce pasos que se requieren para estar sobrio, comenzando por el reconocimiento de una adicción incontrolable. Los defensores de Alcohólicos Anónimos creen que el alcoholismo es el resultado de una alergia al alcohol, un estado fisiológico que sólo puede tratarse mediante la evitación. Este concepto se ha adoptado recientemente para emplearlo en el tratamiento de algunos otros problemas, como la obesidad, las relaciones conflictivas y la adicción a otras drogas.

Los grupos de doce pasos son útiles de diversas maneras. Ayudan a conocer mejor la adicción, las situaciones que le hacen volverse autodestructivo y los comportamientos alternativos que tiene a su alcance. Le ofrecen un grupo de apoyo integrado por personas que entienden sus problemas porque tienen los mismos que usted. Los grupos de doce pasos también le ayudan a conocer su aspecto espiritual en el momento en que determina cuál es su poder supremo y aprende a confiar en él cuando se enfrenta a la vida.

Si considera que su alergia a alimentos, y puede incluir al alcoholismo entre las alergias, hace que se comporte de una manera autodestructiva, quizá quiera unirse a un grupo de Alcohólicos Anónimos o de Gordos Anónimos. Estos grupos son gratuitos y se reúnen con cierta frecuencia, incluso por la noche, en la mayoría de las regiones del país. Busque el nombre de la organización en la guía telefónica y llame para concertar una entrevista, o póngase en contacto con el servicio de salud mental de la zona en que vive.

Visualización

Uno de los mejores modos de tratar los síntomas de alergia a los alimentos es con relajación, y la visualización puede ser útil para facilitarla manteniéndole centrado en imágenes curativas. Comience su visualización relajándose conscientemente, diciendo a cada parte de su cuerpo, desde la cabeza a los pies, que es hora de relajarse. Aspire y espire con un ritmo sereno y sin prisa. Las técnicas de meditación pueden ayudar a hacerlo.

Cuando empiece a sentirse relajado, comience a introducir imágenes en su conciencia.

Cree una imagen de su aparato gastrointestinal. Imagine a sus intestinos enrollándose, rosados y vibrantes, con calma y libres de estrés. Imagine que cualquier toxina presente en su organismo es empujada a lo largo de los intestinos hasta ser expulsada. Imagínese libre de dolor y de angustia.

Cuando haga visualizaciones para los síntomas de alergia a alimentos, céntrese en imágenes de paz y calma. Imagine colores curativos. O animales salvajes que poco a poco se vuelven mansos y dóciles. Piense en apacibles escenas de playa, o imagínese sentado en un claro en medio del bosque.

Aprenda a relajarse, y luego comience a imaginar situaciones de su pasado en las que se sintió seguro y feliz. Una vez que aprenda a relajarse y a generar visualizaciones positivas, puede comenzar a dirigirlas hacia situaciones nuevas que quiere creer en su vida.

Yoga

El yoga, que se describió en el capítulo 6, es un medio excelente para relajar todo el cuerpo. El hatha yoga, una de las formas más populares del yoga, enfatiza la importancia de la conciencia del cuerpo y de la mente, y enseña varias técnicas de respiración y relajación para lograr esa conciencia. Las técnicas del hatha yoga incluyen una respiración honda, que ensanche los pulmones. Los efectos del yoga son inmediatos y acumulativos: unos minutos de posiciones de yoga y respiración pueden brindarle relajación inmediata, así como una sensación de bienestar que puede acompañarle todo el día.

Glosario

Ácaro: Un insecto microscópico que vive en la piel de las personas y en la piel y en las plumas de los animales, y se acumula en lugares como colchones, tapizados y alfombras. Los ácaros son también un componente del polvo doméstico.

Adrenalina: Hormona que secretan las glándulas suprarrenales en los momentos de estrés. También recibe el nombre de epinefrina.

Alergénico: Término que se utiliza para describir toda sustancia que provoca una reacción alérgica.

Alérgeno: Toda sustancia que provoca una reacción alérgica.

Alergia: Una respuesta del sistema inmunológico, que provoca una sensibilidad excesiva a sustancias específicas a las cuales ha sido expuesta una persona. Una alergia produce síntomas como estornudos, fatiga, erupciones cutáneas, inflamación, diarrea, y muchas otras dolencias comunes y menos comunes.

Anticuerpos: Proteínas producidas por el sistema inmunológico en respuesta a proteínas extrañas, incluidos los alérgenos.

Antígeno: Una sustancia extraña que puede causar una reacción alérgica, pero sólo resulta perjudicial a algunas personas.

Antihistamina: Un medicamento que detiene las reacciones alérgicas contrarrestando los efectos de la histamina.

Asma: Afección que se produce cuando los conductos bronquiales son obstruidos debido a una dilatación de las membranas mucosas, produciendo síntomas que incluyen tos, fatiga e insuficiencia respiratoria.

Caspa: Escamas microscópicas del pelo, de las plumas o de la piel de un animal, que puede provocar reacciones alérgicas en las personas.
Contaminante atmosférico: Sustancia transportada por el aire que irrita el tracto respiratorio.
Dermatitis de contacto: Una erupción cutánea provocada por entrar en contacto con ciertos alérgenos.
Eczema: Una erupción cutánea seca, escamosa y con picor, causada por las alergias.
Estrés: Todo factor interno o externo que afecta a las funciones corporales.
Fiebre del heno: Una reacción alérgica estacional (primavera y verano), en general causada por el polen, con síntomas como estornudo y picor, ojos llorosos y goteo nasal.
Histamina: Una sustancia química contenida en determinadas células del cuerpo que, cuando es producida en exceso debido a la alergia, provoca los síntomas de una reacción alérgica. Los síntomas causados por las histaminas incluyen goteo nasal, constricción bronquial, y manchas cutáneas o verdugones.
Inhalante Partículas microscópicas transportadas por el aire que, cuando se respiran, pueden provocar una reacción alérgica.
Moho: Un hongo que produce esporas microscópicas que, cuando se inhalan, pueden provocar una reacción alérgica.
Polen: Las esporas microscópicas de hierbas, flores y árboles que, cuando se inhalan, pueden provocar una reacción alérgica.
Reacción alérgica: Una respuesta a un alérgeno.
Rinitis Inflamación de la membrana que recubre interiormente las fosas nasales.
Shock anafiláctico: Una reacción alérgica seria, que afecta a todo el cuerpo, con síntomas que incluyen dificultad extrema para respirar. La anafilaxis puede provocar la muerte.
Urticaria: Verdugones rojos sobre la piel, que producen picor y son provocados por una alergia.
Vacuna para la alergia: Inyección que se da como parte del tratamiento de desensibilización para la alergia. La inyección incluye una cantidad pequeña de alérgenos específicos a los que es alérgica la persona sometida a tratamiento, con el objetivo de «rendir» a la alergia con el tiempo.

Puntos de acupresión

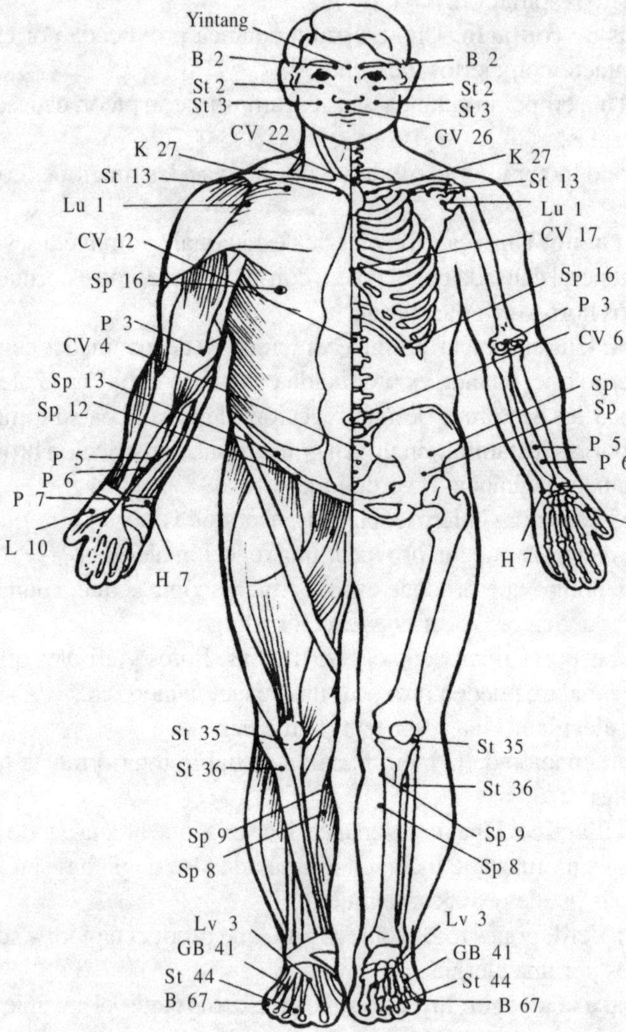

Vista frontal

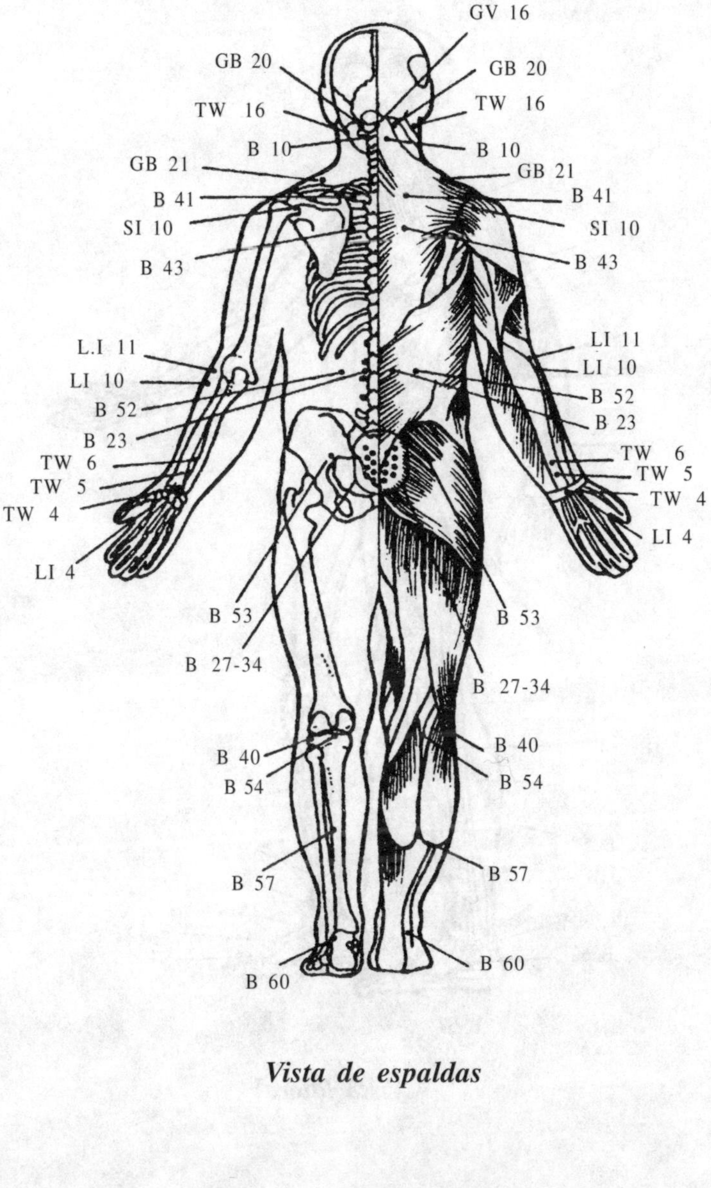

Vista de espaldas

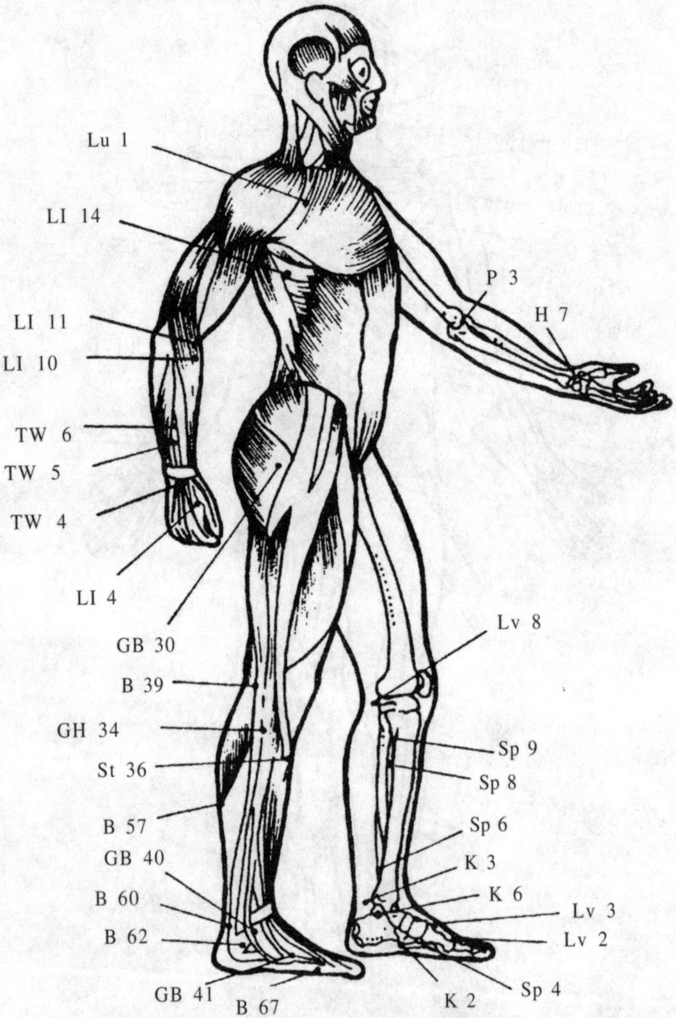

Vista lateral

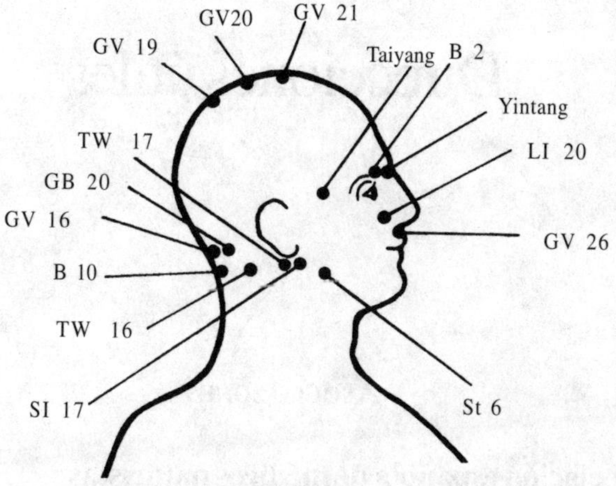

Vista lateral de la cabeza

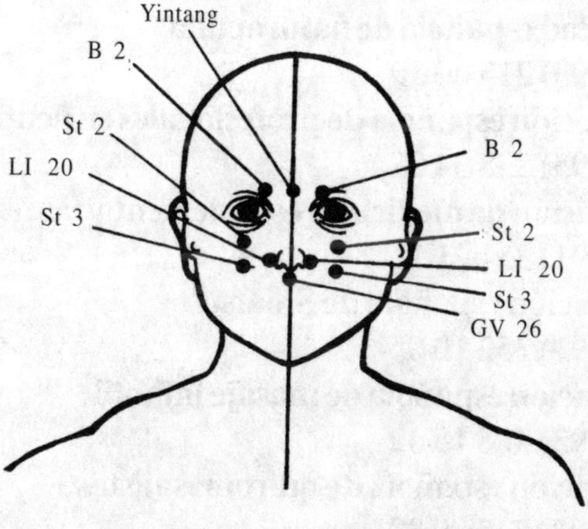

Vista frontal de la cabeza

Direcciones útiles

Asociaciones

***Asociación española de médicos naturistas**
Tfno. (91) 411 51 83
* **Asociación de centros naturistas y homeopáticos**
Tfno. (91) 577 42 80
* **Sociedad española de homeopatía**
Tfno. (96) 325 99 01
* **Sociedad española de naturopatía**
Tfno. (93) 215 60 39
* **Asociación española de profesionales en acupuntura**
Tfno. (95) 238 34 07
* **Asociación de medicinas complementarias**
Tfno. (91) 351 21 11
* **Asociación española de Shiatsu**
Tfno. (91) 352 10 05
* **Asociación española de masaje infantil**
Tfno. (93) 408 15 42
* **Asociación española de quiromasajistas**
Tfno. (93) 345 09 89

***American Holistic Association**
2727 Fairview Avenue East
Suite B
Seattle, WA 98102
(206) 322 6842

* **Centro de estudios superiores de medicina natural Sintagma**
Gran Vía Fernando el Católico, 32. 1º B
Padre Rico, 8. 46008 Valencia
Tfnos. (96) 391 89 02 y 385 94 44

* **Econatur**
(Aromaterapia)
Villarroel, 178
08036 Barcelona
Tfno. (93) 439 40 49

* **Centro médico de tratamientos naturales**
Jesús Aprendiz, 19
28007 Madrid
Tfno. (91) 501 49 95

* **Eco-tienda Natural**
(Productos naturales)
Carranza, 9
28004 Madrid
Tfnos. (91) 447 60 46 y 501 44 99

* **Homeos**
(Instituto de homeopatía y terapia natural)
Cardenal Cisneros, 60
28010 Madrid
Tfno. (91) 448 98 76

Índice

NEW AGE

La obra más completa sobre la curación por las flores de Bach, la terapia vibracional más sorprendente y revolucionaria.

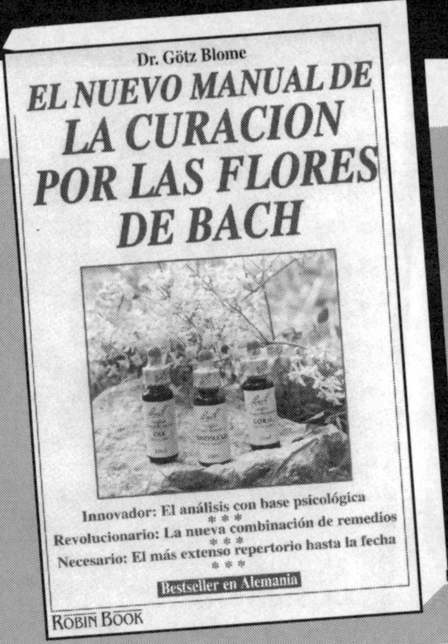

Esta obra es probablemente la más innovadora y completa que se ha publicado sobre el tema. El autor nos desvela en ella el conflicto entre el alma humana y el cuerpo, entre las más íntimas inclinaciones de la personalidad, las disfunciones del carácter y de las costumbres y el desarrollo de determinadas enfermedades.

- Un amplísimo análisis psicológico de los remedios florales.
- Una descripción detallada de más de doscientas combinaciones para lograr una terapia adecuada y eficaz.
- Un exhaustivo índice temático de enfermedades y síntomas, tanto físicos como psicológicos.

ISBN: 84-7927-109-4

El doctor Bach concentró las fuerzas específicas de determinadas plantas y flores e interrelacionó la frecuencia vibracional de éstas con determinados rasgos del carácter y la personalidad de sus pacientes. De este modo, sus 38 remedios florales se erigieron en el método de curación vibracional por excelencia, capaz de ayudarnos a resolver nuestros conflictos emocionales y espirituales para lograr un auténtico equilibrio y el bienestar psicosomático.

- Principios y fundamentos de la autocuración mediante la terapia floral.
- Instrucciones para su aplicación práctica.
- Preparación de los remedios y fuentes para obtenerlos.
- Amplia descripción de los remedios adecuados para enfermedades específicas.

ISBN: 84-7927-079-9

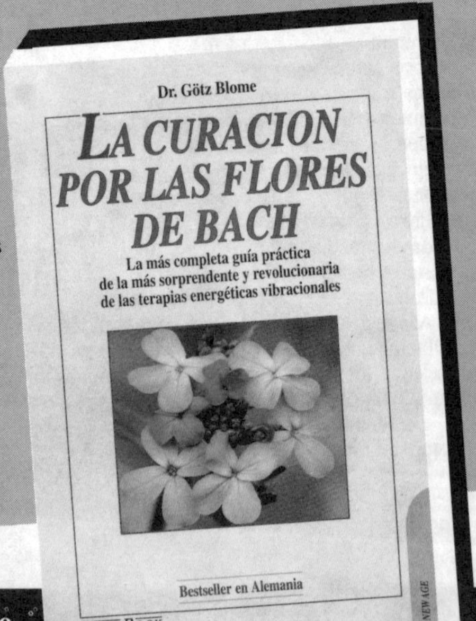

El extraordinario poder curativo de las esencias florales. La guía más práctica y completa sobre las flores de Bach.

NEW AGE

SER MUJER

Métodos sencillos, prácticos y muy eficaces, para que la mujer cure por sí misma sus dolencias.

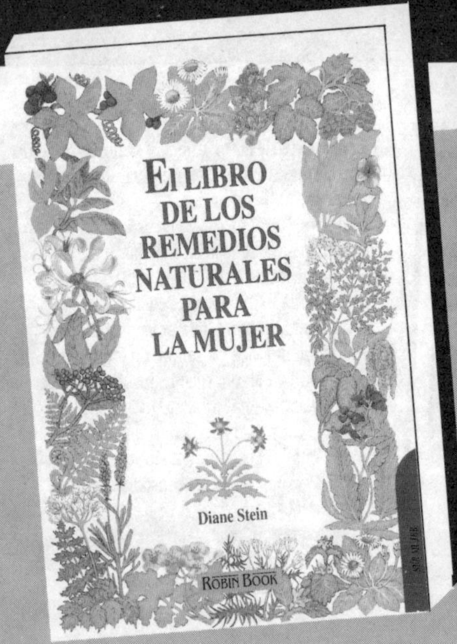

Una práctica guía de salud natural que explica 10 terapias naturales de curación (basadas en vitaminas y minerales, hierbas, naturopatía, homeopatía y sales celulares, aminoácidos, acupresión, aromaterapia, esencias florales, cristaloterapia, elixires de gemas, y curación emocional) y una amplia variedad de tratamientos adecuados para 50 enfermedades específicas.

- Cómo comprender mejor y afrontar con éxito enfermedades tan generalizadas como los tumores de mama, la depresión, la obesidad, las deficiencias inmunitarias, el cáncer, la vaginitis, etc.
- Cómo preparar nuestros propios remedios sencillos y efectivos para tratar gran número de dolencias y enfermedades comunes, basándose en las distintas terapias naturales.

Ilustrado

ISBN: 84-7927-073-X

Para todo aquel que se pregunte por qué, en esta era de medicina avanzada, aún sufrimos tantas enfermedades graves, la lectura de este libro resultará imprescindible. Un libro que analiza de forma clara los pros y contras de todas las dietas, además de la vital importancia de la alimentación para alcanzar el bienestar físico, emocional y mental.

- Cómo influyen en nuestro humor y ánimo los alimentos.
- Qué cualidades curativas poseen.
- Cuál es el papel de la dieta en la prevención de la enfermedad.
- Cómo elaborar un programa dietético idóneo para cada persona.
- Qué relación existe entre la cantidad y la calidad de un alimento.

ISBN: 84-7927-066-7

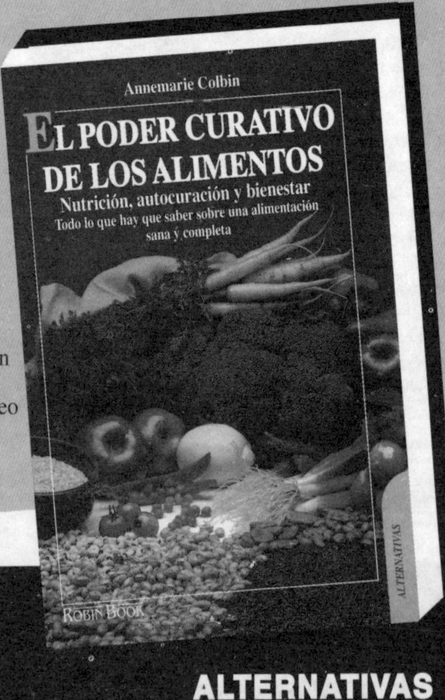

De qué manera lo que usted come influye en su salud, su bienestar y su calidad de vida.

ALTERNATIVAS